GD GENERAL PRACTITIONER

総合診療 ②
専門医 腕の見せどころ症例

最上のポートフォリオに向けて

編集主幹
草場鉄周

専門編集
一瀬直日

中山書店

序

　総合診療専門医シリーズは，0巻が「まんが」でみる総合診療研修でした．専門書シリーズにまんがが出てきたことに驚いたのではないかと思います．次の1巻では，総合診療専門医が実際に書いている詳細なカルテが披露されました．一人ひとりの患者さんの医学的問題のみならず，心理的問題や，近年社会的問題となってきている「独居」がプロブレムリストの一つとして独立して挙げられていることに，またまた驚かれたかもしれません．総合診療専門医の視野の広さを象徴していますが，総合診療専門医がもつべき6つのコアコンピテンシー[*1]の一部を紹介したものであります．第2巻では，この6つのコアコンピテンシーを総合診療研修中に育成していくために大きな役割をもつ「ポートフォリオ」作成を，実際の臨床現場のなかでどのように行っていくか，症例をもとに詳しく解説いたします．

　ところで，ポートフォリオ作成にあたり最も難しさを感じているのは専攻医よりもむしろ指導医かもしれません．実は，ポートフォリオ作成の経験をもっている指導医，あるいはポートフォリオ作成の指導を行ったことのある指導医でさえ，どのように各エントリー項目の症例を選んできたらよいか迷い，気づけば研修期間も残り少なくなり慌てて作成支援をはじめたという感想を個人的によく耳にします．こうなると，出来上がったポートフォリオはどうしても経験し終わった症例を半ば無理矢理に各エントリー項目に当てはめたものとなり，Next stepの記載は，医師として更なる成長を予感させるものにはなりづらく，うまくできなかったことを羅列した反省文となってしまいます．これでは日本プライマリ・ケア連合学会より提示された「ルーブリック基準案」[*2]の合格ラインに達するのは難しくなるかもしれません．このような現状を踏まえ，本巻は専攻医への指南書であるだけでなく指導医にもぜひとも読んでいただき，ポートフォリオに使用させていただける症例や状況に出合ったとき，ピン！💡「これをポートフォリオにつかおう！」と勘づく嗅覚を養っていただくために作成いたしました．

　今回ご執筆いただいた全国の諸先生方は，この感覚に特に優れた指導医です．臨場感あふれる卓越した指導を垣間みることができ，普段の素晴らしいご指導の様子が思い浮かばれます．0巻で登場した専攻医の若宮先生が，診療所指導医の片山先生や在宅医療指導医の中野先生，病院指導医の橋本先生とともに，ポートフォリオを作成しながらどのように成長していくのか，楽しみながら読み進めていただければと思います．もし0巻『まんが　めざせっ！　総合診療専門医』をまだお読みでなければ，ぜひとも先にお読みください．専攻医の成長ストーリーを読んでいただくと，2巻での指導医と専攻医のやりとりが実に意味あるものであることにお気づきになることと思います．

2015年11月

赤穂市民病院 内科・在宅医療部

一瀬 直日

＊1
研修目標：総合診療専門医の６つのコアコンピテンシー
1. 人間中心の医療・ケア
    1) 患者中心の医療
    2) 家族志向型医療・ケア
    3) 患者・家族との協働を促すコミュニケーション
2. 包括的統合アプローチ
    1) 未分化で多様かつ複雑な健康問題への対応
    2) 効率よく的確な臨床推論
    3) 健康増進と疾病予防
    4) 継続的な医療・ケア
3. 連携重視のマネジメント
    1) 多職種協働のチーム医療
    2) 医療機関連携および医療・介護連携
    3) 組織運営マネジメント
4. 地域志向アプローチ
    1) 保健・医療・介護・福祉事業への参画
    2) 地域ニーズの把握とアプローチ
5. 公益に資する職業規範
    1) 倫理観と説明責任
    2) 自己研鑽とワークライフバランス
    3) 研究と教育
6. 診療の場の多様性
    1) 外来医療
    2) 救急医療
    3) 病棟医療
    4) 在宅医療

＊2
http://www.primary-care.or.jp/nintei_fp/case.html

目次

症例 1　生物心理社会モデル
どうしてこの人の糖尿病はよくならないの？（イライラ）　——　一瀬直日　2

症例 2　家族志向のケア
この難しい長女さんとどうやって向き合えばいいの？　——　松下　明　10

症例 3　統合的なケア
ゴールの見えない事例で途方に暮れています…　——　松井善典　18

症例 4　行動変容のアプローチ
患者さんがちっとも言うことを聞きません どうしたらいいでしょう？　——　平山陽子　28

症例 5　地域での疾病予防とヘルスプロモーション
地域を診るってどういうこと？　——　春田淳志　40

症例 6−1　診療に関する一般的な能力と患者とのコミュニケーション／コミュニケーション
患者さんの家族がクレーマーで困っています　——　細田俊樹　52

症例 6−2　診療に関する一般的な能力と患者とのコミュニケーション／EBM
診療ガイドラインには治療が推奨されているんだけれど…　——　南郷栄秀　68

v

症例 7-1	**プロフェッショナリズム**

医師がそこまでやる必要があるんだろうか？
あとは保健師が… ─── 宮田靖志　80

症例 7-2	**生涯学習**

どうしたら総合診療医として成長できますか？ ─── 遠井敬大　96

症例 8-1	**組織・制度・運営に関する能力／業務改善**

専攻医でもPDSAサイクルを回せる？ ─── 喜瀬守人　104

症例 8-2	**組織・制度・運営に関する能力／チームワーク**

私たちの施設でも看取りをやっていきたいと
考えているのですが ─── 吉村　学　112

症例 9	**教育**

診療所で初期研修の指導を任されたけど
どうすればいいんだろう？ ─── 大西弘高　118

症例 10	**研究**

喫煙する外来患者のうち禁煙に興味のある人は
どれくらいいるんだろう？ ─── 大野毎子　126

症例 11	**個人への健康増進と疾病予防**

かかりつけの患者さんとその家族の
ヘルスプロモーションができているか？ ─── 中山久仁子　138

症例 12	**幼小児・思春期のケア**

登校拒否？　心の病？　それとも何か怖い病気？
（よくわかんない…） ─── 高村昭輝　146

症例 13　高齢者のケア
どうしてこの人は最近血糖コントロールが悪くなったのだろう？ ── 雨森正記　152

症例 14　終末期のケア
がん末期の患者さん　薬だけでは症状が緩和できません!?　…困った！ ── 川越正平, 伊奈幸樹　164

症例 15-1　女性の健康問題（更年期障害）
不定愁訴の女性　苦手です ── 長尾智子　176

症例 15-2　男性の健康問題
診たことがないので紹介してもいいでしょうか… ── 菅野哲也　186

症例 16　リハビリテーション
病気は治っても「手がかかるのは困る」って言われそうで… ── 佐藤健一　194

症例 17　メンタルヘルス
うつ病だと思うんだけど診断に自信がないましてや治療できるだろうか？ ── 大橋博樹　210

症例 18　救急医療
病院へ搬送するの？　しないの？　その決断のプロセスは ── 浅川麻里　220

索引 ── 229

「総合診療専門医」シリーズ編者

編集主幹	草場	鉄周	北海道家庭医療学センター
編集委員	一瀬	直日	赤穂市民病院 内科・在宅医療部
	金井	伸行	金井病院／関西家庭医療学センター
	川越	正平	あおぞら診療所
	川島	篤志	市立福知山市民病院 総合内科
	西村	真紀	あさお診療所
	松村	真司	松村医院
	横林	賢一	広島大学病院／ハーバード公衆衛生大学院

執筆者一覧 （執筆順）

一瀬　直日	赤穂市民病院 内科・在宅医療部	
松下　　明	岡山家庭医療センター 奈義ファミリークリニック	
松井　善典	北海道家庭医療学センター 浅井東診療所	
平山　陽子	東京ほくと医療生協 王子生協病院	
春田　淳志	筑波大学附属病院 総合診療科	
細田　俊樹	ホームケアクリニック銀座	
南郷　栄秀	東京北医療センター 総合診療科	
宮田　靖志	名古屋医療センター 卒後教育研修センター・総合内科	
遠井　敬大	川崎医療生協 川崎セツルメント診療所	
喜瀬　守人	川崎医療生協 久地診療所	
吉村　　学	宮崎大学医学部 地域医療・総合診療医学講座	
大西　弘高	東京大学大学院医学系研究科 医学教育国際研究センター	
大野　毎子	唐津市民病院きたはた	
中山久仁子	マイファミリークリニック蒲郡	
高村　昭輝	金沢医科大学医学部 医学教育学講座	
雨森　正記	滋賀家庭医療学センター 弓削メディカルクリニック	
川越　正平	あおぞら診療所	
伊奈　幸樹	あおぞら診療所	
長尾　智子	東京西部保健生協 上井草診療所	
菅野　哲也	東京ほくと医療生協 荒川生協診療所	
佐藤　健一	Healthway Japanese Medical Centre	
大橋　博樹	多摩ファミリークリニック	
浅川　麻里	市立奈良病院 総合診療科	

本文イラスト：かぢばあたる

総合診療専門医の腕の見せどころ

22の症例からポートフォリオを学ぼう！

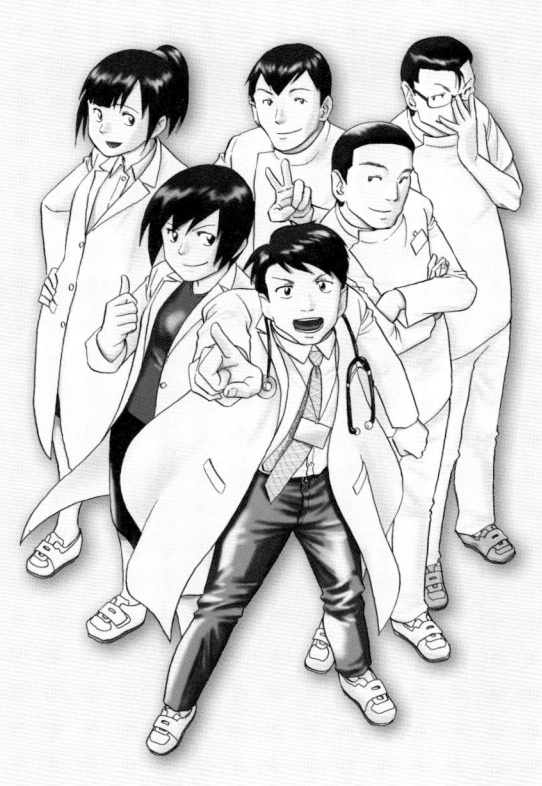

症例 1 ▶ 生物心理社会モデル

どうしてこの人の糖尿病はよくならないの？（イライラ）

赤穂市民病院 内科・在宅医療部　一瀬直日

事例

患者42歳男性．会社の営業課長．毎月の半分くらいは出張で自宅を不在とする．5年前の会社健診でHbA1c 8%と肥満，高血圧を指摘されAクリニックに受診しはじめる．糖尿病内服薬を追加していくものの一向に改善なく，糖尿病教育入院をすすめるが「そんな時間はない」「自分は頑張って節制しているのにどうして結果がよくならないのか！」とかえって険悪な雰囲気になってしまう．診察を担当している専攻医が指導医に治療方針について相談にきた．

専攻医　前回，先生と決めた薬を追加していっても，この方の糖尿病，全然よくならなかったです．教育入院をすすめても忙しいから無理だって言うし．インスリン導入も乗り気でないし．もうこのままで本人にやる気が出るまで放っておくしかないですかね．

指導医　（まいったな．患者さんも専攻医も，ご機嫌ななめだ．）

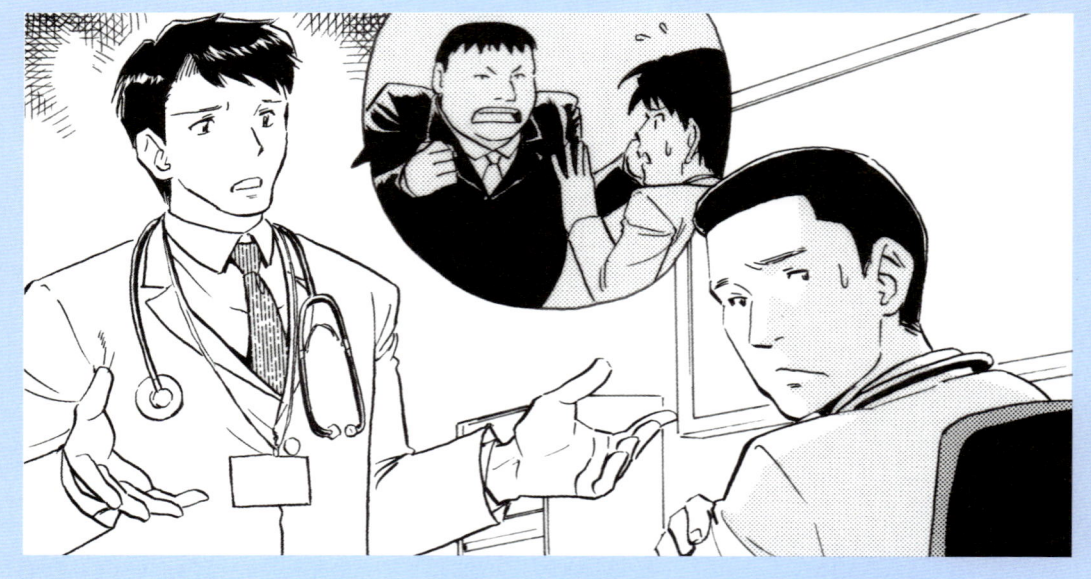

どうしてこの人の糖尿病はよくならないの？（イライラ）

 ▶指導医の先生，こんな事例にはどのように対処したらよいですか？

攻略法

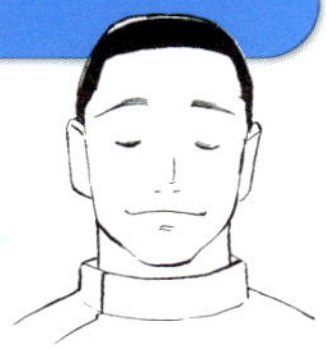

A₁　治療薬選択の問題（生物医学モデル）での解決を試みる
A₂　心理社会面の問題（生物心理社会モデル）での解決を試みる

A₁の場合

エントリー項目：臓器別の健康問題（代謝内分泌・血液系）に該当

　食事運動療法の評価，インスリン抵抗性の有無，インスリン分泌能の評価を行ったうえで，ビグアナイド薬の適量使用・SU薬（スルホニル尿素薬）の使用量の再検討・DPP-Ⅳ阻害薬の併用・SGLT2阻害薬の併用や，GLP-1受容体作動薬の導入を行って血糖コントロール改善をはかったことをまとめる．また血糖値以外の糖尿病管理として，糖尿病3大合併症（網膜症，腎症，神経障害）の評価，高血圧管理，脂質管理，動脈硬化管理，歯周病管理，フットケアを外来通院での検査や診察で見直した．さらに，禁煙の継続，適度な飲酒量の指導，冬季にインフルエンザワクチン接種がすすめられること，低血糖やシックデイの対応の仕方について外来で指導した．わが国の疫学データでは，糖尿病は大腸癌，肝臓癌，膵臓癌のリスク増加と関連しているといわれていることから，外来で腹部エコー検査と便中ヒトヘモグロビン検査も行った．これらについてまとめる[1]．

A₂の場合

エントリー項目：生物心理社会モデル[2]に該当

　患者中心の医療の方法[3-6]を適用し，病い（illness）を明らかにし，次に家族や仕事の状況を明らかにしていく．食事運動療法の改善は現状の勤務では困難であることを理解（共感）し，自分でできそうな現実的目標を一緒に探していくことを提案．診療時の険悪な雰囲気は払拭され，定期通院して食事カロリー計算法を覚えていきながら次第に血糖コントロールは改善していったことをまとめる．

指導医からのアドバイス

 ❶ 疾患（disease）と病い（illness）の両方の経験を探ってみよう！

疾患（disease）とは：いわゆる病態生理に基づいて病気がもたらす病歴・身体診察・検査などの客観的な情報．たとえば医学書に項目別に記載されるように，一般化された概念として認識することができる．

病い（illness）とは：病気に罹患したり，体調不良を覚える1人の人間としての患者が受けるさまざまな影響である．一般化することはできず，個々の患者にとって固有の情報である．近年，学術論文のケースレポートではpatient's perspectiveという形で記述を推奨されている．

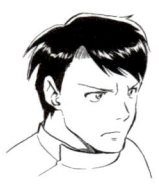

なるほど，疾患（disease）と病い（illness）の違いはよくわかりました．でも，実際どのように患者さんに聞いたらよいのですか？ あなたの病い（illness）を教えてくださいって言っても，答えてくれないと思うのですが．

 ❷ 病い（illness）を聞くための4つのポイント

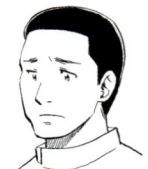

助けを求める患者は何らかの期待をもって医師のところにやって来る．そしてその期待は，自分自身の病気についての自分なりの理解に基づいている．自分なりの理解だから，医師にその内容を伝えるために，一生懸命，言葉を探したり，身振り手振りを交えて表現する．時には，医師が想定しないような言葉を用いるから，誤解しないようにじっくりその意味を解釈しよう．そして，どの患者さんも自分の問題について何らかの感情をもっているんだ．恐れであったり，怒りであったり，不安であったりいろいろだよ．さらに，病気が日々の生活機能に影響を与えれば，何とか治したいという期待は大きく膨らんでいるはずだね．

感情（feeling）：病気などによりさまざまな症状を感じ，検査結果を目にした患者は，今後の病気の進展に対する不安や恐怖などのさまざまな感情に支配される
解釈・思い（idea）：病気に対する感情的な反応の後には，症状や検査結果などに対して患者なりの自己理解を進めていくプロセスが訪れる．腹痛に対して，直前の食事による食中毒を想起したり，最近親戚が罹患した大腸癌を想起したり，さまざまな環境要因によって，このプロセスは非常に多様なものとなる
機能への影響（function）：病気によって生活，仕事，人間関係などはさまざまな影響を受けることとなるが，それによって健康問題がもつ意味は大きく変わってくる
期待（expectation）：ここまでの病い情報や過去の検査・治療の経験などを踏まえて，患者は今回の病気に対する検査や治療の内容について，ある種の期待を抱き診療に臨んでいる

（草場鉄周．患者中心の医療．日本プライマリ・ケア連合学会編．日本プライマリ・ケア連合学会基本研修ハンドブック．東京：南山堂；2012．）

どうしてこの人の糖尿病はよくならないの？（イライラ）

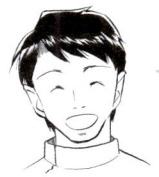

なるほど！　これなら答えてもらえそうですね．病い（illness）が個々の患者さん独自の世界であることがよくわかりました．ところで先生，患者さん自身のことはこれで聞けると思いますが，家族のことなどを聞くコツはあるのですか？

鋭い質問だね‼　コンテクスト（背景）の理解に努めながら聞くことがコツだ．

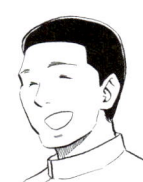

 ❸ コンテクスト（背景）の理解に努めることで全人的な理解が可能になる

▶ **近位コンテクスト**

家族：家族は最も身近な存在であるため，病気の原因にもなると同時に，病気に対処する際の医療資源にもなる．さらに，病気をどう認識するかについても家族の影響はきわめて大きい

家計：経済的困窮のなか，治療の選択が限られるケースは少なくない

職業：業務による労働災害や心理的ストレスなど仕事が与える影響は大きい

▶ **遠位コンテクスト**

地域社会：老人クラブなど地域社会が健康増進のリソースになっていることは多い

文化：医療に対する住民の捉え方や期待は地域の医療風土に根ざしていることも少なくない

ヘルスケアシステム：国民皆保険制度や介護保険制度など，システムは医療内容の基盤となっており潜在的な影響は大きい

（草場鉄周．患者中心の医療．日本プライマリ・ケア連合学会編．日本プライマリ・ケア連合学会基本研修ハンドブック．東京：南山堂；2012．）

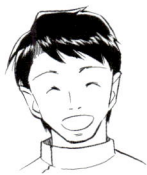

なるほどなるほど‼！　患者さんの身近なことに目を向ける視点から，患者さんを取り巻く地域や社会全体のなかでの位置づけまでを見渡す感じで捉えていったらよいということですね．ですけど，疾患（disease）のことは聞かなくてよいのですか？　病い（illness）だけを聞くというわけにもいかないと思うのですが．

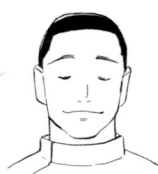
いい質問だね．もちろん疾患のことも聞いて，診断をつけていくことも必要だ．医療面接のときは，疾患のことと病い（illness）のことを，行ったり来たりしながら明らかにしていこう．こうして，診断をつけるとともに患者さん独自の病気の経験を理解していくんだ．特に大事なのは，感情を表出させることと，患者さんが表現したいことを可能な限り流れ出させることだ．

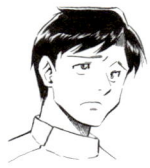
そういうことですか．かなり頭を使って医療面接しないといけないようですね．どうしたらできるようになりますか？

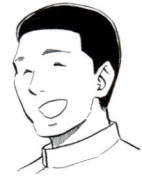
慣れるまでは確かに大変に感じるよね．今度シナリオを作るので，ロールプレイで練習してみよう．慣れてしまえば，そう難しいものではないし，どこから手をつけてよいか悩んでいた問題が解きほぐされていくことに感動を覚えるようになると思うよ！

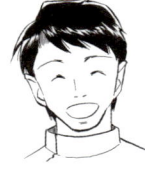
ありがとうございます．ロールプレイお願いします．あと，もう一つ普段困っていることがあります．

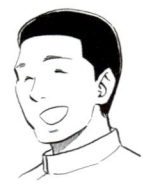
何かな？

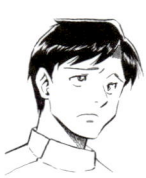
自分に知識がないせいかもしれないのですが，治療方針を患者さんにすすめても，なかなか受け入れてもらえないことが多いのです．患者さんの状況が理解できても，自分がすすめた治療方法を受け入れてもらえなかったら何も変わらないと思うのですが．

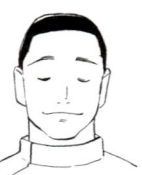
なるほど，治療の計画づくりにつまずくようだね．でも大丈夫．患者さん中心の医療の方法を行うときの後半の山場がこれなんだ．

どうしてこの人の糖尿病はよくならないの？（イライラ）

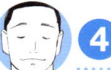
❹ 計画づくりには患者さんが一緒に参加することが重要

Ⅰ 治療の計画づくりの流れ

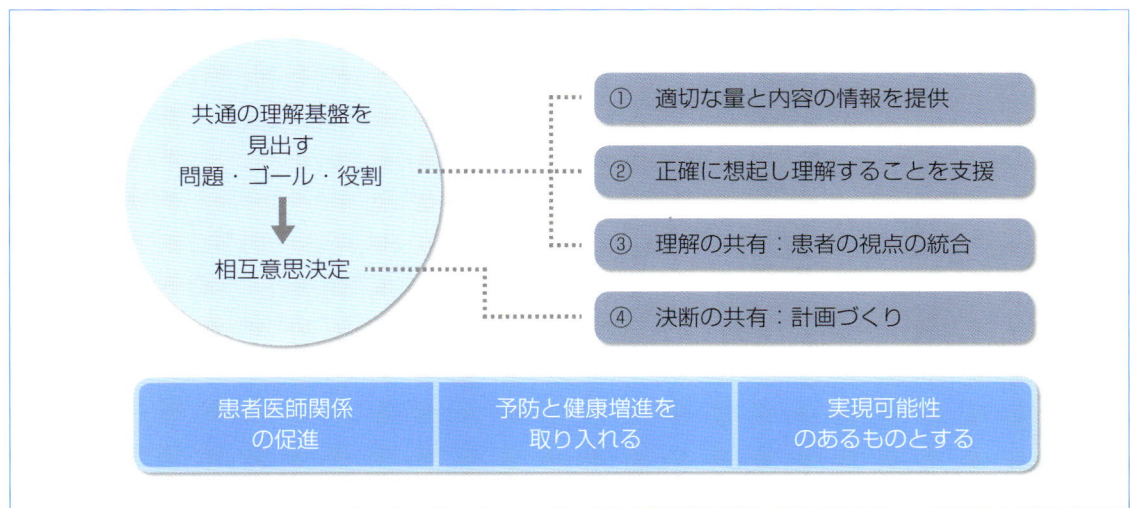

（Stewart. Patient-Centered Medicine Transforming the Clinical Method. SAGE, 1995.）

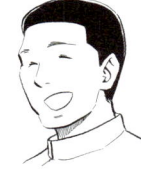
> これもまずはロールプレイで練習しながらフィードバックを受けるのがいいよ．共通の理解基盤を見出すには，問題が何であるかを同定し，ゴールは何であるか確認し，互いの役割を明確にする必要がある．ただそれには，適切な量と内容の情報を患者さんに提供しなければならない．ちょっと勉強して疾患の知識がついてくると，どうしても医師はたくさんしゃべりすぎてしまうよね．特に，気づかないうちに専門用語を使っているから，患者さんが正確に想起し理解できるように，絵にしたり道具を見せたりしながら話すとうまくいくよ．医師が考えていることと患者さんが考えていることが一致したとき，共通の理解基盤に乗れたなと感じる瞬間があるんだ．ただし気を付けてほしいのは，実現可能性のある計画づくりをすること．まさかと思うかもしれないけど，患者さんも医師も期待をもちすぎてついつい実現不可能な計画を立ててしまうことは臨床の現場ではよくあることだから．

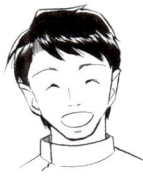
> そういうことですか．思い当たる節があります．今度から，Ⅰの図を診察室に置いて忘れないようにしてみます．

7

症例の経過

　患者の家族の様子を聞いていくと，既婚で中学生と高校生の息子を含む4人暮らしで，妻は日中パートで生活費を稼いでいることがわかった．会社の経営状態は厳しく，営業活動は休み返上で行わなければならない辛さを語ってくれた．昼食は妻の作ってくれる弁当を主に食べるが，夜は顧客との付き合いで外食が避けられなかった．糖尿病コントロールはよくしたいが，医療費がかさむと家計を圧迫することへのジレンマがあることや，合併症によって足切断になったら仕事が続けられなくなるという恐怖感をもっていることがわかった．できるだけ費用をかけずに糖尿病をよくできないかと医師に期待していることがわかった．

　外来で栄養士より繰り返し栄養指導を受けながら，弁当には息子より野菜を多く入れてもらうようにし（ II ），外食時はカロリーを考えて食事することに取り組み，またアルコール摂取をできるだけ控えることで血糖コントロールは次第に改善をみせていった．

II 糖尿病食 500kcal のお弁当

赤穂市民病院管理栄養士小林千代美先生にご指導いただき，筆者自ら調理してみました．糖質や塩分を控えていますが，豊富な野菜と，酢・だし汁・ごま油・赤とうがらしで味を引き立てているので，はっきりした味で食欲を満たします．

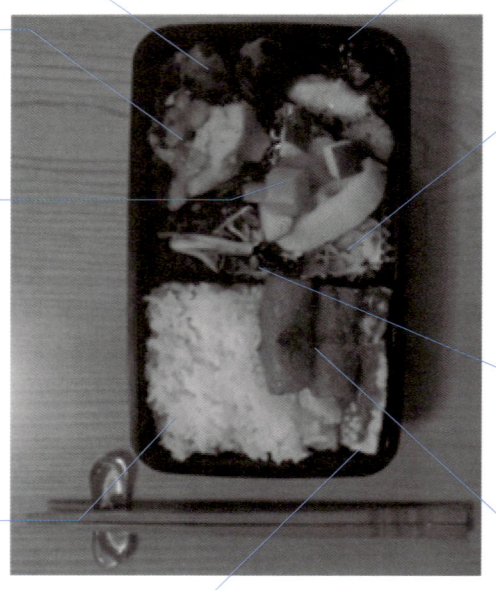

フルーツ
ぶどう

鶏肉のマヨネーズ揚げ
マヨネーズと醤油でもみこんでから片栗粉とパセリをつけて揚げます

和風ピクルス
人参・れんこん・赤パプリカを1cm角切りにして2分茹でます．薄口醤油・砂糖・酢・水・昆布・赤とうがらしをひと煮立ち．冷ました野菜と胡瓜をあわせて漬け込みます

ご飯
150 g

卵焼き

さわらのぴり辛焼き
少し焼いてから豆板醤・ごま油・濃口醤油を混ぜた調味料を塗り，少し焦げ目がつくくらいに焼きます

切り干し大根のはりはり漬け
切り干し大根を洗い，ぬるま湯で戻し，水気をきります．だし汁・米酢・薄口醤油・砂糖と混ぜ，青シソを加えます

ほうれん草のごまあえ
茹でたほうれん草とえのき茸をごま醤油で味つけます

こんにゃくのかつお梅炒め
こんにゃくを油で炒めてから，みりん・醤油・包丁でたたいた梅干しを加えて炒め，かつをぶしをからめます

復習のポイント

Q1 病い（illness）の聞き方に必要な4要素は何ですか？
Q2 生物心理社会モデルにおける近位コンテクストと遠位コンテクストとは具体的にどのようなものですか？

生物心理社会モデルを利用する症例を見つけるコツ

　医学的な治療方法に問題がないはずなのに，自分が期待した治療結果が得られないなというとき，困ったなという気持ちになったとき，また患者や家族に陰性感情を抱くときがある．そのような場合には，生物心理社会モデルでその症例を見直してみてほしい．どこに問題があるかがきっとみえてきて，それが解決の鍵になるはずである．そういった例をポートフォリオにぜひしてほしい．

文献

[1] 日本糖尿病学会. 糖尿病治療ガイド 2014-2015. 東京：文光堂；2014.
　ほぼ2年ごとに改訂されるため，知識を整理するのに有用．糖尿病診療を行いながら，常にこの本の該当部分を参照するとよい．一般的なガイド本であるため，治療薬選択のコツは書かれていない．
　おススメ！　難易度★☆☆

[2] 横谷省二. 生物心理社会モデル. 日本プライマリ・ケア連合学会編. 日本プライマリ・ケア連合学会基本研修ハンドブック. 東京：南山堂；2012.
　おススメ！　難易度★☆☆

[3] 草場鉄周. 患者中心の医療. 日本プライマリ・ケア連合学会編. 日本プライマリ・ケア連合学会基本研修ハンドブック. 東京：南山堂；2012.
　おススメ！　難易度★☆☆

[4] McWhinney. A textbook of Family Medicine 2nd ed Oxford 1997.
　おススメ！　難易度★★★

[5] I. R. マクウィニーほか著. 葛西龍樹, 草場鉄周訳. マクウィニー家庭医療学 上巻. 東京：ぱーそん書房；2013.
　文献［4］の前半の翻訳本．20世紀になってどのようにして家庭医療学が学問として確立されていったかを歴史的観点より知ることができる．またマクウィニーが臨床の現場で実際に経験してきたことが豊富に掲載されており，家庭医療の扱う内容は万国共通であることがわかる．
　おススメ！　難易度★★☆

[6] Stewart. Patient-Centered Medicine Transforming the Clinical Method. SAGE, 1995.
　文献［4］, 文献［5］にも患者中心の医療の方法は解説されているが，さらにこれを詳しく説明するとともに，研修医教育に用いる方法や，患者中心の医療の方法を臨床研究で用いる方法についても解説されている．
　おススメ！　難易度★★☆

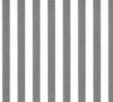

症例 2 ▶ 家族志向のケア

この難しい長女さんとどうやって向き合えばいいの？

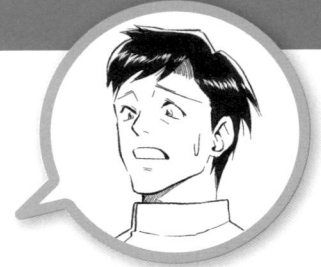

岡山家庭医療センター 奈義ファミリークリニック　松下　明

事例

患者76歳女性．認知症が進行して，老老介護の夫だけでは介護困難な状況が続き，3か月前から訪問診療を開始していた．2か月前から他県在住の長女が戻ってきて一緒に介護をするようになり，身体的には夫の負担は軽減されたが，よく口論がみられ，精神的には夫が追いつめられているように思われた．専攻医として訪問診療の担当医をしているが，デイサービスの利用を増やしたり，ショートステイを増やす話をすると長女の機嫌が悪くなり，「もう，うちでの介護は無理だっていうんですか？」と語調を強くして言われる．長女が帰ってきてからサービスの調整を担当するケアマネジャーも意見調整が難しく，今回の往診の際にさりげなく提案する予定だったが失敗に終わってしまった．
夕方の振り返りの際に，専攻医が指導医に相談を持ちかけてきた．

専攻医　ケアマネに頼まれて，もう少しサービスを増やしてみてはと提案したのですが，長女さんに烈火のごとく怒られてしまいました…あんなふうに怒られるとケアマネだけじゃなく自分も担当医として訪問しにくくなります…

指導医　そうか，結構ダメージを受けてて帰ってきたんだね．どんなふうにやってみたらいいかなあ？

専攻医　もう，担当医を変えてもらいましょうか？

指導医　いやいや，そういう問題じゃないと思うんだ．まずはどんな状況か一緒に全体像を眺めてみないかな？

専攻医　全体像を眺める？？？

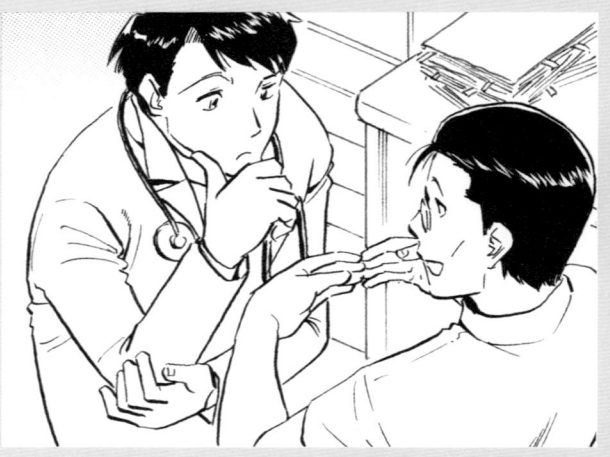

▶ 指導医の先生，こんな事例にはどのように対処したらよいですか？

攻略法

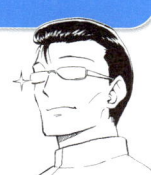

A₁ コミュニケーションの問題として長女との面接で共感的コミュニケーションを図る
A₂ 家族内の葛藤の存在が疑われるので，家族志向のケアを行ううえでの情報収集として，家族図の記載と，家族ライフサイクルの理解を深める

A₁ の場合

エントリー項目：患者・家族とのコミュニケーションに該当

　今回は長女の示す「怒り」への対応が一つのテーマと思われる．人間は感情に支配されると理性的な会話が困難となる．強い感情がみられた場合は理性的な対話（ここでは利用するサービスの内容調整）は一旦置いておき，「怒り」という最も扱いにくい感情に向き合う必要がある．強い感情に向き合うポイントは共感的コミュニケーションである．その際にはこちら側の枠組みは置いておき，その人が強い感情をもつに至ったストーリーを注意深く聴く．その背景にある状況が映画を観るかのごとくイメージできるまで進めると共感的理解が可能となり，その後に発するこちらのコメントが表面的でない深い共感を示すものであれば感情を和らげることができるといわれている．「それでは○○○という状況で，とても，腹立たしいという感じになられたのですね？」と問うと「そうなんです，わかってくれましたか！」という答えとともに共感が成立するといわれている[1]．

A₂ の場合

エントリー項目：家族志向のケアに該当

　家族志向のケアを適応し，まずは情報収集として家族図を作成し，患者夫婦と長女を取り巻く全体像を理解する．その際には年齢と地理的情報での骨格をまず作成し，家族構成員の疾病や職業，家族関係（親密・疎遠・葛藤関係など）などで肉付けをすることで全体像をイメージしやすくなる．そのうえで，対象となっている家族構成員のライフサイクル上の発達課題を眺めることで，なぜこの長女が父親と衝突し，医師やケアマネジャーにサービス利用を拒むのかがみえてくる可能性がある．そこを理解したうえで，夫や長女との面談を行う．家族面談を通して，現在の家族内葛藤に向き合うことができるかもしれない．

症例2　家族志向のケア

指導医からのアドバイス

 まずは家族図を書いて，家族ライフサイクルの発達課題を確認してみよう！

この症例の家族図を一緒に書いてみよう．**Ⅰ**のようになるが，じつは隣に住んでいる長男が脳出血を起こして要介護状態となったのも2か月前，長女は他県に結婚を前提に移動したが，あちらでうまくいかず一旦戻ってきたのも2か月前，夫が膝の偽痛風を起こして，介護がさらに困難となったのも2か月前と悪い状況が次々と重なってしまっていたんだ．隣の長男の嫁とは以前から葛藤関係があり，両親の介護に不安を抱えながらも他県に移動した長女は一旦こちらに戻ってきたけれど，ライフサイクルの発達課題（**Ⅱ**）でいうと，結婚期の課題（お互いに責任をもち，相手の家族との新しい関係を再構築する）と中年期の課題（両親の病気に向き合い介護の問題に対処する）に挟まれて苦悩している状況が想像できる．一方で夫は妻の認知症が進むなか，自らの疾病も出現し，老年期の課題（老いていくなかで，高齢夫婦の機能と役割を維持する）に向き合ういらだちを感じている可能性が大きいね．怒りを示す長女の背景にある家族の木（**Ⅲ**）をイメージできると，難しい家族が難しい存在でなくなるといわれているよ．

Ⅰ 本症例の家族図

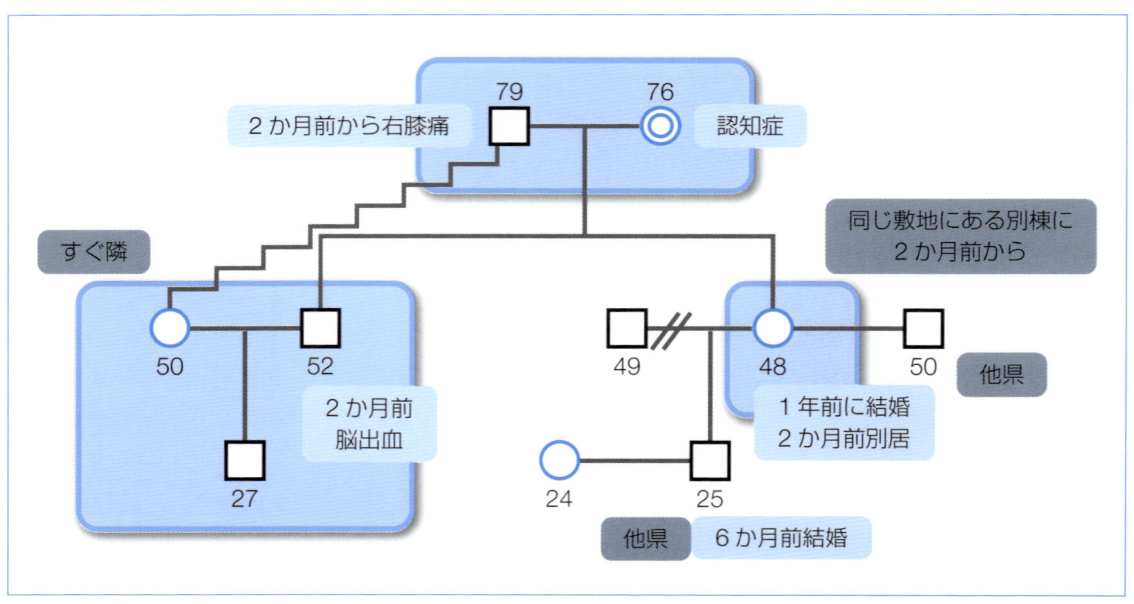

II 家族ライフサイクルのステージと発達課題

家族ライフサイクルのステージ	発達課題
1. 巣立ち期	a. 家族関係における自己の分化
	b. 親密な同僚との関係
	c. 仕事や経済的自立
2. 新しいカップルの時期	a. 結婚システムの形成
	b. 配偶者と一緒になるための，拡大家族や友人との関係の再構築
3. 小さな子どものいる時期	a. 子どもの居場所を設けるために夫婦システムを調整する
	b. 子育てや家事に参加する
	c. 祖父母の役割を含め拡大家族との関係を再構築する
4. 思春期の子どものいる時期	a. 子どもが出たり入ったりするのを許す親子関係
	b. 中年期の夫婦や仕事に焦点を当てる
	c. 高齢世代のケアに加わる
5. 巣立ち後の時期	a. 夫婦二人としての家族システムについて再交渉
	b. 成長した子どもと親との間の大人の関係
	c. 義理の関係や孫を含む関係を再構築
	d. 親（祖父母）の死や身体障害に対処
6. 晩年期	a. 身体的衰えに直面しつつ自分や夫婦の機能を維持する
	b. 高齢者の知恵と経験を生かす場所を作る
	c. 配偶者，兄弟，他の仲間の喪失に対処し，自分の死のために準備する．人生を振り返り統合する

（研修医イマイチ先生の成長日誌　行動科学で学ぶメディカルインタビュー．
http://www.igaku-shoin.co.jp/paperDetail.do?id=PA02874_07．）

III 家族の木（患者の背景にいる家族の存在を模式図化したもの）

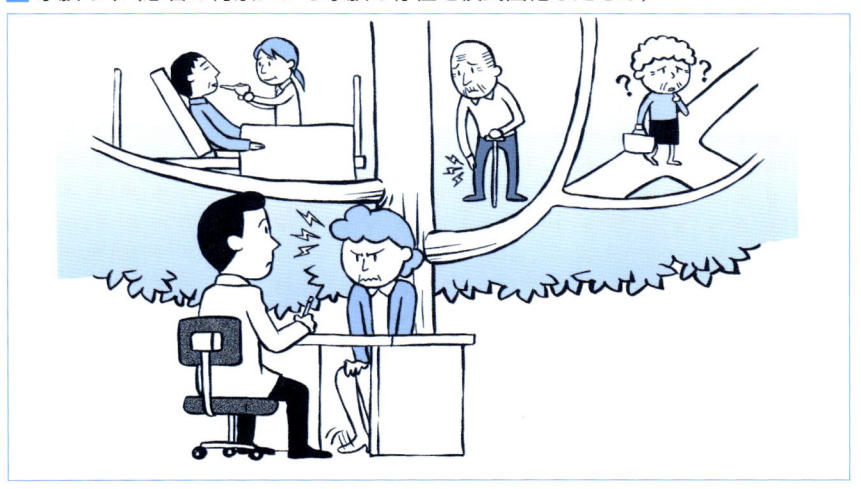

（参考：S. H. マクダニエル著．松下明監訳．家族志向のプライマリ・ケア．東京：丸善出版；2012．）

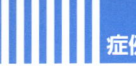
症例2　家族志向のケア

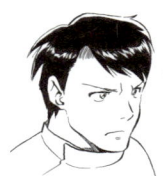

そうか！　家族図で眺めると，確かに複雑な現象が一気に押し寄せて，この一家のストレスが最大限に高まっているのがわかりますね．家族構成員の全体像を通して，長女の怒りが噴出しやすいのはなんとなくわかったのですが，今度の往診の時に一気に解決できますかね？

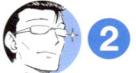

❷ 個人に対する家族志向のケアと家族全体への家族志向のケアを使い分けよう！

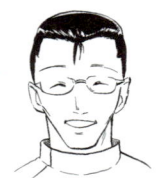

家族志向のケアの概念では，通常の外来診療で行われる個人に対する家族志向のケアと，その場に居合わせた家族，もしくはこちらから呼んだ家族と行われる家族全体への家族志向のケアがある（Ⅳ）．このケースではまずは長女に対して，個人に対する家族志向のケアを行い，A₁で述べたような怒りへの対応を十分に行ったうえで，家族全体への家族志向のケアに進むほうがよりスムーズだろうね．

先ほど作成した家族図や理解した家族ライフサイクルの課題を元に，母親の処方箋をとりにきた長女と，外来で1対1の面談をまずは試みてみよう．その際には長女の示した怒りについて批判的な対応をせず，共感的コミュニケーションを図り，感情の裏に隠れる状況をよりリアルに理解することが望まれる．このプロセスを通して，長女は困難な家族から，母親や父親を支えるリソースとしての家族に変化し，在宅医療を行ううえでの家族チームの形成が進むはずだ．

次に，父親と長女の葛藤についても理解したうえで，次回の訪問診療で家族全体への家族志向のケア（家族面談）を試みてほしい．認知症の患者，膝が痛くなった夫，環境の変化で感情が不安定な長女の3名を相手に，Ⅴで示すような流れを意識しながら，家族内でのコミュニケーションを促してみよう．ポイントは参加者全員の意見を引き出しつつ，感情があふれた場合は共感的コミュニケーションで対応し，意見がぶつかった際には交通整理をしながらお互いの感情の背景にある状況を一緒に理解すると，家族内の理性的な対話やプラン作りに進むことができるはずだ．患者の精神状態が認知症で不安定なため，ケアマネジャーや複数の看護師の同席など，臨機応変に対応できるように準備して訪問診療に挑む必要があるね．今回のケースでは45分から60分はかかることは覚悟しないといけないけど，ここで費やす時間はその後の数か月間を救うことになるから，必要な投資と割り切って力を注ごう．

Ⅳ 家族参加のタイプ

	個人患者との家族志向面談	居合わせた家族との家族面談	呼んで行う家族カンファレンス
疾患	急性疾患 自然軽快する問題	小児健診・慢性疾患	入院・入所・終末期の病気 重大な家族問題・葛藤
頻度	60〜75%	25〜40%	2〜5%
時間	10〜15分	15〜20分	30〜40分

(S. H. マクダニエル著. 松下明監訳. 家族志向のプライマリ・ケア. 東京：丸善出版：2012.)

Ⅴ 家族カンファレンスの進め方

1) カンファレンス前の準備
(1) どのように家族メンバーに集まってもらうか，患者本人と相談
(2) 家族図（Ⅰ）・家族ライフサイクル（Ⅱ）を用いて仮説を立てる

2) 家族カンファレンスの実際
(1) あいさつと波長合わせに時間をとる
(2) ゴールの設定（医療者・患者・家族）
(3) 問題点についての話し合い（各人の意見を引き出しつつ交通整理）
(4) プラン作り（患者・家族は何ができる？　医療者は？　社会資源は？）
(5) 質問を促す

3) カンファレンス後の作業
(1) 面談票の記入（出席者・問題点・プラン）
(2) 家族図（Ⅰ）の見直しと変更点・追加点の記入

(S. H. マクダニエル著. 松下明監訳. 家族志向のプライマリ・ケア. 東京：丸善出版：2012.)

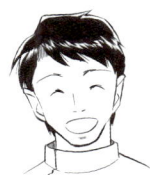

処方箋をとりに来たときに長女さんと個人面談するのは確かに素晴らしいアイデアですね．長女との関係をここで作ったうえで，夫と長女の間の葛藤を理解し，家族面談に向かうというのもわかりました．難しい状況ですが，なんとか頑張れそうな気がしてきました！

症例の経過

　予定通り，処方箋をとりに来られた長女と現状について話をすることができた．次々と起こる家族内の変化に自分自身が適応できず，イライラしている気持ちを共感でき，少しスッキリしたといわれていた．次の訪問診療では，看護師，ケアマネジャー同席で，本人・夫・長女と

の家族面談を行い，それぞれの感情に共感しつつ，建設的な話し合いができ，介護サービスの追加について家族全体の合意をとることができた．

復習のポイント

Q1　家族志向のケアの最初に取り組むのはどんなことでしょうか？
Q2　個人に対する家族志向のケアのポイントは何でしょうか？
Q3　家族全体に対する家族志向のケア（家族面談）のポイントは何でしょうか？

家族志向のケアを活用する症例を見つけるコツ

　本来ならスムーズに行えるはずの家族への説明や相談が前に進まないとき，患者個人の希望と家族の希望が食い違うとき，訪問診療の治療方針で家族内の意見がまとまらないとき，終末期や重大な病気の診断時に家族が患者の病気を受け入れるのが難しいとき（患者への告知を拒否するなど），超高齢者の終末期で可能な限りすべての治療をして欲しいと家族がいうとき，認知症が悪化してグループホーム入所が適切な状況でも家族が入所を拒むときなど，実臨床で困難を感じる場面には必ずと言っていいほど家族の影響はある．より困難な状況ほどまとめる際に勉強になるので，ポートフォリオでまとめてほしい．

● 文献

[1] Frederic WP, Geoffrey HG 著．津田司監訳．困った時に役立つ医療面接法ガイド．東京：メディカルサイエンスインターナショナル；2001．
お勧めだが現在絶版状態．中古購入のみ．英語の最新版は[5]．感情への対応の章が秀逸．
おススメ！　難易度★★☆

[2] S. H. マクダニエル著．松下明監訳．家族志向のプライマリ・ケア．東京：丸善出版；2012．
家族志向のケアの世界的バイブルの邦訳．
おススメ！　難易度★★☆

[3] 草場鉄周編．家庭医療のエッセンス．東京：カイ書林；2012．
北海道家庭医療学センターの指導医による力作．
おススメ！　難易度★★☆

[4] 研修医イマイチ先生の成長日誌　行動科学で学ぶメディカルインタビュー．
http://www.igaku-shoin.co.jp/paperDetail.do?id=PA02874_07
HPで無料閲覧できる．家族志向のケアと個人に対するコミュニケーションの両者を学ぶことができる．感情への対応も記載されている．
おススメ！　難易度★☆☆

[5] Platt FW, Gordon GH. Field Guide to the Difficult Patient Interview. Lippincott Williams & Wilkins；2004.
おススメ！　難易度★★★

症例3 ▶ 統合的なケア

ゴールの見えない事例で途方に暮れています…

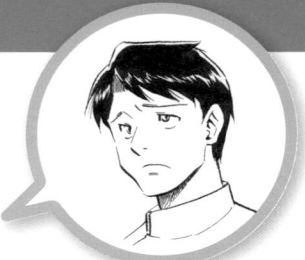

北海道家庭医療学センター 浅井東診療所　松井善典

事例

患者70歳代男性．筋緊張性ジストロフィー．以前は自分でなんとか運転して後方支援病院の神経内科に通院していたが，徐々に筋力低下と歩行困難が進行していた．半年前には上肢の筋力低下からハンドルが回せず運転困難となり，ここ2か月は易転倒状態で臥床がちとなっていた．自宅での排泄や入浴が困難となっていたため，定期的に訪問していた地域包括支援センターの職員から，医療的なケアと入浴介助を目的に訪問看護を含む介護保険サービスが導入となった．そのタイミングで訪問看護師から診療所に連絡があり，訪問診療が開始となる．

事前の情報では，家族は軽度知的障害のある妻と，何らかの学習障害と糖尿病を持つ娘との3人暮らしとのこと．通院が途絶えていた神経内科の医師からも診療情報や電話での申し送りを受け，ケアマネジャーと同行しての初回訪問に臨んだ．

患者は座位から動けず立ち上がりも不可能であった．介助で立位まで引き上げると伸展位で何とか歩行可能となるが，動揺性や膝折れリスクから不安定さがあった．また上肢の挙上は胸の高さまでが限度で，頭部も中間位で保持できず，食事介助を常に必要とする状態とまで進行がみられていた．

妻は進行している夫の病状を理解できず「歩かないから悪くなるんだ」と無理に歩かせようとしていた．娘もこれまでの一家の生活を支えていたのが父親であったため，「私はどうなるのでしょうか？」と自分のこれからに不安げな様子だった．

専攻医　先生，このような先の見えない事例では何をゴールにしたらいいのでしょうか？これから訪問してもご本人に何もできることがありません．奥様に病状説明しても「歩かないから悪くなる」と返すのみで，次第に自分の話ばかりになってしまってイライラします．また娘さんも大丈夫でしょうか？　どこか不安げで，何となく様子もおかしいのですが…

指導医　（途方に暮れているな…）これは大変だけど，一歩一歩でもいいので，できることを考えようか…

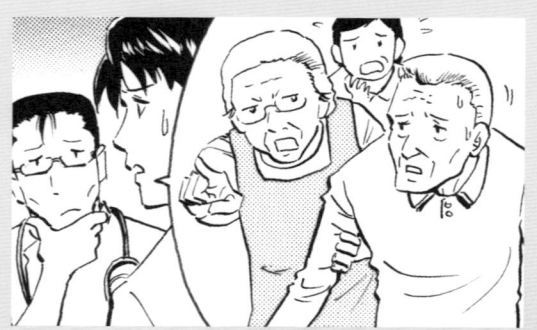

▶ 指導医の先生，こんな事例にはどのように対処したらよいですか？

攻略法

攻略はできないが，以下のプライマリ・ケアの基本となる3つのケアを組み合わせて行うことで統合的ケアとなり，攻略に近づく．

- 1：ケアの協調性
  複数の専門医と多職種チームとの共有化されたケアと協働アプローチ
- 2：ケアの包括性
  困難さの分析と優先順位を適切につけたマネジメントと包括的なケア
- 3：ケアの継続性
  ケアの継続性を意識した個別ケアと家族ケア

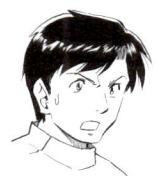 確かにそれぞれはよく聞いたことがありますが，この組み合わせが統合的なケアなのですか？

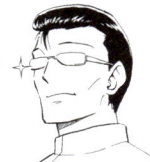 「統合」という言葉が難しいよね．じつは統合ケア（integrated care）という概念には，さまざまな定義や考え方があり，海外でも統一されていないんだよね．ただ日本プライマリ・ケア学会で言う統合的ケアでは，「包括的で継続的，かつ効率的な医療を提供する能力」というなかの「複数の健康問題を抱える患者に統合されたケアを行った症例」という文脈なので，臨床的統合（clinical integration）と考えるといいだろうね．

エントリー項目：統合的ケアに該当

　プライマリ・ケアのACCCCの真ん中のCCC，つまりケアの協調性（Coordination），包括性（Comprehensiveness），継続性（Continuity）の3つのケアを合わせたものを統合的ケアと考えて解説する．これは総合診療専門医の基本中の基本のアプローチだが，研修中の家庭医に帰属する能力というよりは，研修医が働いている医療機関のもつ機能や，指導医のもつ医療資源やネットワークとして存在していることが多く，それを意識しないと気づかないことがある．働いている医療機関の継続性とは？　指導医やスタッフが連携している関係者とは？　今診療所で提供している包括性とは？　とあえて意識することがまず大切となる．
　まずケアの協調性とは，事例の抱える複数の健康問題を一緒にケアする多職種の連携や，専

門性の高い医学的な問題を扱う専門医や医学以外の行政や教育分野，福祉分野の専門家との連携等，医師1人ではなく，皆で一つの事例を支える協働のプロセスである．

次のケアの包括性では，複数の医学的な問題に対しての基本的なケアを同時に行いつつ，社会的な問題に対してもケアのニーズとケアの資源のバランスをとり，さらに優先順位づけをしながらのケアが必要となる．特に複数の医学的問題のみならず社会的にも複数の問題がある場合，その困難さの分析からのケアの方略や優先順位付けが求められる．

最後のケアの継続性では，医師患者関係の継続と深まりのみならず，医療機関としての継続性や，ケアにかかわるチームの継続性も意識したマネジメントや，継続性についての自己の在り方の省察が求められる．

指導医からのアドバイス

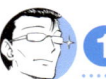

❶ 複数の専門医と多職種チームとの共有化されたケアと協働アプローチ

① これまでとこれからのケアにかかわる専門医や多職種から情報を集めてみよう

よくある事例はもちろんだが，難しいと感じる事例ほど，多くの人たちを巻き込みながらケアを進めて行こう．そのためには，まず事例についての情報収集からはじめる．さまざまな関係者や情報源から知りたいことを集め，特に多職種ならではの視点や専門医からの医学的な情報など，大量のインプットをすることをお勧めする．

それらの情報から，次第に多面的な理解や立体視，そして情報の再構成が可能となる．紹介を受けた事例では，紹介先の専門医からのこれまでの加療歴や今後の見通し，起こりうる急変の具体例などをぜひ把握して進めよう．

② 自分が得た情報やアセスメント・プランをチームに共有してみよう

チームとの協働は情報共有から始まる．ケアの過程で患者の医学的情報のみならず，その人生観やケアへのニーズ，そして家族の歴史や介護者の思いなどチームメンバーと共有しよう．日々のケアでは，どんな意図の処方なのか？　何を懸念しての検査なのか？など，細かい情報も医師としてのアセスメントやプランを多職種と共有しよう．

③ チームの状態を把握して，チームワークを向上させてみよう

チームの一員となったとき，自分の独断や偏見で事を進めないように気をつけよう．医師の言動は，自分が思っている以上に他の職種に対してのパワーをもっている．思わぬ反発や誤解を受けていること，相手が話しにくくなっていることなど十分に気をつけよう．またチーム全体の様子にも目を向けよう．発言が少ない人がいないか，不安や不満をもっている人はいないか配慮しよう．チームでの話し合いの機会を定期的にもち，話しやすい雰囲気となるように自らが傾聴する役割を果たし，チームが効果的に働けるようにバランスをとることも意識できるとよい．

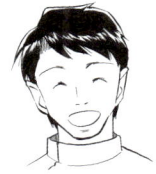
なるほど．多くの専門家や多職種のスタッフと連携を行うコーディネーターとして，コミュニケーションをとることが大切なのですね．イメージはわかりますが，具体的にどのように学べばよりよい協働ができるようになるのでしょうか？

まずは多職種とのカンファレンスの場に出ること，指導医と多職種との面談の場に同席することからはじめよう．すると，どのような情報が求められているのか？ 医師はチームのなかでどのような振る舞いをしているのかがみえてくると思うよ．
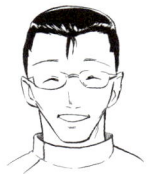

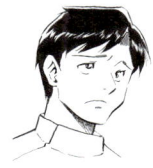
確かにそういった場に出ないと，家庭医に求められている役割がいまいちピンとこないなと思っていました．でも，そういった場で何も話せない気がしますし，自信がありません．

最初はみんなそうだよ．だからこそ包括的なケアについて実践と学習をしないとね．この包括的なケアについての情報と考察が共有すべき情報の基盤となるんだよ．
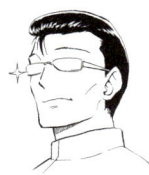

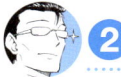 **❷ 困難さの分析と優先順位をつけたマネジメントと包括的なケア**

① 情報収集からプロブレムリストを立てて基本的なケアを行い，同時に指導医と相談しながら（相互作用を意識して）優先順位をつけたケアをやってみよう

　コミュニケーション技術や対人関係スキルを用いて情報収集した「どんな症状があるのか」「どんな健康問題を抱えているのか」「どのような心理的な問題，社会的な困難さを抱えているのか」など，患者・家族はもちろんチームのメンバー等の多くの情報源から情報を収集し，そこからプロブレムリストを立てよう．

　生物心理社会学的なアプローチと同様に医学的な問題，心理的な問題，社会的な問題と分けて整理しよう．それを指導医と眺めたりディスカッションしたりすることで，問題同士の相互作用が見えはじめ，優先順位をつけたケアができる．

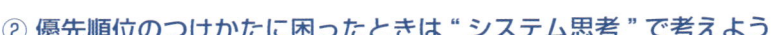

② 優先順位のつけかたに困ったときは"システム思考"で考えよう

複数の健康問題は，1つの原因と1つの結果が一直線に繋がっていない．相互に影響し合っていたり，背景となる複数の要因が存在していたりと，複数の要素と影響が生態系のような円環モデルで絡み合っている．その際にシステム思考で事例を俯瞰することが重要である．

システム思考とは，出来事ではなくその構造や繰り返されるパターンを見極める考え方である．原因と結果で考え，悪者を設定して責めるのではなく，そうなっている状況や問題を起こしている構造に目を向けて，解決策や解決はできなくても次善の策を考え行動する．

たとえばいくつかの問題が組み合わさっていたり，複雑さに影響し合ったりしている場合，何が一番ゴールに近づいて行くのか？ 何が一番QOLを阻害しているのか？ 何がこの事例を破綻させずに保っているのか？等を俯瞰することで最も影響している問題や課題が見つかることも多くある．

③ 予防医療やライフサイクルを意識して，潜在的ニーズを把握しよう

収集した情報からたてた複数のプロブレム以外に，年齢や性別からの予防医療ニーズ，またその家族のライフサイクルからの課題など，潜在的なニーズも存在するので，それらも追加するようにしよう．複数の問題から優先順位をつけた基本的なケアを行いつつ，同時に潜在的な問題に対してもケアを行うことが包括的なケアに繋がる．

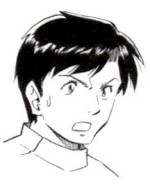
これ，いきなり全部は難しいです．

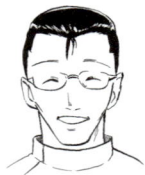
そうだよね．最初は1人で考えるのは大変なので，ぜひ指導医や経験のある多職種とディスカッションをして深めていきましょう．

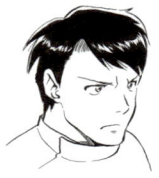
お願いします．あと包括的ケアといっても，基本的な疾患マネジメントやケアの知識が基盤になると思うので，研修のなかでしっかり勉強していきたいと思います．

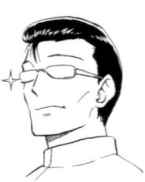
そうだね．そういった疾患（disease）面の学習とUpDateは必須なので，基盤としての基本的なケアをしっかり学んでください．あとはケアの継続性の視点がそこにあればいいね．

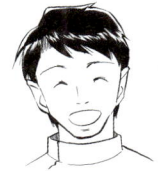
どこまで今日の外来で扱って次回のテーマをどうするかとか，どうやって関係性を深めていくかというところでしょうか？

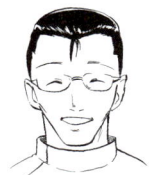
そうそう．ケアの包括性とケアの継続性が対患者での統合的ケアの基盤となり，それを対多職種で協働するっていうイメージだね．**I** にも重要な能力が記載されていて，幅ひろい包括性が意識できるので，一読しておいてね．

I 協調性，包括性，継続性の統合的ケアをするための能力

- コミュニケーション，対人関係の技術
- 文化を考慮する能力
- 予防的ケアに関する能力
- 生涯自己学習に関する能力
- システム思考に関する能力
- コミュニティのニーズを評価する能力
- コミュニティによくある健康問題に対する能力
- あまりない uncommon 問題を認識する能力
- ヘルスケアチームを組織し，コーディネートする能力

❸ ケアの継続性を意識した個別ケアと家族ケア

① 継続性が生まれるのは，その人のケアへの責任感から

　短いローテーション中でも，指導医の担当している患者でも，そのケアに責任をもつことが継続性の始まりである．抱え込むのではなく，チームや多職種で共有しながらの責任感である．

　すると自分が行ったケアの情報が継続することがまず基本となる．患者の発言や自らのアセスメントをカルテに記載し，時にはカンファレンスや電話で情報共有を行う．ケアが断片化せずに繋がって続いていくためには，責任感のある情報の継続性が基盤となる．

② 人間関係の継続性に向けたコミュニケーション

　普段は「どのような状態であっても定期受診をしていること」「診療所スタッフの誰かには安心して話ができること」の重要性を意識することは少ないが，事例が複雑で難しくなっていくほど，この継続的なケアができている関係性や，コミュニケーションができるつながりの重要性が発揮される．診療の最低限のゴールは「次もまた受診してもらうこと」である．

そのためには人間関係の構築と深まりが必要となる．医師として信頼されることや，必要とされる個別ケアを提供することはもちろん，人間関係の構築を意識したコミュニケーションが求められる．また事例によっては家族との関係性の強化も重要となる．キーパーソンとしての家族，ケアを必要としている家族との関係性の維持は，本人への個別ケアの継続性との両輪となる．

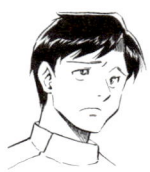
コミュニケーションについては毎回反省しながら工夫しているのですが，責任感をもつという意識は弱かったですね．でも確かに入れ込んでいる事例では，不器用ながらも患者さんや家族との関係性が深まって，これが継続性なのかなという実感があったのでなんとなくわかります．

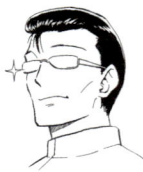
そうか．入れ込んでいるときだからこそ，協調性も大切になってくるね．継続性のなかでは抱え込みや燃え尽きを予防する必要があるのでね．

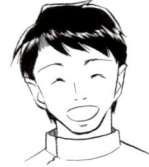
なるほど，だからこそ統合的ケアなんですね．

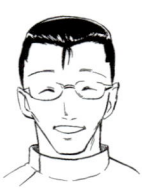
それを言おうと思っていたのに…

症例の経過

　専攻医は紹介元の専門医との情報交換を繰り返し，予後が短い状態であることがわかり，非癌の看取りとしてケアを組み立てた．また別の知り合いの神経内科専門医からも情報を収集し，これまでの病状や予後予測を把握すると同時に，文献のケースレビュー等でもどのような予後や経過が予想されるかを学習し，誤嚥性肺炎予防の口腔ケアや，褥瘡予防のマットレスを導入した．連携している訪問看護師ともその情報を共有し，看取りの支援が必要という共通理解を構築した．

　看護師は訪問入浴サービスの導入で入浴介助を行いつつ，看取り支援に向けた家族ケアも同

時に行いながら自宅での生活を続けることを支援した．

　家族の介護疲労から食事介助すらもままならなくなりはじめたことを把握したヘルパーが専攻医とケアマネジャーとに情報を伝え，そのチームメンバーで緊急のサービス担当者会議を開き，介護負担軽減を目的に通所サービスを導入した．サービス担当者会議で専攻医は，チームメンバーそれぞれの意見を探索しながらも家庭医としてのアセスメントやプランを伝えた．

　当初は在宅看取りは困難という意見もあったが，入院が難しいことや施設入所まで時間がかかることを考え，医療依存度が高くても対応してくれる通所リハビリを利用することとなった．本人は通所リハビリでの栄養評価と嚥下評価を行い，食事量が在宅時よりも摂れるようになった．食事摂取という生理的な欲求が満たされるようになり，今後自分がどうありたいかの意欲や希望が患者から出てきた．専攻医が聞いてみると「できるだけ，自宅で妻や娘と一緒に過ごしたい」と言う．それもまたチームメンバーと共有し，レスパイト先を何とか確保しつつ，在宅ケアを継続する準備を整えた．

　妻と娘だけでは意思決定ができないと判断したケアマネジャーと専攻医が相談し，ケアマネジャーからキーパーソンとなる親族に連絡をとってもらい，施設入所の手続きや，最期は家での看取りを考えていることを情報共有し理解と協力を得ることができた．

　そのようななか，徐々に病状は進行．臥床がちとなり食事摂取も困難となった．訪問看護師と専攻医の連携のなかで，遺される妻と娘が病状進行や死期が近いことを理解していないことが共有され，専攻医からできるだけ平易な言葉で病状説明を行った．娘からは予期悲嘆の反応と同時に死期を理解したような反応を得ることができた．

　いよいよ看取りになる前には，本人との十分なコミュニケーションをとり，聴き取りにくくなる発語でも最後までの在宅希望を確認できた．亡くなる直前に家族は予想通りの混乱状態となったが，本人の言葉を専攻医が代弁し，十分なケアができていることを伝えて見守った．その後，妻が喘息で娘が糖尿病で診療所に通院するようになり，それらのケアと同時にグリーフケアも行っている．

復習のポイント

Q1　統合的ケアを構成する3つのケアとは何ですか？
Q2　相互に影響しあう健康問題をマネジメントする際に必要なシステム思考について述べてください．

ポートフォリオ症例を見つけるコツ

事例からの見つけ方：①ケアが上手くいかない難しいと感じた事例，②チームが上手く機能していない皆が大変と感じている事例，③自分が苦手なモヤモヤを感じている事例等，大変だった事例，大変そうな事例がエントリー候補となる．統合的ケアの事例は困難事例が多く，家庭医を特徴づける他のエントリー項目「生物心理社会モデル」「家族志向型のケア」の理解やスキルが欠かせないため，エントリー項目として互換性がある場合が多い．また困難事例が多い

「終末期ケア」などとも互換性がある．

省察からの見つけ方：ケアの協調性について学びがあったり，ケアの包括性について理解が進んだり，またケアの継続性ならではの深みがあった事例をエントリーするようにするとよい．

またジェネラリストアプローチ（**II**）として統合的ケアのヒントとして医師としての実際の行動としてどうあるべきかを提示されており，統合的ケアの clinical pearls ともいえるリストがある．

これらについて具体的な経験と学びがあった事例から，ポートフォリオを見つけてもいいかもしれない．

II ジェネラリストアプローチ

1. **あり方（ジェネラリストとしての歩みの準備）**
   - （ア）受け入れるオープンな姿勢
   - （イ）謙虚さ
   - （ウ）鍵となる関係とのつながり

2. **知る方法（ジェネラリストとしての歩みの訓練）**
   - （ア）自分や他者，システムや世界とその相互の関わり合いについての広い教養
   - （イ）各分野の基本的知識に根ざすこと

3. **気づき・理解する方法（統合を強化する世界の捉え方）**
   - （ア）全体をみて，優先順位をつけて，その後大事なところにフォーカスする
   - （イ）全体を片隅にいれつつ，部分に力を入れる

4. **考え方・動き方の方法（優先順位をつけ，連携構築する行動）**
   - （ア）コンテクストで最も重要な部分に関与する
   - （イ）時間軸で考えて，統合した時に高い質の仕事をするために，個々の質を低くもする
   - （ウ）つなげること
   - （エ）統合すること
   - （オ）広さと深さ，主観と客観，部分と全体，活動と省察という両極端の間を行き来すること

（Stange KC The Generalist Approach : Ann Fam Med 2009 ; 7（3）: 198-203.）

● 文献

[1] Saultz JW. Textbook of Family Medicine. McGrawHill ; 1999.
　　継続性，包括性，協調性の各概念について具体的に述べた章がある．4章〜6章が該当するが，3章や7章も必読．
　　おススメ！ 難易度★☆☆

[2] Stange KC. A Science of Connectedness: Ann Fam Med 2009 ; 7（5）: 387-94.
　　複数の健康問題への統合的ケアの在り方についての理論的な文献．
　　おススメ！ 難易度★★☆

[3] Stange KC. The Generalist Approach : Ann Fam Med 2009 ; 7（3）: 198-203.
　　ジェネラリストのあり方や考え方についてケースと解説が記載．
　　おススメ！ 難易度★☆☆

MEMO

症例 4 ▶ 行動変容のアプローチ

患者さんがちっとも言うことを聞きませんどうしたらいいでしょう？

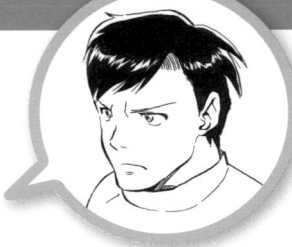

東京ほくと医療生協 王子生協病院　平山陽子

事例

患者44歳女性．専業主婦．2歳の頃から喘息があり，20歳代のうちは1年おきに重積発作にて入院をくり返していた．30歳代以降は落ち着いていたが1年前に気管支炎を契機に重積発作を来たし入院．担当した専攻医が退院後の外来を担当することになった．

既往歴：気管支喘息，アトピー性皮膚炎（皮膚科通院中）
生活歴：たばこ：1日15本　アルコール：機会飲酒　職業：専業主婦
家族歴：母（70歳　脂質異常症にて通院中）夫（50歳，会社員）娘（10歳，小学5年生）との4人暮らし
プロブレムリスト：＃気管支喘息（軽症持続型）
　　　　　　　　　＃脂質異常症（内服はせず，食事療法のみ）
　　　　　　　　　＃肥満（身長155cm　体重68kg　BMI 28.3）
　　　　　　　　　＃喫煙
内服薬：アドエア®ディスカス500　1回1吸入　1日2回
　　　　メプチン®エアー　発作時2吸入
　　　　シングレア®　1錠分1寝る前
　　　　アレジオン®　1錠分1寝る前

専攻医　この1年，たばこをやめるようにとか，食事の量を減らすようにとか，何度も説得したんですけど，その都度「たばこやめるとイライラしてつい甘いものを食べてしまう．太るのが嫌でやめられない」とか「子どものために買ったお菓子をつい一緒に食べちゃう」とか何かと言い訳をするんですよ．
喘息発作は減らないし，体重もどんどん増えています．本当にだめな患者さんですよね．

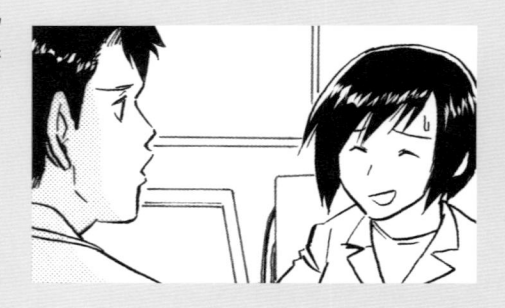

患者さんがちっとも言うことを聞きません　どうしたらいいでしょう？

▶ 指導医の先生，こんな事例にはどのように対処したらよいですか？

> 患者さんにとって，行動を変えるということは簡単ではないのよ．自分自身に置き換えればわかるでしょ？

> たしかに，自分も診療の合間にお菓子を食べたり，飲み会に行くとつい深酒しちゃって…研修をはじめてから5kgも増えちゃいました．わかっちゃいるけど実際の行動を変えるのはなかなか難しいことですよね（ちょっと反省…）．

> じゃあ，行動変容について学んでみましょう．行動変容にはたくさんの手法があって，すべてを習得するのは難しいけれど，「健康のための行動変容」[1]を参考にしながら一つずつ勉強していきましょう（ **I** ）．

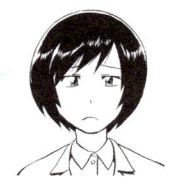

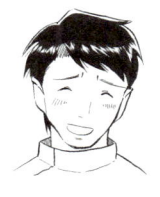

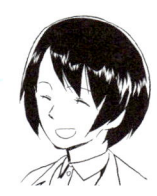

指導医からのアドバイス

① ラポールを確立して，情報の交換を行おう！

I 行動変容の道筋

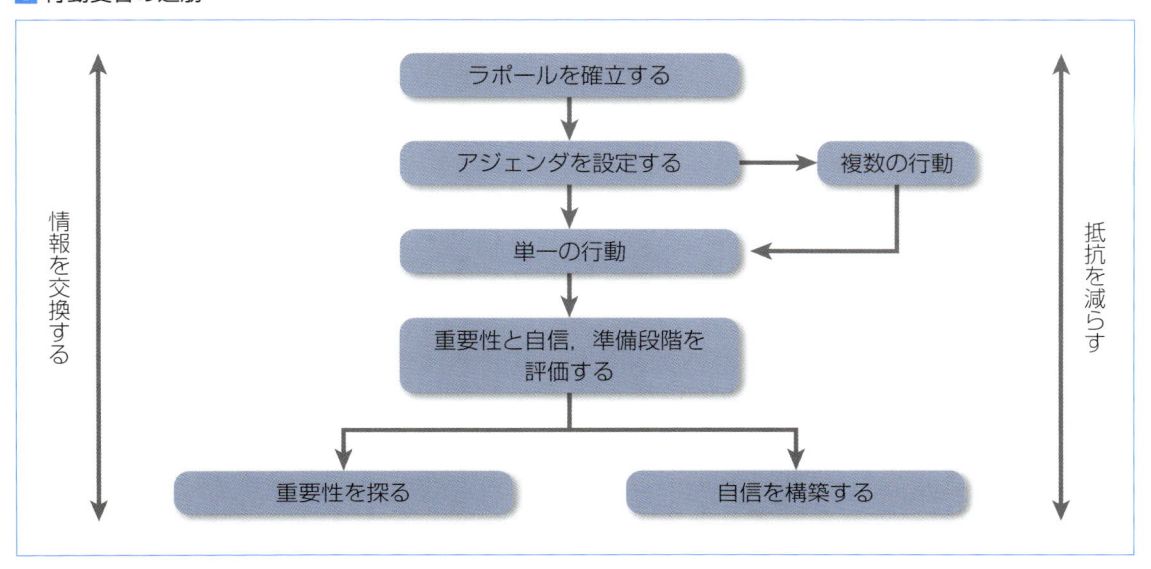

```
              ラポールを確立する
                   ↓
         アジェンダを設定する → 複数の行動
                   ↓              ↓
              単一の行動 ←─────────
                   ↓
         重要性と自信，準備段階を
              評価する
              ↓        ↓
       重要性を探る   自信を構築する
```

（左：情報を交換する　右：抵抗を減らす）

29

症例4　行動変容のアプローチ

> 相手の状況をよく考えずに，「○○しなさい」「○○しなければだめですよ．」などとお説教をしていないかな？　これでは受け入れられるものも受け入れられなくなってしまう．まずは相手をよく知ること．「よくある1日」を尋ねることで患者さんの生活状況や変えなければならない行動がみえてきますよ．

> よくある1日とは？

> 普段の1日の朝起きてから夜寝るまでを本人の言葉で話してもらうのよ．あくまでも，「患者さんのことを知りたい」という気持ちで．オープンクエスチョンを使って尋ねること．調査のような感じでは答えにくいからね．

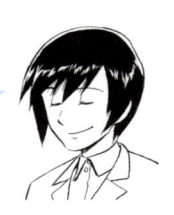

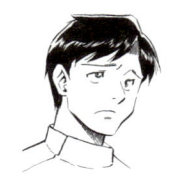

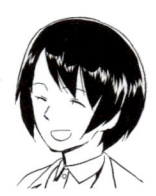

▶ 専攻医が聞いた患者のよくある1日

5時：起床．夫の弁当，家族全員の朝ご飯を作る
6時30分～7時30分：夫と娘を起こし，朝食を食べさせ送り出す
8時：母親と一緒に朝食を摂る（食後，コーヒーを飲みながら一服）
9時～12時：台所の片付け，洗濯，家の掃除
12時～14時：昼食を摂りながらテレビを観る（ここで甘いものを食べてしまう）
14時～15時：買い物，夕飯の準備
15時～17時：娘の習い事に付き添う（ピアノ，バレエ，塾）
18時：娘，母と一緒に夕食　食後また果物やデザートを食べる
20時：お風呂
21時：夫が帰宅，夕食を食べさせる（少しおかずをつまんでしまう）
22時：娘と就寝

※たばこについて：夫と娘の前では吸わないようにしている．2人を送り出した後，コーヒーを飲みながら一服するのが毎日の楽しみとのこと．

※運動は買い物と娘の送り迎えのときに歩くだけ．以前はジムに通っていたが，ここのところ肥満と喘息で息切れがひどく，やめてしまった．

※このほかにも，母親と週2回程度近所の喫茶店でケーキを食べること，ママ友とデザートビュッフェに月1回程度行くのが何よりも楽しみだという．

❷ アジェンダ設定をしよう

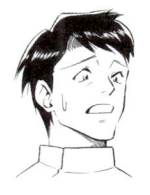

> 「よくある1日」を教えてもらって，患者さんの生活がよくみえるようになりました．喫煙，間食，運動不足…いろいろ変えなきゃいけない行動が満載ですね．さて，どこからはじめようかな．

> ちょっと待って．行動を変えるのは患者さん自身だから，本人がどの行動を問題と思っていて，どの行動を変えなきゃいけないと思っているかを尋ねるところからはじめましょう．
> 生活に重大な問題があって（例：家族の急病や子どもの受験など），自分の行動変容どころじゃない人もいます．そういう場合は無理をせず待つこともあるのよ．

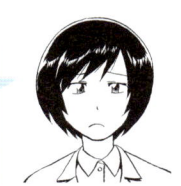

▶ **翌月の外来にて，専攻医と患者との会話**

専攻医：前回の外来で生活の状況を詳しく聞かせていただきました．僕としては喘息もあり，たばこのことが気になっているのですが，どうですか？

患　者：『たばこはもちろんやめなきゃいけないと思っています．ただ，自分としてはどんどん体重が増えていくのが心配で…30歳代の頃に買った服がほとんど着られなくなってしまいました．最近は体が重くて動くのが苦しいので，運動からもますます遠ざかっています．体重を減らしたい，という気持ちが強いです．たばこをやめることで太ってしまうのも心配なんです』

専攻医：まずは減量からはじめたいということですね．それでは，どうやって減量するのがいいと思いますか？

患　者：『食事が問題だと思います．周りからも食べ過ぎだと言われます．家にお菓子があるとつい食べてしまうんです』

専攻医：食事の内容はどうですか？

患　者：『3食の食事はコレステロールの高い母親もいますのでなるべく薄味，油物を控えるようにしています．野菜も多めに摂るようにしています．でも，結局間食しちゃうので同じなんです』

専攻医：一番の問題は間食が多いということですね（アジェンダの設定）．

❸ 重要性と自信，準備段階を評価しよう！

> その後，患者さんはどうなった？

> 減量については間食を減らすことに同意してもらって，管理栄養士と定期的に栄養相談を行ってもらって少しずつ上手くいっているみたいです．ただ，今日も喘息発作で救急外来を受診していたし，なんとか禁煙を決意させたいのですがどうしたらいいでしょうか？

> まずは禁煙に対する準備段階と重要性，自信を評価する必要があるわね．準備段階の評価は変化のステージモデル[2]を使って行うことができます（Ⅱ）．
> また，重要性，自信については 1 ～ 10 の数字で示してもらって，その理由を聞く方法がいいと思う．重要度・自信度モデル[3, 4]が参考になるわよ（Ⅲ）．準備段階の低い人は重要性が低い人が多いので，そこへアプローチしようか．重要性がわかっているけれど，実際の行動に踏み切れない人（関心期，準備期の人）は何が障壁になっているかを探って，自信をもってもらうことが重要ね．

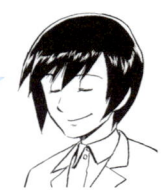

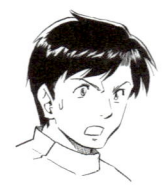

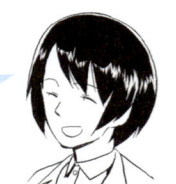

Ⅱ 変化のステージモデル

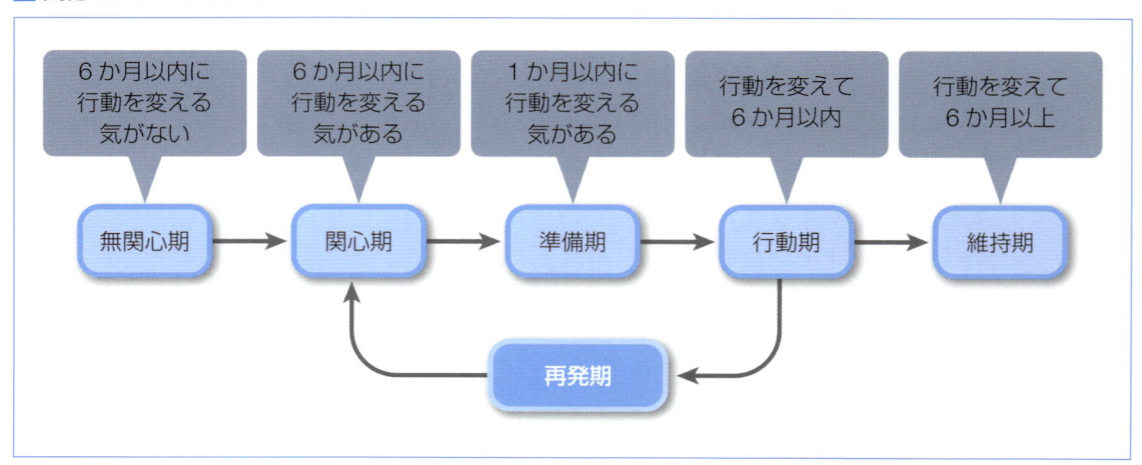

6か月以内に行動を変える気がない	6か月以内に行動を変える気がある	1か月以内に行動を変える気がある	行動を変えて6か月以内	行動を変えて6か月以上
無関心期 →	関心期 →	準備期 →	行動期 →	維持期

再発期

III 重要度・自信度モデル

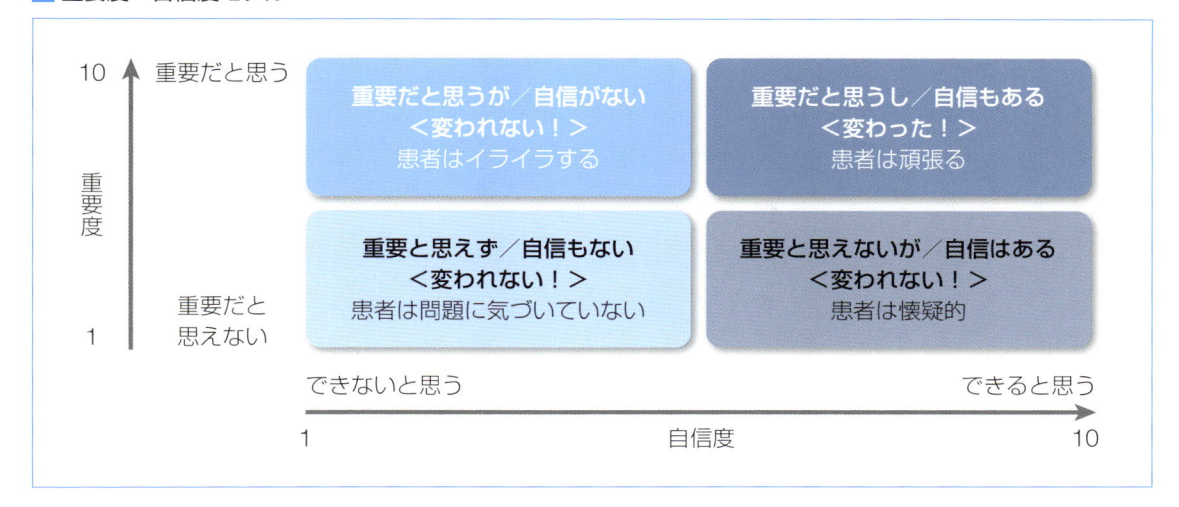

	できないと思う		できると思う
重要だと思う（10）	重要だと思うが／自信がない ＜変われない！＞ 患者はイライラする		重要だと思うし／自信もある ＜変わった！＞ 患者は頑張る
重要だと思えない（1）	重要と思えず／自信もない ＜変われない！＞ 患者は問題に気づいていない		重要と思えないが／自信はある ＜変われない！＞ 患者は懐疑的

縦軸：重要度　横軸：自信度（1〜10）

▶ **翌月の外来にて，専攻医と患者との会話**

専攻医：たばこのことについて，ちょっとお話ししたいのですがよろしいでしょうか？

患　者：『はい』

専攻医：禁煙することについては，どのように考えていらっしゃいますか？

患　者：『たばこを吸うことで，咳が出たり，喘息が悪化することは以前の先生から聞かされていました．やめなきゃとは思っているのですが．以前禁煙しようとしてたばこの本数を減らしたときに，イライラして甘いものばかり食べてしまって，急に体重が増えてしまったんです．で，結局元に戻ってしまいました．自分はなんて意志が弱いんだろうって嫌になって．最近はもう諦めモードです』

専攻医：たばこをやめることの重要性を数字で表すといくつですか？　1が「重要でない」，10が「非常に重要」だとすると？

患　者：『7くらいですかね』

専攻医：もしやめることを決心したら，うまくいく自信はどのくらいありますか？　1を「自信がない」，10を「非常に自信がある」とすると？

患　者：『全然自信ないなあ．1か2くらいですかね』

症例4　行動変容のアプローチ

④ 重要性を深め，自信を構築しよう！

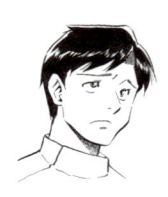

> 患者さんは「関心期」にいるみたいです．重要性はまあまあわかっているが，これまでの失敗体験もあって自信が全然ないみたいです．

> 自信を考えるときに自己効力感（self efficacy）という概念が重要なの．自己効力感とは「自分の行動に何らかの変容を起こすことができる能力に対する自信」のことよ．自己効力感には4つの源があるといわれているわ（ Ⅳ ）．また，行動のやり方がわかること，それを簡単と思えること（行動コントロール感）も自信につながるといわれてるね．この辺りにアプローチしてみようか．重要度を上げる方法も一緒に教えておくね（ Ⅴ ）．

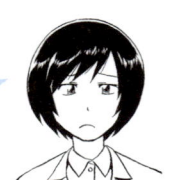

Ⅳ 自信を構築する方法

自己効力感（self efficacy）を高める
　自己の成功体験を積み重ねる（小さなことから一歩ずつ）
　他者の成功体験を聞く（例：禁煙マラソンなどの自助グループ）
　まわりから「あなたならできる」と言われること，一歩を踏み出したときに褒められること
　その行動によって自分の体や心に変化が起きること

行動コントロール感を高める
　具体的なやり方がわかる（例：インスリンの手技獲得）
　簡単にする技術や方法を学ぶ（例：禁煙補助薬）

Ⅴ 重要性を高める方法

重要度が高い人
　自分にとってなぜ重要かを問い直してもらう．変わりたいという気持を引きだす（チェンジトーク）

重要度が中等度の人（葛藤＝アンビバレンスの状態にいる）
　メリットとデメリットを天秤にかける手伝いをする

重要度が低い人※脅しにならないようにラポールを保って情報提供！
　危機感（＝罹患性＋重大性）をもってもらう
　　罹患性：このままの生活を続けると病気や合併症になる危険性が高いこと
　　重大性：病気や合併症になると結果が重大

重要度があまりに低い場合（＝無関心期）　時が来るのを待つのも一つの方法
　孫の誕生や自分の疾病を契機に準備段階が変わる人もいる

▶ 数か月後の外来にて，専攻医と患者との会話

専攻医：今日はまた，たばこの話をしたいのですがよろしいでしょうか？
患　者：『いいですよ』
専攻医：以前，たばこをやめることの重要度が7とおっしゃっていましたね．今でも変わりないですか？
患　者：『そうですね，さらに上がったかしら，9くらいになりました』
専攻医：その理由は何ですか？
患　者：『たばこで喘息が悪化するのはもちろんですが，じつは，最近婦人科で子宮筋腫が見つかって，かなり大きいので早めに切らなければいけないと言われたのです．でも，たばこを吸っていると手術のときに肺炎とか怖い病気を起こしやすいからやめなきゃだめだと怒られてしまって…．でも，やめる自信がないんです』
専攻医：そうですか（重要性が高まっているな，これはチャンスだ），それは大変でしたね．そういえば以前，たばこをやめたことがあると言っていましたね．そのときはどうでしたか？
患　者：『はい，じつは子どもの妊娠中は禁煙できていたんです．でも，子どもが産まれてしばらくしてからまた吸うようになってしまって…．喘息の入院中もやめられるんですけどね．夫にうるさく言われて3年前に自力でやめようとしたときはどうしようもなくイライラしてしまって，たばこの夢までみたんですよ』
専攻医：妊娠中や入院中はやめられたということは頑張ればやめられるということですよ（自己効力感を高める発言）．手術という目標があるから，今が禁煙のチャンスですね．禁煙にあたって心配なことはありますか？
患　者：『太ってしまうことと，イライラがとても心配』
専攻医：栄養士さんと相談して，食べ過ぎないようダイエットも併せてやっていけば大丈夫ですよ．イライラについてはニコチン切れの症状が疑われますから，禁煙治療を併せて行えばだいぶ楽にやめることができます．今はイライラを抑えるお薬があるんですよ（行動コントロール感を高める発言）．
いつからはじめますか？
患　者：『まだ1カートン残っているので，来月の予約日からでいいですか？』

⑤ 抵抗を減らそう！

― 患者さんの禁煙はうまくいった？

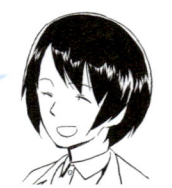

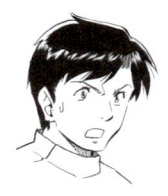

― 一昨日の時点ではチャンピックス®の内服をはじめて，2週間経ったんですが，まだ完全にはやめられないということなんです．吸ってはだめな時期なのに．

― 理由はなんだったのかな？

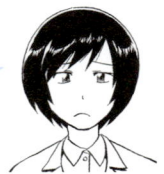

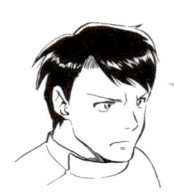

― ほとんどやめられそうだけど，一番おいしい朝食後の1本はどうしてもやめられないって言うんですよ．こちらもついイライラして，次までに0本にしなかったら治療を打ち切る，とまで言ってしまいました．

― 行動変容に「抵抗」はつきもの，ここが総合診療医の腕の見せ所だよ．短気を起こさないで．

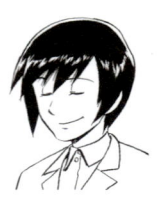

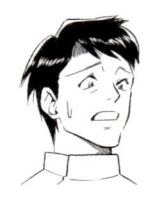

― どうすればいいんですか？

― 主導権は患者にあるということを常に忘れず，高圧的な態度をとらないこと．もう一度自信度や重要度を評価してごらん．何かヒントがみえてくるかもしれない．それでもだめだったら一歩下がって患者さんの視点に立つこと．こういうときこそ，徹底的に患者に寄り添ってみて（Ⅵ）．

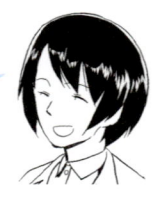

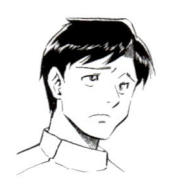

― はい…

> 抵抗は医療者がギアを入れ替え，患者さんの視点に立って，もっと患者さんの気持ちや態度を思いやることで，損なわれたラポールを修復しなければならないというサインだからね．行動変容は「デリケートなダンス」のようなものよ．足を踏まないように，柔軟に，注意深くね．

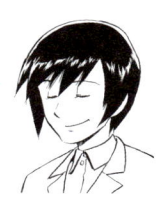

Ⅵ 抵抗を減らす方法

自主性，コントロールの主導権を患者に返す
　アジェンダ設定からはじめる
　話題にしたいことを患者に尋ねる

準備状態，重要性，自信を再評価する

一歩下がって患者の視点に立つ
　共感と繰り返しを用いた傾聴で，患者に寄り添う

▶2週間後の外来にて，専攻医と患者との会話

専攻医：前回は失礼なことを言ってすみませんでした．治療を「打ち切る」なんて言い方はちょっときつかったですね．その後，どうですか？

患　者：『（申し訳なさそうな表情で）それが…また，本数が増えて5本になってしまいました．チャンピックス®はまだ飲んでいますが，もう無理かしら』

専攻医：そんなことありませんよ．どうして本数が増えてしまったか教えていただけますか？

患　者：『はい．じつは，娘の中学受験のことで夫と言い争いになってしまって．娘も反抗期で言うことを聞かないし，ついイライラして吸ってしまったんです．一時感情的になって「離婚してやる！」とまで考えたのですが，今は少し落ち着いて，ちゃんと夫と話し合わなきゃなと考えているところです』

専攻医：（子どもが思春期の夫婦って，ライフサイクル上大変な時期なんだよな…）そうでしたか．ご主人とけんかをして，イライラして，ついたばこを吸ってしまったんですね．大変でしたね．無理もないことです．

患　者：『（ほっとした表情で）先生のご期待に添えず申し訳ありません』

専攻医：それはそうと，禁煙治療はどうしましょうか．一旦休止してもう少しご家庭のほうが落ちついてから再出発にしますか．

患　者：『いいえ，先生にこんなに期待してもらってやめるわけにいきません．もう少し待ってください，次には0本にできるよう頑張ります』

専攻医：そうですか．きっとできますよ．次回の予約をとりますね．

復習のポイント

- **Q1** 変化のステージモデルにはどのような段階がありますか？
- **Q2** 行動変容において自信度が低い患者さんへのアプローチにはどのようなものがあります か？
- **Q3** 行動変容の重要性に気付いていない患者さんにはどのようにアプローチしますか？
- **Q4** 患者さんの抵抗に会ったとき何を考えますか？

行動変容の症例を見つけるコツ

　生活習慣病における食事や運動，服薬コンプライアンス，喫煙などテーマは豊富にあり，どの患者でもよいが，うまくいった症例だけでなく，失敗しても抵抗にあってもラポールを維持して医師患者関係が続いているような人こそポートフォリオに向いているかもしれない．

●文献

[1] ステファン・ロルニックほか．地域医療振興協会公衆衛生委員会PMPC研究グループ監訳．健康のための行動変容．東京：法研；1999.
　　さまざまな行動変容の技法を現場に適応しやすいようにアレンジした内容．具体的な事例もたくさん記載されており，参考になる．米国では第2版が出版されているが本原稿では第1版（日本語版）を引用した．
　　おススメ！　難易度★★☆

[2] 松本千明．医療・保健スタッフのための健康行動理論の基礎—生活習慣病を中心に．東京：医歯薬出版；2002.
　　さまざまな技法を図を用いて分かりやすく解説．行動変容の入門書とも言える1冊．
　　「医療・保健スタッフのための健康行動理論　実践編」もあわせて読むと理解が深まる．
　　おススメ！　難易度★☆☆

[3] 松下明．行動変容．日本プライマリ・ケア連合学会編．日本プライマリ・ケア連合学会　基本研修ハンドブック．東京：南山堂；2012.
　　おススメ！　難易度★☆☆

[4] 研修医イマイチ先生の成長日誌　行動科学で学ぶメディカルインタビュー．医学書院．
　　http://www.igaku-shoin.co.jp/paperDetail.do?id=PA02874_07
　　総合医が日常でどのように行動変容に取り組めばよいか，イマイチ先生の成長とともに手にとるようにわかります．インターネットで読める．
　　おススメ！　難易度★☆☆

MEMO

症例 5 ▶ 地域での疾病予防とヘルスプロモーション

地域を診るってどういうこと？

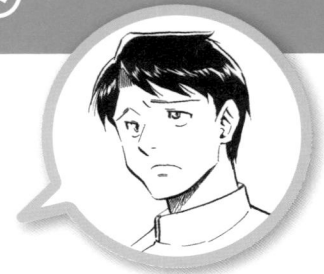

筑波大学附属病院 総合診療科　春田淳志

事例

専攻医2年目の29歳男性．専攻医1年目は総合内科病棟で9か月研修を行い，病棟をはじめ外来や救急診療で忙しく，その後の3か月は小児科で研修した．専攻医2年目となり東京の下町の診療所に研修にきた．最初の2か月は外来や訪問診療などにも慣れることで精一杯だったが，ようやく診療所の患者やスタッフからも「先生，最近頑張っているね」と声がかかるようになった．
2か月終了後の診療所スタッフとの振り返りのなかで，専攻医から「地域を診るってどういうことですか？」と質問が出た．

専攻医　診療所研修に来て3か月になりますが，これまで病院で研修してきたので「地域を診る」といっても何を診ればよいのかわからず，診療所に行けばわかると思っていたのですが，2か月たった今もピンと来ていないのが正直なところで，ポートフォリオを書くのに困っています．どうしたらよいでしょうか？

看護師長　先生は外来や訪問診療の患者さんの病気はよく診てくれるし，思いも聞いてくれるし，私たちにもよく質問して話を聞いてくれるのですごく安心しています．ただ気になっているのが，訪問診療の移動中とかずっとスマホをみていたり，カルテを書いたりしていますよね．それだとこの地域のことがわからないんじゃないかって心配していました．

事務長　先生，そんなの長くいればわかりますよ．私も20年この診療所にいますからね，それが地域を診るってことですよね．先生も10年いたらわかりますよ．

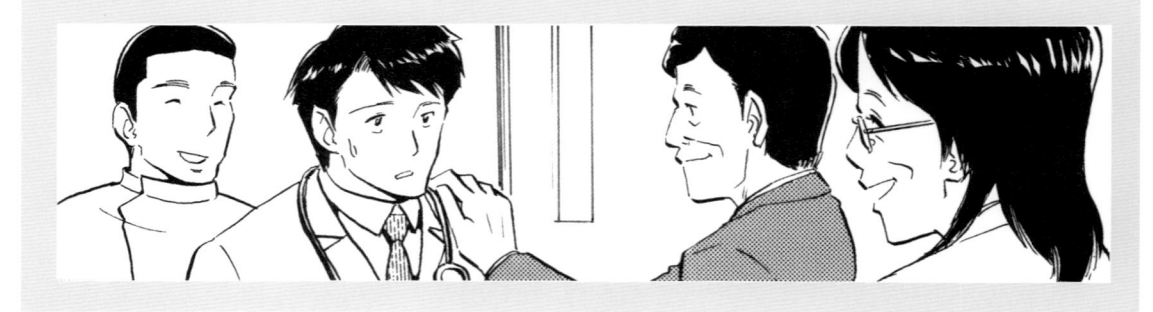

▶ 指導医の先生，こんな事例にはどのように対処したらよいですか？

攻略法

A₁ 広角レンズをもつ鳥の眼と，時間軸の視点をもつ魚の眼で地域を俯瞰する
A₂ 地域の関係者を巻き込み，一緒に計画し，参加する

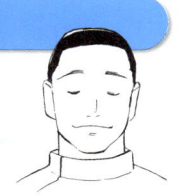

指導医からのアドバイス

❶ 広角レンズをもつ鳥の眼をもって地域を俯瞰しよう！

　鳥の眼というのは，広角レンズで地域を俯瞰する例えである．地域看護や公衆衛生の分野では地域診断という言葉が使われる[1]．

地域診断：対象となる地域のきめ細かい観察や既存の保健衛生統計を通して，地域ごとの問題や特徴を把握することであり，その視点としていくつかのガイドラインやコミュニティ・アセスメントの輪（ **I** ）などが紹介されている[1-3]．

> 普段の外来や訪問診療，スタッフや地域住民との対話のなかでも個別の要因のみに目を奪われないで，上空から俯瞰する鳥になったような気分で，たとえばコミュニティ・アセスメントの輪というフィルターを通して社会の仕組み，経済状況，環境要因などを踏まえた視点で個人や集団の健康状態の差をみてみると「あっ！」と気づくことがあるかもしれないよ．

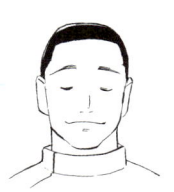

症例5 地域での疾病予防とヘルスプロモーション

I コミュニティ・アセスメントの輪

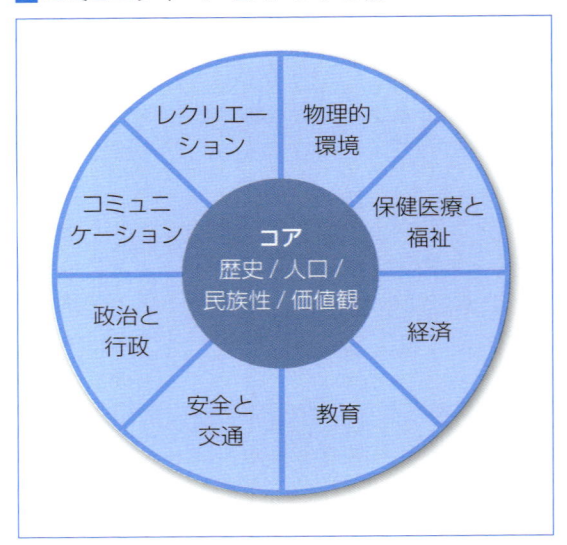

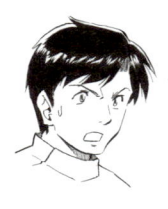

（図：中心に「コア 歴史／人口／民族性／価値観」、周囲に「物理的環境」「保健医療と福祉」「経済」「教育」「安全と交通」「政治と行政」「コミュニケーション」「レクリエーション」）

> なかなかこういう視点でみてこなかったのですが，普段の診療のなかで意識できることはありますか？

> 看護師長が言っていたように，訪問診療などの移動中はwindow surveyにはもってこいの時間になると思うよ．昼間の人や車の動き（どんな人が歩いている？ どこに向かって歩いている？ など），建物・主幹道路・住宅（集合住宅か一戸建てかなど）の位置関係などにより人が集まる場所や意味について理解が深まることがあるはずだ．

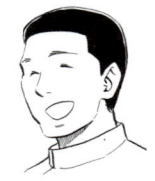

window survey：車の中から地域を視診する方法．視診するうえでは，家屋と街並み，広場や空き地の様子，境界，集う人々と場所，交通事情と交通機関，社会サービス機関，医療施設，店・露店，街を歩く人々と動物，地区の活気と住民自治，地域性と郷土色，信仰と宗教（寺や神社など），人々の健康状況を表すもの，政治に関するもの，メディアと出版物という地区視診のガイドラインがある．

（金川克子，田高悦子編．地域看護診断 第2版．東京：東京大学出版会；2011．）

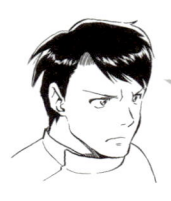

> ほかにどんな視点が必要ですか？

❷ 時間軸の視点をもつ魚の眼で今までの歴史とこれからの地域を俯瞰しよう！

　魚の眼というのは，「今ここにある水」を「流れる川の一部」としてみる時間軸を意識した例えである．つまり，歴史を知りこれからの未来を予測することであり，疫学的なデータから人口動態や産業構造の変化をみることもできるし，key informant からこれまでの歴史を知ることができる．

---

key informant：対象となる地域をよく知っている人．地域の健康状態に焦点を当てるならば保健師や地域包括支援センターのスタッフ，診療所を引退した看護師長や自治会長などが当てはまる．

（金川克子．田高悦子編．地域看護診断 第2版．東京：東京大学出版会；2011.）

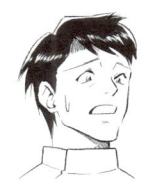

なんだか雲をつかむような話ですね．具体的にどのように地域を診たらよいのでしょうか？

具体的に疫学的データは市町村，保健所管轄地域，二次医療圏，都道府県の省庁からその地域のたくさんの情報を得ることができるよ．たとえば君が今研修している東京の○×区では健康増進計画というのがあるんだけど知っているかな？　そこに「…特に介護保険の要介護認定者数や透析療法患者数の増加が顕著で，全国や東京都全体に比べて○×区は早世の割合が高く，これらを改善することが喫緊の課題となっています」と書かれていたらどうだろう．病院や診療所の勤務だけではわからない，地域全体の問題を具体的に知ることができるよね[4]．

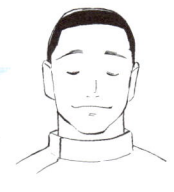

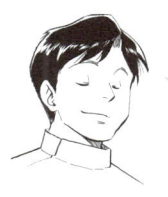

たしかに診察していても前の病院よりも虚弱高齢者が多い印象がありますね．そういえば，禁煙チャレンジといって，区の助成で禁煙外来ができる取り組みもありますよね[5]．

そうだね．それぞれの地域の特性を活かした健康計画案が出されていることが多くて，そのほとんどはインターネットでみることができるよ．それ以外にも key informant からの情報収集も重要だね．ある診療所では，定年を迎えた看護師長や訪問診療のボランティアの運転手さんが地域住民の問題を非公式に拾いあげているので，潜在的に問題を抱えている人を早めに診療所に連れて来たりすることもあったし，ケアマネジャー対象の学習会ではケアマネジャー同士のつながりが十分でないことがわかったり，そこから地域の状況を垣間見ることもできるしね．こうした公的な情報と複数の key informant からの主観的情報を集めて，その地域を鳥と魚の眼で俯瞰することが重要だよね．

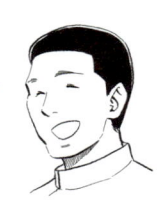

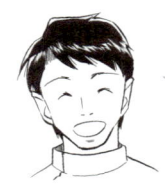

ちょっとわかってきたような気がします．まとめると地域を診るためには，

① 地域の疫学的な情報，地域の歴史やここ数年の地域の健康計画などをみる
② 地域診断という広角レンズを使った鳥の眼で普段から地域を俯瞰する
③ key informant を見つけ，話を聞き，広角レンズと時間軸の視点で地域を俯瞰する

まずはこれらの情報から地域のイメージを膨らませておくことが重要なんですね．
これで地域を診る方法は少しわかってきました．ただし，地域のヘルスプロモーションとか言われるとどうしたらよいか，わからないんですが…．

地域を診るということが具体的にイメージできたところで，基本となる2つのアプローチ，ハイリスクストラテジーとポピュレーションストラテジーも知っておこうか．

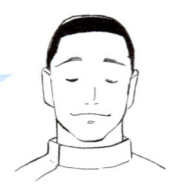

ハイリスクストラテジー：病院や診療所の外来で疾病を発症しやすい高いリスクをもった患者個人を対象に絞り，発症を予防するような介入．
ポピュレーションストラテジー：鳥や魚の眼をもって俯瞰してきた集団全体のリスクを減らす方向にシフトさせるような介入．
　II をみると前者は高いリスクの人の疾患頻度を下げ，後者は山を左にシフトさせるという意味でアプローチの仕方が違う．

地域を診るってどういうこと？

2 ハイリスクストラテジーとポピュレーションストラテジー

ポピュレーションストラテジー
集団のリスクをシフトさせる

ハイリスクストラテジー
高いリスクの人の頻度を下げる

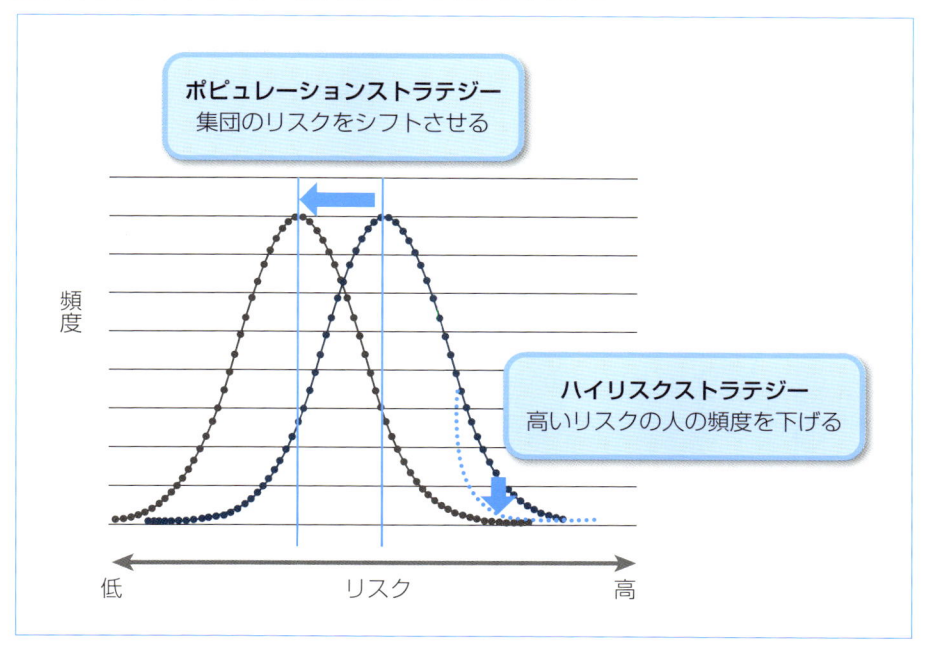

頻度

低 ← リスク → 高

> 特に生活習慣は，その人の周囲の行動やこれまでの価値観による影響があるので，特に脳血管疾患の標準化死亡比が高い区では地域住民対象に塩分に対する意識付けを行うことが重要かもしれないね[4]．

> この地域に関連するデータを示してくれたことで地域という掴みどころのない言葉が具体的になってきました．でも，私一人がどんなふうに地域での活動をすすめていけばいいんでしょうか？

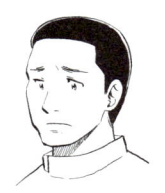

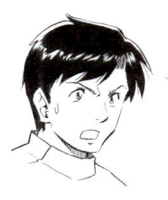

45

症例5 地域での疾病予防とヘルスプロモーション

❸ 地域の関係者を巻き込み，一緒に参加する

Ⅲ COPCプロセス

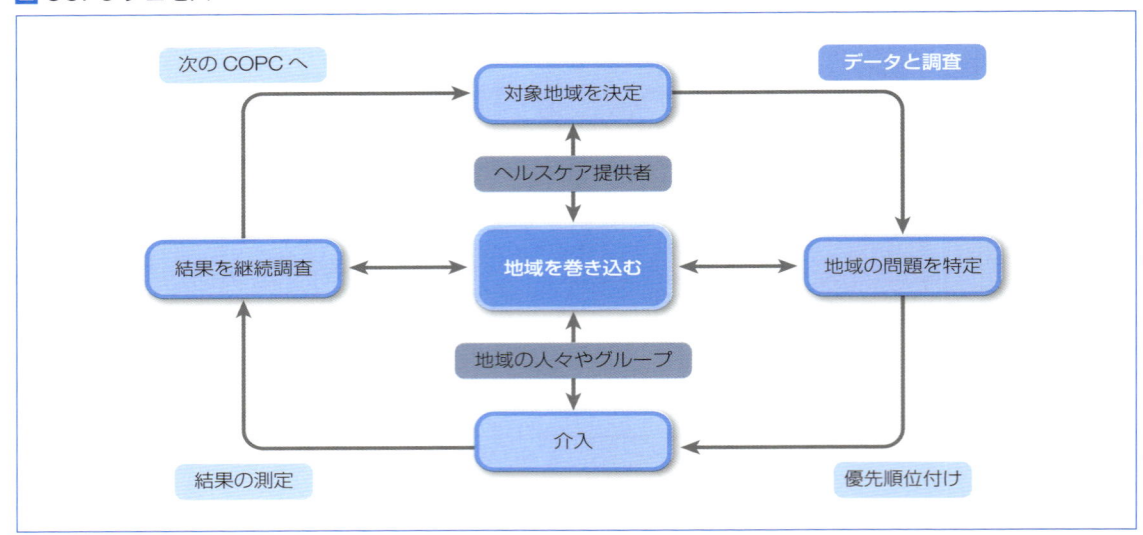

```
次のCOPCへ → 対象地域を決定 ← データと調査
         ↑
      ヘルスケア提供者
         ↕
結果を継続調査 ↔ 地域を巻き込む ↔ 地域の問題を特定
         ↕
      地域の人々やグループ
         ↕
結果の測定    介入    優先順位付け
```

（参考：Art B, et al. Towards unity for health utilising community-oriented primary care in education and practice. Educ Heal. 2007 ; 1-10.）

（参考：Longlett SK, et al. Community-Oriented Primary Care : Critical Assessment and Implications for Resident Education. J Am Board Fam Med. 2001 ; 14（2）.）

> Ⅲはcommunity oriented primary care（COPC）のプロセスを一部改変した図だ．重要なのは地域（の関係者）を巻き込むということで，病院や診療所のスタッフ以外にも，行政で働く保健師や健康福祉課の担当者，地域包括支援センターの社会福祉士やケアマネジャー，地域の自治会長，幼稚園 / 保育所の保育士などを巻き込みながら，地域診断を行い，地域の問題を特定し，優先順位をつけて介入し，さらには結果を継続調査していき，次の計画につなげるというのがCOPCのサイクルになる．質改善のプロセス（PDCAサイクル）と似ているところがあるね．

> なるほど～．1人ではなくていろんな人を巻き込むことが重要なんですね．といっても，どうやって地域の関係者を集めるかがピンとこないんですけどどうしたらいいですか？

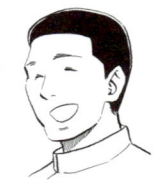

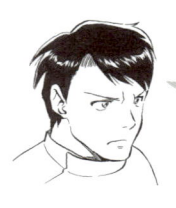

はじめから大きな規模でやろうとすると難しいと思うよ．なので，最初は小さなコミュニティを対象にするということが重要だね．スタートは身近なメンバーを集めて小さい規模にするといいよ．

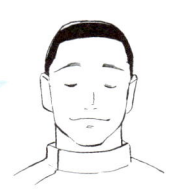

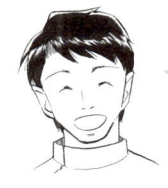

わかりました．まずは一緒にやってくれそうなスタッフを集めます．そしてこの地域について公的情報や診療所に長年勤めているスタッフから情報を集めて，診療所周辺の地域について，先ほど示してくれたフォーマットで鳥と魚の眼でまとめてみようと思います．ちなみに，今までは地域という言葉を使っていたのに，コミュニティと言い換えたのは何か意味がありますか？

さすが，魚の眼で流れを読んでいるね！
地域という言葉を使ったのは意図的に地縁型コミュニティというニュアンスで使ったんだ．東京のような都市部では地理的な意味でのコミュニティだけでなく，「沿線が便利だから」「実家が近いから」という理由で実際の住所と仕事や趣味といった目的に合わせて過ごす場所との距離がある人も多いので，同じような目的意識をもった人たちが集まれる居場所を積極的に作るような目的型コミュニティという発想も必要だよね．その両方の意味を含めるようにコミュニティという言葉を使ったんだ．ちなみに今度依頼されているケアマネジャー対象の学習会で，主催者と一緒にケアマネジャーの目的型コミュニティをどう作るかの計画を一緒に立ててみても面白いかもしれないよ[8, 9]．

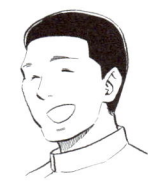

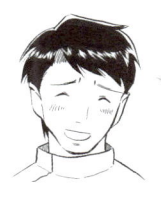

なるほど．目的型コミュニティという視点もあるんですね．地域というと地理的な地縁型コミュニティばかりを考えていました．たしかに自分もこの地域で働いていますが，住んでいるのはまた別のところですもんね．その視点でみるとケアマネジャーだけでなく，園医になっている保育所とか訪問診療している施設とか，そこを一つのコミュニティと捉えてニーズ調査をして，多くの人を巻き込んでいくと目的型コミュニティが発展するかもしれないですよね．ワクワクしますね！あと4か月診療所研修があるので頑張ってみようと思います．先生からも援護射撃よろしくお願いします．

> ほかには脳卒中の予防，育児相談，禁煙の情報を「健康テーマパーク」として気軽に情報を提供している診療所もあるよ[10]．診療所からの気軽な健康情報が口コミを通して広がり，地域の行動変容に結びつくかもしれないし，そこでできたネットワークが新たな地縁型コミュニティを生むかもしれないね．

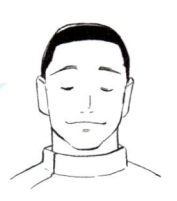

事例の経過

A₁：地域を鳥と魚の眼で俯瞰する

　この専攻医は，診療所スタッフや地域のボランティアを集めて photo voice という写真と撮影者の「声」（言葉）によって，撮影者を取り巻く状況や心情，地域社会や社会全体の課題を発信する手法を使って，地域診断を行った（**IV**）．これまで地域といってもあまりピンと来ていなかったことが，地域診断という形で地域を具体的にイメージでき，愛着を感じることができたようだった．また，交通の便が悪く高齢者にとっては通院が難しくなる地区が明らかになり，無料バスの巡回などが提案された．

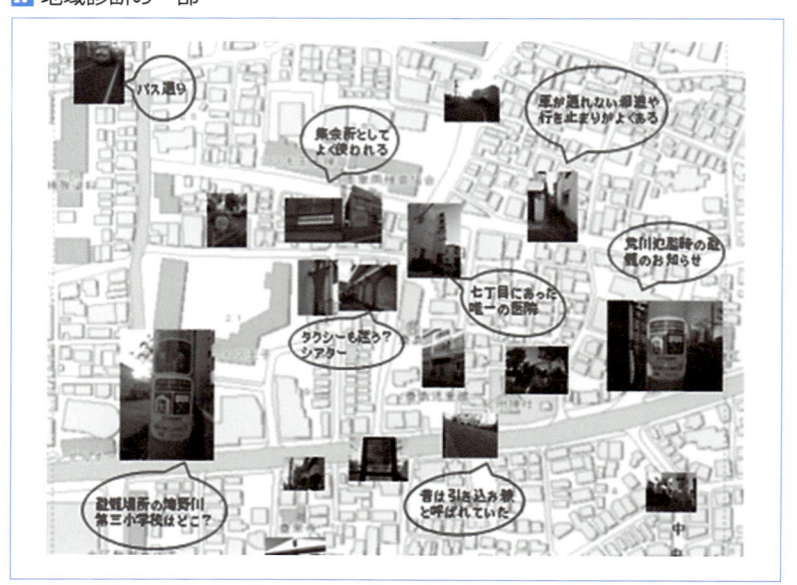

IV 地域診断の一部

A₂：地域の関係者を巻き込み，一緒に計画し，参加する

　ケアマネジャーの学習会のニーズを参加者にアンケートで調査したところ，認知症の周辺症状についてのニーズが多かった．しかし主催者と話すなかで，ケアマネジャー間のネットワークが少ないことがわかった．そこで1回目の学習会の後半に地域の問題についてケアマネジャー間で意見交換を実施したところ，それが予想外に好評だった．その後，診療所にはケアマネジャーを通じた患者の紹介が増え，学習会主催者からも意見交換ができるような場を定期的に設定することで，ケアマネ学習会の参加者が増えてきたことを人づてに聞いた．

復習のポイント

Q1　地域を診る方法はどのようなものがありますか？
Q2　COPCの介入プロセスをあなたの地域で実践するとき，地縁型コミュニティと目的型コミュニティをそれぞれどのように創造する方法が具体的に考えられますか？

地域での疾病予防とヘルスプロモーションのポートフォリオを書くコツ

　診療所や病院で何気なく外来や訪問診療をしているだけだとこの領域のポートフォリオを書くのは難しいかもしれない．また頼まれた学習会をそのまま1人でやるだけでは，コミュニティという視点が抜け落ちる可能性がある．なので，広角レンズをもった鳥の眼と時間軸の視点をもった魚の眼で地域を診て，地域診断や継続可能なコミュニティ作りが鍵になる．そういった例をぜひポートフォリオにしてほしい．

症例5 地域での疾病予防とヘルスプロモーション

● 文献

[1] 水嶋春朔．地域診断のすすめ方―根拠に基づく生活習慣病対策と評価 第2版．東京：医学書院；2006．
政策的な観点で地域診断の概要が記載されている．
おススメ！ 難易度★★☆

[2] 金川克子，田高悦子編．地域看護診断 第2版．東京：東京大学出版会；2011．
地域看護診断の概要が記載されている．
おススメ！ 難易度★☆☆

[3] Anderson ET. Study guide for Community as Partner: Theory and Practice in Nursing by Anderson, Elizabeth T. Cram101；2012.
おススメ！ 難易度★★★

[4] 健康づくり　荒川区公式ホームページ
http://www.city.arakawa.tokyo.jp/kurashi/kenko/

[5] 禁煙チャレンジャー募集中　荒川区公式ホームページ http://www.city.arakawa.tokyo.jp/kurashi/kenko/shien/kinen.html

[6] Art B, et al. Towards unity for health utilising community-oriented primary care in education and practice. Educ Heal. 2007；1-10.
おススメ！ 難易度★★★

[7] Longlett SK, et al. Community-Oriented Primary Care: Critical Assessment and Implications for Resident Education. J Am Board Fam Med. 2001；14(2).
おススメ！ 難易度★★★

[8] 苅谷剛彦．「地元」の文化力：地域の未来のつくりかた．東京：河出書房新社；2014．
地元の文化から，地域を幅広く見る視点が具体的事例の中で読み取れるので読み物として面白い．
おススメ！ 難易度★☆☆

[9] 山崎亮．コミュニティデザインの時代－自分たちで「まち」をつくる．東京：中央公論新社；2012．
特にテーマ（本書では目的と表現）型コミュニティについて具体的に書かれており参考になる．
おススメ！ 難易度★☆☆

[10] 藤沼康樹．診療所を「健康情報発信基地」にする．JIM. 2006；16(12).
おススメ！ 難易度★☆☆

MEMO

症例 6-1 ▶ 診療に関する一般的な能力と患者とのコミュニケーション／コミュニケーション

患者さんの家族がクレーマーで困っています

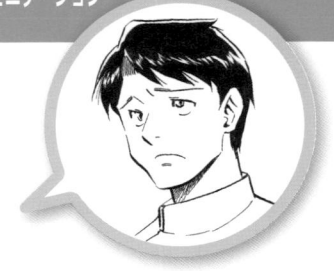

ホームケアクリニック銀座　細田俊樹

事例

患者87歳女性．高血圧，認知症．介護者は患者の次男57歳．自宅に二人暮らし．介護者の兄弟は3人いて，長男は医師，長女が隣の県に嫁入りしている．前の担当の専攻医に代わり，担当医としてかかわることになる．初回訪問では，「数か月おきに担当医が変わるんじゃ，こっちは迷惑だ！　薬が多くて飲ませるのが大変だからすぐに減らしてくれ！」と介護者は声を荒らげている．診察を担当することになった専攻医が指導医に困った顔で相談に来た．

内服薬としては，下記を内服している．

　アリセプト®5mg　夕食後
　ベンザリン®5mg　0.5錠／1×　就寝時
　ウリトス®0.1mg　1錠／1×　夕食後
　メバロチン®10mg　1錠／1×　夕食後
　アーチスト®2.5mg　1錠／1×　朝食後
　ザイロリック®100mg　0.5錠／1×　朝食後
　アムロジン®5mg　2錠／1×　朝食後
　フルイトラン®2mg　1錠／1×　朝食後
　ムコソルバン®15mg　3錠／3×　毎食後

専攻医　先生，乱暴な言葉遣いで以前担当していた研修医もかなり困っていたようです．ちょっとしたミスがあったらひどく怒られそうで，当たり障りのない会話，最低限の検査で対応していこうと思っています．

指導医　（介護者さんの言葉遣いや態度で閉口する研修医は多い．どのように対応していくか少し議論が必要だな）

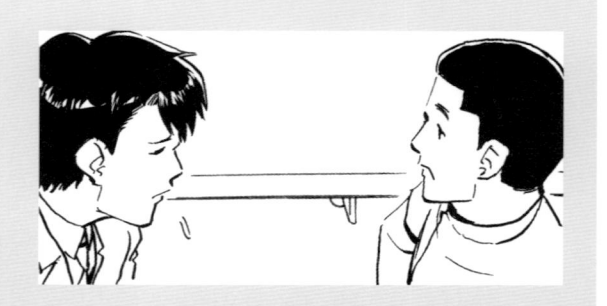

患者さんの家族がクレーマーで困っています

▶ 指導医の先生，こんな事例にはどのように対処したらよいですか？

攻略法

A₁ 医師として関与している自分自身の感情，行動を観察する
A₂ 患者中心の医療の方法を使って，病い（illness），コンテクスト（背景）を丁寧に探っていく

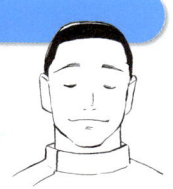

A₁ の場合

医師として関与している自分自身の感情，行動を観察する

> 以前，君と同じように患者さんやその家族に対して，少し距離を置こうとした専攻医がいたな…

> え？？　自分は別に距離を置こうとはしていませんよ．ただ，明らかにクレーマーなので，深いかかわりはできるだけ避けたほうが無難だと思っているだけです．
> 初回の訪問なのに，あんなに怒鳴るなんて，クレーマーとしか思えなかったのです．

> もしよければ，ほかにクレーマーだと感じた理由を教えて．

> それは〜…声が大きいし，なんとなく威圧感があったので．

> たしかにあの介護者さんは，声も大きいし，決して丁寧な話し方とは言えないから，威圧感があってもおかしくはないね．

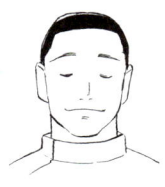

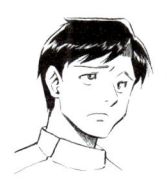

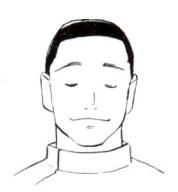

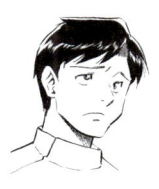

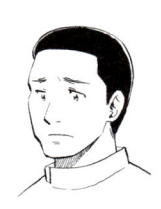

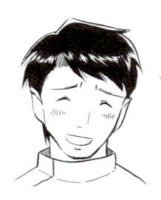

そうですよね！　理解してもらえてなんだかホッとします．でも，先生と話していて気づいたのですが，まだじっくりと腰を据えて介護者さんと患者さんからお話を聞いたわけではないのだから，介護者さんをクレーマーだと決めつけるのは早かったかもしれません．

それはとてもいい気づきだ．最初はクレーマーだと決めつけていた．でも，必ずしもそうではないかもしれないと自分を俯瞰している．これは大切なことなんだ．「この患者さん，嫌だなあ，診察したくないなあ」というネガティブな感情が出てきたときは要注意．また不必要に診察時間が長い，患者さんの話をすぐに自分の都合で解釈してしまう，こういったときほど，自分を俯瞰することが大切だよ．

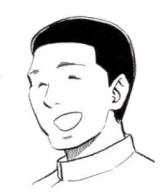

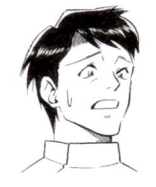

ネガティブな感情ですか…じつは，患者さんに対してそういう感情をもつことは少なくないような気がしています．やたら特定の患者さんの診察に時間をかけてしまい，看護師に怒られることもありますし…

もちろん医師も人間だから，患者さんの話を聞きながら，さまざまな感情を抱く．それは決して悪いことではないし，むしろ自然かもしれない．ただ，それに気づかないで距離を置き過ぎたり，思いを入れ込みすぎたりすることで，適切な診断や介入，治療を妨げることがあるので注意が必要だよ．

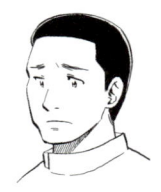

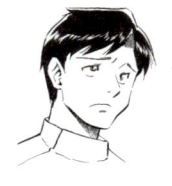

患者さんとのかかわりのなかで湧き出る感情は仕方ないけれど，それに気づかないで医師患者関係が悪化したり，適切なマネジメントができなくなるのはまずいですね…

そう．医師がそうした自身の感情に気づくことを，自己認識，自己洞察と呼んだりする．自己認識ができれば，ネガティブな感情が仮に湧いてきたとしても，それに気づき，患者さんと信頼関係が悪化するようなかかわりを軌道修正することができるんだ．

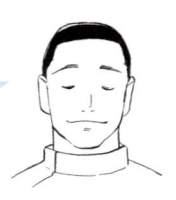

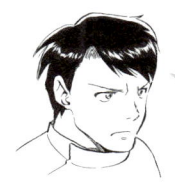

なるほど，自己認識ですね．自分の状態，感情を認めてあげることですね．

専攻医の振り返りでは，significant event analysis（SEA）のように，患者さんに対して湧き出た感情を指導医や同僚と共有できる場を設けたほうがよいとなっているけど，以前の研修現場ではそうした土壌はなかったと思う．もちろん，出してもよかったとは思うけど，優れた専攻医は弱音を吐いてはいけないと思い込んでいたからね．

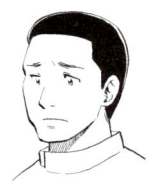

> **significant event analysis（SEA）**：発表者が重大だと感じた事例に対して，グループメンバーに感情的な側面を含めた形で報告し，ともに詳細かつ系統的に省察するセッション．

（大西弘高ほか．Significant Event Analysis—医師のプロフェッショナリズム教育の一手法．家庭医療 2008：14（1）：4-13．）

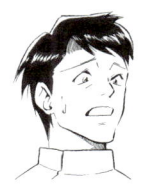

なるほど，弱音を吐いてはいけない…ですか？　たしかにそういった自分をみんなと共有するのはエネルギーのいることだと思います．自分もそうした部分はできるだけ他人にみせたくないと思います．

今でこそ，こうして淡々と振り返ることができるけど，私も研修医時代，患者さんの介護者に対してイライラしたり，嫌悪感すら抱いたことがあったんだ．そうした態度が伝わり，訪問看護師を通して指導医に苦情が届いていたほどだったよ．大変不愉快な思いをさせてしまった．
「〇〇さんは，頑固だ！　あちらのほうが悪い．」と介護者との関係悪化をあちらの責任にしようとする自分がいたね．

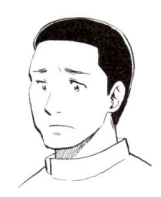

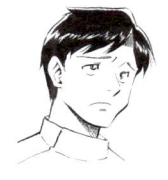

信じられないですね．想像がつきません．

今思うと私も信じられないよ．でもこうして笑って語れるくらいになれたのは，そういう自分を受け入れられるようになったということかもね．

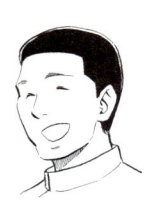

自己認識, 自己洞察とは？：専攻医は, はじめての訪問診察で患者の介護者からのメッセージに対して不快感をもち, 必要以上の距離を置こうとしていることがわかる. ある意味で防御反応と捉えることもできるが, 患者に対して「嫌だな, 不快だな, 一緒にいたくない」といったネガティブな感情に気づかないでかかわりを続けることは, 良好な医師患者関係の構築を妨げ, ひいては患者に対する適切なマネジメントの遂行を邪魔するものになるので注意が必要となる. たとえば, 非常にたばこ臭い患者宅の訪問は極めて短時間に訪問を終えようとする場合, 患者の言動に批判的な態度で接するなどもこれに該当する. 患者に対して不快感, 嫌悪感を抱くことは悪いことではなく, 一人の人間として, むしろ自然な反応だが, 医師自身が気づくことで, 患者への言動, 態度を修正することができる. こういった気づきは自己認識あるいは自己洞察と呼ばれる.

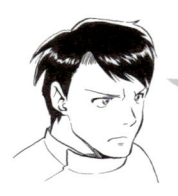

> 先生はどのようにして, そういう自分の感情に気づき, 患者さんへのかかわりを意識してこられたのでしょうか？

> 正直, これをすればすぐに自己認識ができるようになるという方法はないよ. でも, いくつかの方法を研修の振り返りや日々の診療に取り入れていくことは効果があると思う. 私が効果的だと思う方法はいくつかあるけど, 先ほど話したSEAという方法もそのうちの一つだね. ほかにもマインドフルネス認知行動療法は今でも日常のなかで利用しているし, 同僚や上司からの定期的なスーパーバイズや, 日々の診療の記録と定期的な自己の振り返りもある.

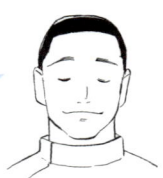

1 自己認識を深めるための方法

- SEA：重要な意味をもつ事例の振り返り手法
- マインドフルネス認知行動療法：定期的な自己の振り返り
- 同僚や上司からのスーパーバイズ
- 日々の診療の記録と定期的な自己の振り返り

> 私自身がまずやったのがSEAだね. SEAは, 次のような流れで, 発表者が重大だと感じた事例に対して, グループメンバーに感情的な側面を含めた形で報告し, ともに詳細かつ系統的に省察することで, 今後の改善につなげていくための手法だ.

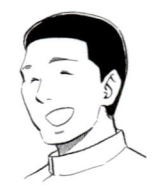

▶ SEA
① 重大事象（significant event）の記述
② 最初に考えたこと，その時の感情
③ うまくいったこと
④ うまくいかなかったこと
⑤ こうしたらよかったと思うこと
⑥ 次のアクションプラン，学びの計画

（大西弘高ほか．Significant Event Analysis―医師のプロフェッショナリズム教育の一手法．家庭医療 2008：14（1）：4-13．）

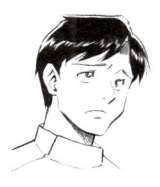

重大な事例とはなんのことですか？　医療事故のような大きな問題にあたるのでしょうか？

ここでいう重大事象とは，医療事故のような大きなイベントに限定したものではないよ．たとえば，私は専攻医のとき「もうあの介護者さん・患者さんとは話したくない」「診察時間を最小限にしたい」と思っていて，そしてそんな自分をどこかでダメな医師だと感じていた．しかしながら，そういった状態で患者さんとかかわることは良好な医師患者構築の妨げになるし，適切なマネジメントにつながらなくなる恐れがあるよね．だから，こういったこともSEAの対象事例になるんだ．

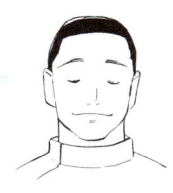

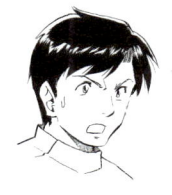

なるほど．日常診療で自分が感じた違和感なども含まれるのですね．先生，SEAをやっていくために特に注意したほうがいいことはありますか？

とてもいい質問だ．そもそも，SEAの目的は，今後の改善につなげること．発表者を批判することが目的ではないんだ．たとえば，患者さんに対して嫌悪感を抱いたということを皆で批判した場合，発表者は傷つく．以降は，自身の感情を表出しなくなる恐れがあるよね．だから発表者の感情を認め，乗り越えた点を労い，質問も「なぜそう感じたのか？」など本人の内省を促すような配慮をするといいよ．具体的には，発表前に「聞き役の人たちは，いきなり批判をするのはやめてください．辛い感情に共感を示し，うまくできていたところは支持的にコメントすることで，盛り立てていきましょう」[2]と一言伝えてからはじめるのがいいだろうね．

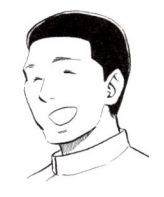

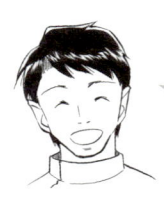

たしかに，患者さんに対するネガティブな感情などを発表しても，批判されない，受け入れてもらえる環境があると安心して自分をさらけ出すことができますね．また共感してもらえることで，自分一人ではないという安心感が強化されます．そのうえで，今後どうするかをみんなでディスカッションするのはとても建設的だと思います．
ほかにも，自己認識に役立つ方法はありますか？

私が今でも実践している方法がマインドフルネス認知行動療法．これは，自分一人でどこにいてもできる方法なんだ．ポイントは，深く長い呼吸に意識を集中させながらも，途中に沸いて出てくる考えを観察すること．観察することで，自分自身の感情を認め，受け入れることができるようになり，自身をより客観的にみることができるようになるよ．

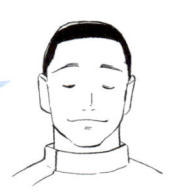

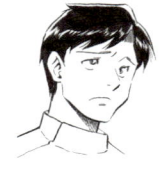

基本は深く長い呼吸に集中するのですね？　集中するとは具体的にはどういうことでしょうか？

マインドフルネス認知行動療法の方法として必ずしもこれでなければならない方法はないと思うんだけど，私がやるのが呼吸を「感じる」方法．息を吐くときにお腹を凹ませるのを感じる．次に息が口から抜けていくのを感じる．その次に空気が鼻から入り，肺全体に広がるのを感じる．こうして，今ここの感覚に集中するんだ．

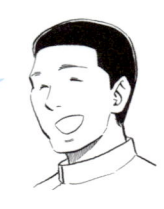

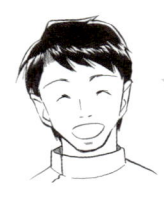

なるほど，感じるのですね．わかりやすいです．今この瞬間の感覚を受け取るのですね．

もう一つ大切なポイントがあって，浮かんできた考えを批判しないことなんだ．あるがままにみるということ．たとえば呼吸に集中しているときに，「明日の夜は何を食べようかな？」という考えが浮かんできたとしても，それはそれでOK．ただ，呼吸に戻ることは忘れずに．「昨日のプレゼンは失敗してしまったな」と後悔の念が現れてもそれはそれでOK．ただ観察したら，すぐに呼吸に集中すること．

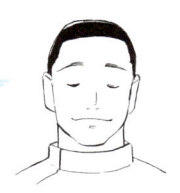

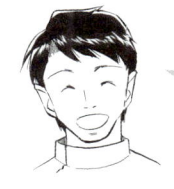

途中で浮かぶいわゆる雑念も観察するだけで批判しないことが大切なんですね．

これは自己認識のいいトレーニングになるよ．1日どれくらいやればいいという決まりはないけど，私は朝晩に5分でもいいので続けるようにしている．電車の待ち時間など空いた時間にもできるから，おススメだよ．
ほかにも自己認識を深める方法として，患者さんとの診察内容や友人との会話，セミナーや講演内容をボイスレコーダーあるいはビデオに撮影する方法がある．自分の声を自分で聴くので最初は気恥ずかしいかもしれないけど，慣れてくると自分を俯瞰できるようになる．話しているときに，もう一人の自分が自分を観察している感じになって「このときはこうしたほうがいいかな？」という判断が瞬間的にできるようになるんだ．最初は抵抗があるかもしれないけど，やってみて．

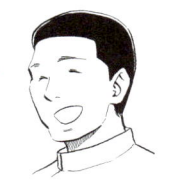

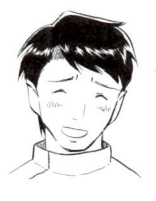

自己認識を深めるために，SEAやマインドフルネス認知行動療法，さっそく研修や日常に取り入れていきたいと思っています．

　指導医が自己認識を深めるために実践しているSEAやマインドフルネス認知行動療法，ボイスレコーダーに自分の音声を録音する方法以外にも，同僚や上司からの定期的スーパーバイズ，日々の診療の記録と定期的な自己の振り返りなども有効である．いずれの方法でも自身の感情に蓋をせず，認めることが重要となる．SEAのように，患者とのかかわりのなかで生まれた感情を指導医や同僚と共有する際は，批判するのではなく，共感，思いやりをもって接し，支持的なコメントでフィードバックすることで発表者が安心して発表をし，気づきを促進することができる．よくできたことに対しては労いの言葉をかけるとよい．

A₂の場合

患者中心の医療の方法を使って病い（illness），コンテクスト（背景）を丁寧に探っていく

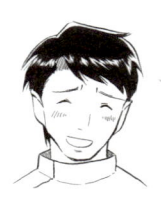

> 自己認識，自己洞察の方法について，先生ご自身の実際の体験を踏まえて教えて頂き本当にありがとうございました．先生も同じように悩んでいたことがわかり，自分もなんだかホッとしています．いい意味で肩の力が抜けた感じです．

> 私の経験が先生の役に立つなら嬉しいよ．

> 自分だけが患者さんに対してこういう感情をもっていたのかな？　と思っていましたから．具体的な自己認識の方法はわかりましたが，実際にはこれから定期的に患者さんにかかわっていきながら情報収集していく必要がありますよね．やや言葉使いが粗雑な患者さんに対して，どのような問いかけをどのような順番で聞いていけばよいのか？　という疑問が湧いています．その点について具体的な方法などあればぜひ教えてください．

> そうだね．自己認識の方法がわかっても，実際の診療はそう簡単ではないね．私が日々の診療で実際に使っている方法は次のような「患者中心の医療の方法」だ．

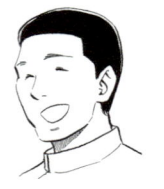

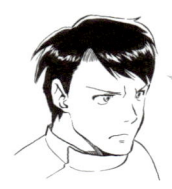

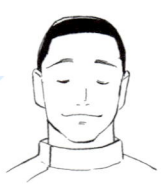

▶ 患者中心の医療の方法（patient-centered-clinical method；PCCM）

臨床技法の一つ．カナダのウエスタンオンタリオ大学家庭医療学講座にてMoira Stewart, Judith Bell Brownらによって，1980年代に開発され，研究や教育に応用されてきた歴史をもつ．その基盤には，EngelのBPSモデルはもちろんのこと，実際の外来診察を撮影した膨大なビデオ映像の解析に基づく研究があり，家庭医，疫学者，看護師，ソーシャルワーカーなど多様なメンバーの探索的研究により開発された経緯がある．現在は，北米，欧州，オセアニア，東南アジアにて卒前，卒後医学教育システムの基盤に組み込まれており，患者満足度のみならず，さまざまな健康指標や医療機関の利用に対する好影響を示す研究結果も次々と発表され，その有効性において一定のエビデンスを占めつつある．

（大西弘高ほか．Significant Event Analysis—医師のプロフェッショナリズム教育の一手法．家庭医療 2008：14（1）：4-13.）

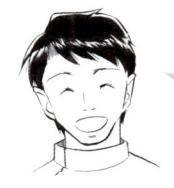

患者さんの家族がクレーマーで困っています

へぇ〜そうなんですね．すでに世界中の医学教育に取り入れられているのですね．まずは全体像を知りたいです．

PCCM は **II** のような枠組みで個別ケアを実践する医療技法だ．

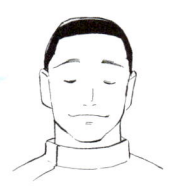

II 患者中心の医療の方法

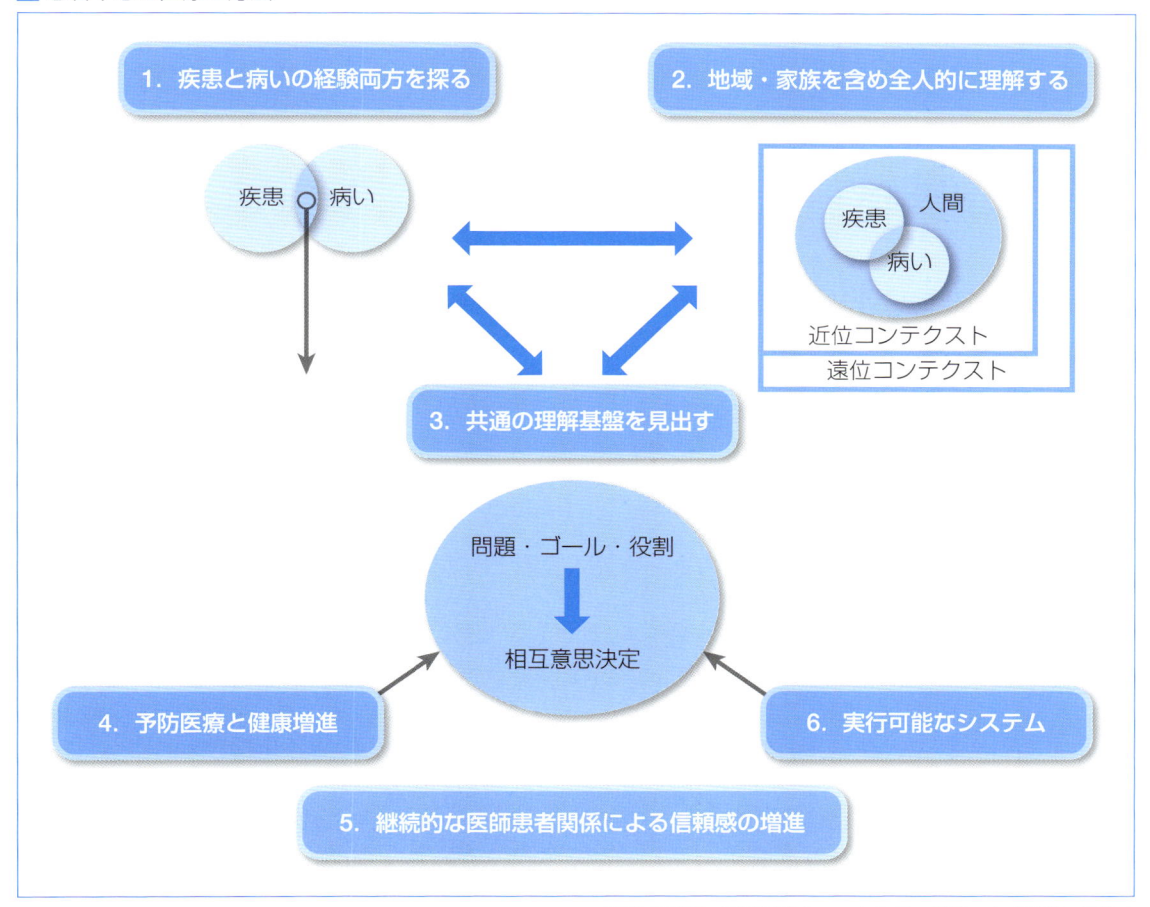

1. 疾患と病いの経験両方を探る
2. 地域・家族を含め全人的に理解する

疾患　病い

疾患　人間
病い
近位コンテクスト
遠位コンテクスト

3. 共通の理解基盤を見出す

問題・ゴール・役割
↓
相互意思決定

4. 予防医療と健康増進
6. 実行可能なシステム
5. 継続的な医師患者関係による信頼感の増進

（草場鉄周編．家庭医療のエッセンス．東京：カイ書林；2012．）

指導医からのアドバイス

1 疾患（disease）と病い（illness）の両方を探る

まずは**II**の1のコンポーネント．1は，「疾患と病いの経験両方を探る」だね．疾患（disease）とはいわゆる病態生理に基づいて病気がもたらす病歴，身体診察，検査などの客観的な情報であり，一般化された概念として認識することができる．たとえば，頭痛を主訴に来院された患者さんがいるとして，私たち医師が筋緊張性頭痛と診断した場合がこれにあたる．それに対して病い（illness）は病気に罹患した一人の人間として患者さんが受けるさまざまな影響であり，医療の主観的な情報といえる．

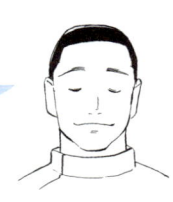

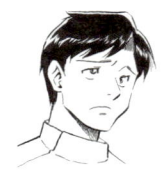

主観的な情報？

そうなんだ．頭痛を訴えて来院される患者さんが10人いたら10人が頭痛に対して抱く感情，期待は異なるよね．
患者中心の医療の方法というコミュニケーションメソッドでは，特に次のことが大切だと考えられている．

Feeling：感情　　　　　**Idea：解釈（考え）**
Function：生活への影響　**Expectation：期待**

これらは，患者さん自身が抱く主観的な情報だよね．頭文字をとってFIFEと呼んでいるよ．
研修時代は，患者さんの問診のなかで出てきたキーワードが上記のうちのどれに該当するのか，カルテに線を引いてチェックしていたりしたんだ．
たとえば，医者のほうが「はい，あなたは筋緊張性頭痛ですね」と診断して薬を処方しても納得しないことはよく経験すると思う．もしかしたら，くも膜下出血を心配してCTを撮影してほしいのかもしれないし，ただ，痛み止めの薬がほしいのかもしれない．CTを希望する人に薬だけ出して帰そうとしてもトラブルになるかもしれない．医師としての診断とは別に，患者さんはさまざまな期待を抱くわけだね．
そうやって，患者さん自身の主観的情報をできるかぎり聞きだすことで，思いに寄りそうことに繋がるんだ．

※症例1（p.4）の「病い（illness）を聞くための4つのポイント」を参照

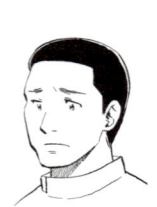

専攻医は患者の病い（illness：感情，解釈，考え，期待，生活への影響など）を聞くことで，介護者に対して当初抱いていた嫌悪感がやや薄らいでいる自分に気づいている．患者の病い（illness）を傾聴することは，こういった効果もある．

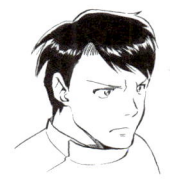

> ところで先生，疾患（disease）のことは聞かなくてもよいのですか？？

> ありがとう．もちろん疾患（disease）のことも聞いて診断をつけていく必要があるよ．今回の症例は，さしあたり辛い症状はないようだけど，たとえば腹痛があった場合には「いつからなのか？　どういうときに痛むのか？　楽になるのか？　どのくらいの痛みなのか？」を聞き，原因を調べて診断する必要があるね．
> そのうえで，たとえば急性胃腸炎という診断がついたとしよう．この場合「急性胃腸炎というお腹の風邪だと思います．水分摂取と安静で改善すると思いますので，様子をみたいと思いますがどうですか？」と患者さんに伝えるんだ．医師側の考えと家族または本人の考え，希望をすり合わせないとね．

> なるほど，疾患（disease）のことと，病い（illness）のことを行ったり来たりしながら，すり合わせる作業が重要なんですね．これは医療だけでなくさまざまなことに応用できそうです．

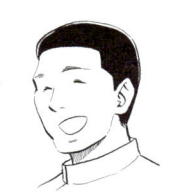

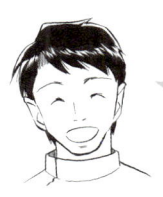

❷ 地域・家族も含めて全人的に理解する

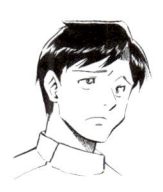

> 先生，次回以降の訪問では，タイミングを見計らって家族について一歩踏み込んで聞いてみたいと思っています．何かいい方法はありますか？

> それはPCCMのコンポーネント2にあたるね．Ⅲをみてほしい．簡単にいうと患者さんのコンテクスト（背景）を把握する方法だ．

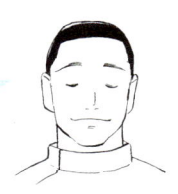

III 全人的なコンテクスト理解

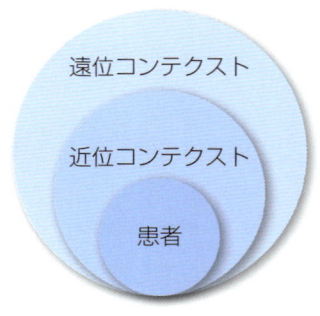

遠位コンテクスト
- 地球の生態系
- メディア
- 地理的条件
- 社会的・歴史的経緯
- ヘルスケアシステム
- 経済状況
- 文化
- 地球コミュニティー

近位コンテクスト
- 家族
- 家計
- 教育
- 職業
- 余暇
- 社会サポート

（草場鉄周編．家庭医療のエッセンス．東京：カイ書林：2012．）
※症例1（p.5）の近位コンテクストの解説を参照

> こうしたコンテクスト（背景）の一つひとつを患者さんから聞き出すことで，病い（illness）を引き起こしている環境因子を同定することができ，それが病い（illness）とどのようにかかわっているか理解することができる．
> ジグソーパズルのピースを例にしてみようか．ピースを手にしても何もわからないのに，パズル全体を見渡すと，欠けている場所が見つかって，どこにそのピースがおさまるかに気づくよね．ピースを一つの症状，問題だとすると，コンテクスト（背景）を探ることで，解決の方法が見つかることは少なくないんだ．

> ジグソーパズルのピースですか．そう考えるとわかりやすいです．

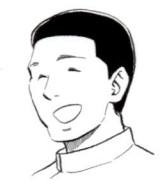

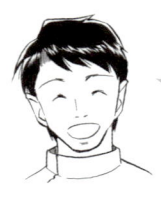

症状が明確に定義された疾患（disease）のプロセスと一致しない場合などは，病い（illness），コンテクスト（背景）を探ることで解決することは少なくない．たとえば「痛み」という主観的な症状は悪化しているが，熱もないし，患部の腫れ，発赤もなし，検査結果も問題ないなど客観的所見は改善している場合がそれにあたるね．ほかにも治療方針が決まらない，患者さんが説明に納得していないときも，病い（illness）の4つの項目とコンテクスト（背景）を丁寧に聞きなおす必要があるよ．

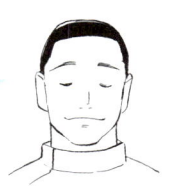

❸ 共通の理解基盤を見出す

Ⅳ 説明と計画

```
        3
   共通の理解基盤
    を見出す              ① 適切な量と内容の情報を提供
  問題・ゴール・役割
        ↕              ② 正確に想起し理解することを支援
    相互意思決定
                       ③ 理解の共有：患者の視点の統合

                       ④ 決断の共有：計画づくり
```

（草場鉄周編．家庭医療のエッセンス．東京：カイ書林；2012．）

これまで**Ⅱ**のコンポーネント1で病い（illess）を聞き出し，コンポーネント2のコンテクスト（背景）を探る実践をしてきたね．PCCMの第3のコンポーネントは，「共通の理解基盤を見出す」だ．

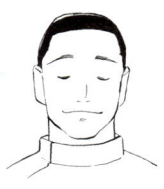

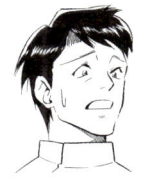

え!! まだこの先があるのですか？

> うん．まずはコンポーネント1と2を目標としつつ，日常の医療面接で実践するための医療面接技法を獲得し，限られた時間のなかで実践することを目標にするのがいいだろうね[4]．いきなり全部をやろうとすると消化不良になる．コンポーネント1と2ができるようになってきたら，徐々にコンポーネント3も意識して目指していくのが望ましいと思うよ．

> なるほど．コンポーネント3は，1と2がしっかりと探れるようになった後のアドバンス編という感じですね．

> うん．3年間の専門研修のなかで，こうした目標を意識して抄読会，症例カンファレンス，ビデオレビューなどを効果的に利用しよう．共通の理解基盤を見出すには，問題が何であるかを同定し，ゴールが何であるかを確認し，互いの役割を明確にする必要がある．ただそれには，適切な量と内容の情報を患者さんに提供しないといけない．このときに大切なのは，患者さんが理解できているのかよく確認することだ．具体的には，患者さんの表情をよく観察し，節目ごとで患者さんに「ここまででわからなかったことはないですか？　遠慮なく聞いてくださいね」といった配慮が重要になってくるよ．

> たとえば今回の症例でしたら，問題，ゴール，役割は何になるのでしょうか？

> 問題ごとにゴールも異なるから，複数列挙できると思うけど，多剤投与というのが問題の一つ．それに対してゴールはたとえばまずは最初の数か月で1錠減らすことができないかを検討するというのが挙げられる．その場合の役割は，医師が「薬剤を減らせるか検討する」に対して，患者さんは「薬を減らしたい意志を明確にする．薬のメリット，デメリットを考えて自分や家族が選択する」などが該当するね．

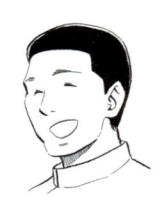

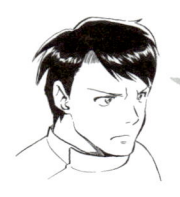

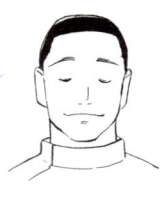

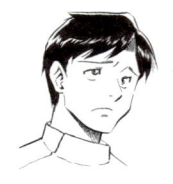

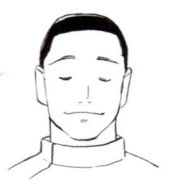

症例の経過

　専攻医はその後も定期的に患者宅を訪問，介護者からの質問，希望に寄り添う診療を心がけた．介護者の粗雑な言葉に動揺することもあったが，カンファレンスではそのときの不安や恐れといった感情を率直に指導医に伝えることで，自分を俯瞰して，適切なマネジメントに繋げることができた．新たな訴えには，適切な診断をするよう心かげる一方，PCCM を用いて，患者と介護者の心配，不安，希望，症状や病気の原因の解釈，家族背景を丁寧に探ることを心がけた．そうすることで，専攻医自身の満足度も高まり，介護者に対する恐怖心も和らいでいくのを感じた．訪問看護師を通じて介護者からお礼のメッセージも受けることも経験した．

復習のポイント

Q1　自己認識を深めるための方法にはどのようなものがありましたか？
Q2　困難な症例からの情報収集の方法として PCCM があることを述べましたが，第 1 のコンポーネント「疾患と病いの経験を探る」で解説した病い（illness）の 4 つの要素を述べなさい．

困難な症例に気づくコツ

　傾聴し続けることに困難を感じる，患者に嫌悪感を抱く，診察時間が非常に長い，アドバイスしようと前のめりになる，早く診察を終えようしてしまう，患者の抱える問題に対し過度に自分と同一視するという場合は，困難な症例かもしれない．そんなときは，ぜひ自己認識，自己洞察の作業をしてほしい．同時に PCCM を用いて，丁寧に病い（illness）の経験とコンテクスト（背景）を探っていくことで患者の発言，態度を理解することに役立ち，満足症例に変えることができるかもしれない．

● 文献

[1] 草場鉄周編．家庭医療のエッセンス．東京：カイ書林；2012.
　　おススメ！　難易度★★☆
[2] 大西弘高ほか．Significant Event Analysis―医師のプロフェッショナリズム教育の一手法．家庭医療 2008；14（1）：4-13.
　　おススメ！　難易度★☆☆
[3] Stewart MA, et al. Patient-Centered Medicine：Transforming the Clinical Method, 2nd ed, Oxo：Radcliffe Medical Press, 2003.
　　患者中心の医療の方法について詳細に解説されている．
　　おススメ！　難易度★★☆
[4] 草場鉄周．患者中心の医療．日本プライマリ・ケア連合学会編．日本プライマリ・ケア連合学会基本研修ハンドブック．東京：南山堂；2012.
　　おススメ！　難易度★☆☆
[5] Z.V. シーガルほか．マインドフルネス認知療法―うつ病を予防する新しいアプローチ．京都：北大路書房；2007.
　　おススメ！　難易度★★☆
[6] 藤井英雄．ビジネスマンの「平常心」と「不動心」の鍛え方．東京：同文館出版．2012.
　　おススメ！　難易度★☆☆
[7] I. R. マクウィニーほか著，葛西龍樹，草場鉄周訳．マクウィニー家庭医療学 上巻．東京：ぱーそん書房；2013.

症例 6-2 ▶ 診療に関する一般的な能力と患者とのコミュニケーション／EBM

診療ガイドラインには治療が推奨されているんだけれど…

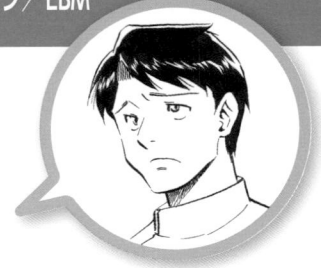

東京北医療センター 総合診療科　南郷栄秀

事例

患者81歳男性．心房細動，心不全，糖尿病，高血圧，脂質異常症，陳旧性脳梗塞，認知症をもち，心不全の増悪で入院した．急性期の治療で安定したので退院し，当診療所に逆紹介された．入院中の心エコーではLVEF 39%，MR Ⅱ度，asynergyなし．血圧は100/50mmHg，脈拍は67/分．採血では，HbA1c 6.2%，LDLコレステロール110mg/dL，クレアチニンクリアランス73mL/分だった．現在ワーファリン® 3mg/日，アーチスト® 2.5mg/日，タナトリル® 5mg/日，メトグルコ® 500mg/日，トラゼンタ® 5mg/日，リピトール® 5mg/日，アリセプトD® 5mg/日を内服中である．
逆紹介されてから何度か診た専攻医が，治療方針について指導医に相談に来た．

専攻医　認知症がひどいようで，退院してから少しずつ食欲が落ちて，食事もとれなくなってしまったようなんです．薬の数が多いのですが，これ，本当に全部飲んだほうがいいんでしょうか？

指導医　なんか，いろいろ飲んでいるねぇ．いらない薬はどんどんやめていってもいいんじゃないかな．

専攻医　でも，心臓の薬とかはやめてはいけないような気がするし，心房細動で脳梗塞の既往もあるから，ワーファリン®もやめられないですよね．診療ガイドラインでも推奨されているはずですし．

指導医　そうかな．診療ガイドライン通りに治療をすればいいというものでもないと思うよ．

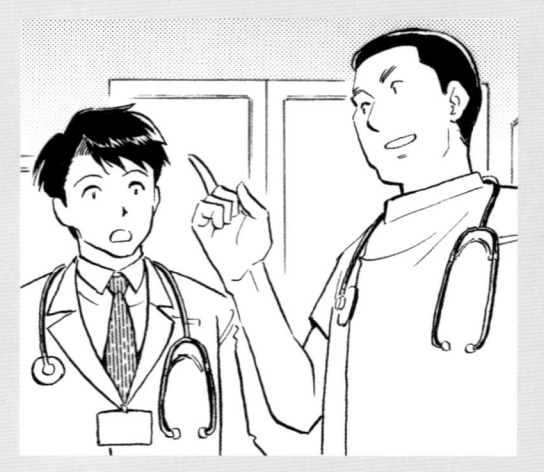

専攻医　えっ？

▶ 指導医の先生，こんな事例にはどのように対処したらよいですか？

攻略法

A エビデンスを調べて，それをどう目の前の患者に利用するかを考えるという evidence based medicine (EBM) の手法で解決を試みる

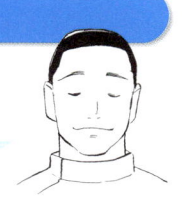

エントリー項目：EBM に該当

EBM は問題解決の手法であり，以下の 5 つの step を踏む[1-3]．

step1. 問題の定式化
step2. 問題についての情報収集
step3. 情報の批判的吟味
step4. 情報の患者への適用
step5. 1〜4 の step の評価

このうち最も重要なのは，step4 である．同じエビデンスに基づいても，患者一人ひとりの事情は異なり，それによって検査や治療を行うかどうかの判断は変わる．決して，研究結果で有意差があるから治療をしなければならないとか，逆に効果が証明されていないから治療してはいけないなどと短絡的に決めつけるものではないのである．

臨床現場で何らかの決断を下す際には，すでに行われている治療について，まず診療ガイドラインの記載を踏まえたうえで，そのエビデンスを確認する．さらに，実際に目の前の患者で使うべきかどうかを，EBM 実践の 4 要素である「エビデンス」，「患者の病状と周囲を取り巻く環境」，「患者の好みと行動」，「医療者の臨床経験」について一つひとつ考えて，総合的に判断する（**I**）[4]．つまり，EBM は個別化医療のためのものなのである．決して，診療ガイドラインの推奨通りに治療を行うことではない．このように EBM 実践の 4 要素を考えて判断を下すために有用なツールが，「はじめてアプリシート」[5] である．

指導医からのアドバイス

❶ 患者の問題を PICO（ピコ）でまとめてみよう

臨床現場で患者に起こっている問題を明らかにするために，PICO で定式化する[1-3]．PICO とは，患者（patient），介入（intervention），比較（comparison），結果（outcome）の頭文字をとったものである．たとえば，今回の事例では，次のようになる．

Ⅰ EBM 実践の 4 要素

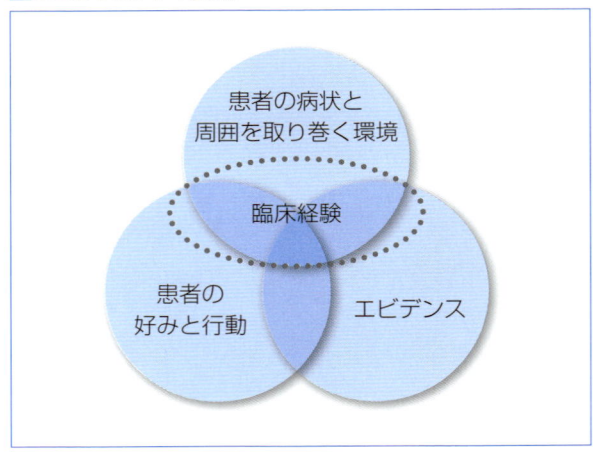

患者の病状と周囲を取り巻く環境

臨床経験

患者の好みと行動

エビデンス

(Haynes RB, et al. Physicians' and patients' choices in evidence based practice. BMJ 2002 Jun 8;324(7350):1350.)

P：収縮期心不全，糖尿病，高血圧，脂質異常症，陳旧性脳梗塞，認知症をもち，心不全の増悪で入院歴のある心房細動の 81 歳男性が
I：ACE 阻害薬やβ遮断薬，ワーファリン®服用を継続するのは
C：ACE 阻害薬やβ遮断薬，ワーファリン®服用を中止するのと比べて
O：血圧が上がるか
　　脈が早くなるか
　　心不全で再入院するか
　　脳梗塞が再発するか
　　出血せずに済むか
　　入院回数が増えるか
　　食欲，食事摂取量が改善するか
　　ADL が保てるか
　　短命になるか

　PICO で定式化する目的は，なんとなく思い浮かんだ問題の焦点をはっきりさせることにある．EBM は患者中心の医療を実践するためのツールであるから，PICO は患者を主語として，1 文になるようにまとめるのがポイントである．

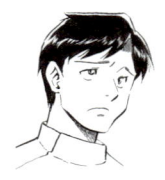

> outcome がたくさんありますが，どれを選んだらいいのでしょうか？

診療ガイドラインには治療が推奨されているんだけれど…

介入をしたことによって起こると予想される outcome はたくさんある．PICO を立てる際にはできるだけ数多くの outcome を挙げ，そのなかで何が患者さんにとって本当に大事な outcome（真の outcome）かを考えるのが大切なんだ．この患者さんの場合は何が真の outcome だと思う？

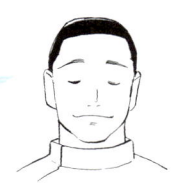

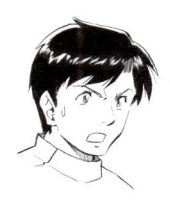

「短命になる」でしょうか．いや，「食欲，食事摂取量が改善」かもしれません．少なくとも「血圧が上がる」ではないと思います．

いろいろ迷いがあるようだね．どの outcome が真の outcome かは，患者さん一人ひとりで違うから，一概には言えないんだ．患者さんがどのような思いをもっているか，直接聞いてみるといいよ．

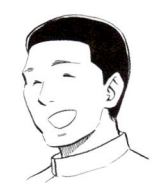

❷ エビデンスをまとめてみよう

　まず，エビデンスに基づいた電子教科書である UpToDate® を調べたところ，「心房細動：塞栓予防のための抗血栓治療」というトピック[6] が見つかった．「SUMMARY AND RECOMMENDATIONS」をみると，「ワルファリンと新規抗凝固薬 NOAC による抗凝固療法は全身性塞栓症を約 70％ 減少するが，一方で出血のリスクが増大するため，その適応を考えるために，CHA_2DS_2-VASc スコアで脳梗塞リスクの評価をする」との記載があった．CHA_2DS_2-VASc スコアは心房細動患者での抗凝固療法の適応を決める臨床予測ルール（clinical prediction rule）であり，うっ血性心不全（1 点），高血圧（1 点），年齢（≧75 歳で 2 点，65～74 歳で 1 点），糖尿病（1 点），脳卒中／TIA／血栓塞栓症（2 点），血管疾患（心筋梗塞，末梢動脈疾患，動脈プラークの既往，1 点），性別（女性で 1 点）の合計 9 点満点で判定する，とある．事例の患者では，うっ血性心不全，高血圧，年齢≧75 歳，糖尿病，脳卒中が該当し，合計 7 点であった．2012 年の Eur Heart J に掲載されたスウェーデンのコホート研究[7] が引用された CHA_2DS_2-VASc スコアの点数別の脳卒中発症リスクの表があり，それによると，7 点の患者の 1 年後脳卒中発症率は 11.2％ とあった（Ⅱ）．

　UpToDate® の推奨では，「CHA_2DS_2-VASc スコアが 2 点以上の患者は，抗凝固薬を行うことを強く勧める（Grade 1A）」と書かれていた．この Grade 1A とは，GRADE system[8] と呼ばれるエビデンスに基づいた推奨の表記の方法であり，数字は 1（強い），2（弱い）のいずれか，アルファベットは A（エビデンスの確信性が高い），B（同・中程度），C（同・低い）の 3 段階

非弁膜症性心房細動患者の CHADS₂ スコアと CHA₂DS₂-VASc スコアによる脳卒中発症リスク

CHADS₂ スコア	スコア	CHADS₂ スコア点数	未調整虚血性脳卒中年間発症率
うっ血性心不全	1	0	0.6 %
高血圧	1	1	3.0 %
年齢 ≧ 75 歳	1	2	4.2 %
糖尿病	1	3	7.1 %
脳卒中／TIA／血栓塞栓症	2	4	11.1 %
最大スコア	6	5	12.5 %
		6	13.0 %

CHA₂DS₂-VASc スコア	スコア	CHA₂DS₂-VASc スコア点数	未調整虚血性脳卒中年間発症率
うっ血性心不全	1	0	0.2 %
高血圧	1	1	0.6 %
年齢 ≧ 75 歳	2	2	2.2 %
糖尿病	1	3	3.2 %
脳卒中／TIA／血栓塞栓症	2	4	4.8 %
血管疾患（心筋梗塞，末梢動脈疾患，動脈プラークの既往）	1	5	7.2 %
年齢 65 〜 74 歳	1	6	9.7 %
性別（女性）	1	7	11.2 %
最大スコア	9	8	10.8 %
		9	12.2 %

（Atrial fibrillation：Anticoagulant therapy to prevent embolization. UpToDate 2015.）
（Friberg L, et al. Evaluation of risk stratification schemes for ischaemic stroke and bleeding in 182 678 patients with atrial fibrillation：the Swedish Atrial Fibrillation cohort study. Eur Heart J 2012 Jun；33（12）：1500-10.）

になっている．つまり，Grade 1A と示された推奨は，「確信性の高いエビデンスに基づいて強く推奨される治療法である」ということになる．

次に，DynaMed™ をみてみよう．DynaMed™ はエビデンス集であるので，治療効果がどのくらいであるかという具体的なデータを知るのにうってつけである．「thromboembolic prophylaxis in atrial fibrillation」というトピックス[9]があり，「predicting risk for stroke and thromboembolism」の項に CHA₂DS₂-VASc スコアが示されていた．心房細動患者の脳卒中発症リスクはやはり，この CHA₂DS₂-VASc スコアで評価するのが一般的のようである．ワルファリンの効果については，vitamin K antagonists（VKAs）の項に書かれており，2008 年に発表されたシステマティックレビュー[10]の結果によれば，ワルファリンとプラセボの全身血栓塞栓症イベント発症率はそれぞれ 0.21% と 0.95% であり，ワルファリンの効果は次のように計算できる．

> 相対危険度（relative risk: RR）0.21 ÷ 0.95 = 0.22
> 相対危険度減少率（relative risk reduction: RRR = 1 − RR）1 − 0.22 = 78% 減少
> 絶対危険度減少率（absolute risk reduction: ARR）0.95 − 0.21 = 0.74 ポイント減少
> 治療必要数（number need to treat: NNT = 1/ARR）= 14,514 人

　RR と RRR は対照群を基準とした比の指標であり，治療法そのものの効果を相対的に表す（相対評価）．一方，ARR と NNT は絶対的にどのくらい減ったかを示す差の指標であり（絶対評価），リスクや治療期間によって効果の大きさは変わる．出血に関しては，重大な出血イベントがワルファリンで 2.3%，プラセボで 0.74% と RR が 3.1 倍増えることが示されていた．

　NOAC についても，2012 年にシステマティックレビュー[11]が出ている．それによれば，ワルファリンと比較して，脳卒中と全身性塞栓症に対する効果は RR 0.77（95% 信頼区間 0.7 ～ 0.86）であり，出血のリスクは RR 0.86（95% 信頼区間 0.8 ～ 0.93）に減ると示されていた．

　次に，診療ガイドラインをみてみよう．日本循環器学会の「心房細動治療（薬物）ガイドライン（2013 年改訂版）」[12]では，「抗血栓療法の適応と方法」のなかに「心房細動における脳梗塞発症のリスク評価と抗血栓療法」の項があり，「$CHADS_2$ スコア 2 点以上の場合，適応があれば新規経口抗凝固薬の投与をまず考慮する．レベル A」と書かれている．続いて，「$CHADS_2$ スコア 2 点以上の高リスク患者へのダビガトラン（レベル B），リバーロキサバン（レベル A），アピキサバン（レベル A），エドキサバン（レベル A），ワルファリン（レベル A）のいずれかによる抗凝固療法」と書かれており，ワルファリンも推奨はされているが，NOAC のほうが優先されるようである．CHA_2DS_2-VASc スコアは $CHADS_2$ スコアより後に発表された臨床予測ルールで，CHA_2DS_2-VASc スコアのほうがより低スコアでの脳梗塞発症リスクを細かく予測できるとされている．わが国の診療ガイドラインでは，古い臨床予測ルールが使われていることになる．今回の患者の $CHADS_2$ スコアは，うっ血性心不全，高血圧，年齢，糖尿病，脳卒中が該当し，合計 6 点だった．前述のスウェーデンのコホート研究[7]が引用された $CHADS_2$ スコアの点数別の脳卒中発症リスクの表では，$CHADS_2$ スコア 6 点の患者の 1 年後脳卒中発症率は 13.0% とあった（Ⅱ）．

　さらに，海外の診療ガイドラインをみてみよう．米国心臓学会と米国脳卒中学会の合同ガイドライン AHA/ASA guideline[13] では，「ビタミン K 拮抗薬（ワルファリン）（クラスⅠ，エビデンスレベル A），アピキサバン（クラスⅠ，エビデンスレベル A），ダビガトラン（クラスⅠ，エビデンスレベル B）が非弁膜症性心房細動患者の脳梗塞再発予防に適応がある．抗凝固薬の選択やリスクファクター，コスト，認容性，患者の好み，薬物相互作用の可能性と，腎機能，ビタミン K 拮抗薬を服用した場合の INR 治療域に達している時間などその他の臨床的特性に基づいて個別化するべきである」と書かれている．

　このように，どの記述をみても抗凝固療法を行うべきとあり，ワルファリンと NOAC のどちらでもよさそうだが，NOAC のほうが効果と副作用の面でやや優れているという印象だった．

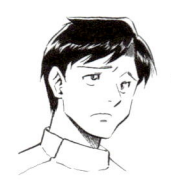

EBMって，1本の論文を批判的吟味することじゃないんですか？

EBM＝論文を読むことという誤解があるようだけど，1本の論文で治療方針が決まるというのはとてもまれなことなんだ．その領域のあらゆるエビデンスを集めて評価をすることが大事だよ．

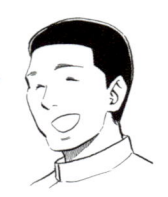

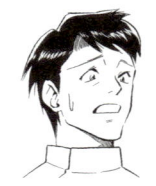

でも，あらゆるエビデンスを評価するのは大変ですよね．

もちろん，すべての論文を読むなど無理だね．システマティックレビューがあれば，それ以前に発表された研究は網羅されているはずなので，まずそのレビューをチェックして，さらにそれ以降に新たに出た論文を検討するといいよ．診療ガイドラインやUpToDate®，DynaMed™などの二次資料もとても有用だ．

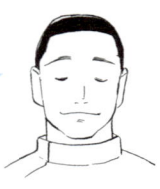

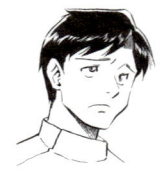

では，診療現場で原著論文を読むことはないんですか？

実際の診療を行う際に原著論文を読むことは，じつはほとんどないんだ．忙しいから診療ガイドラインや二次資料で済ませることが多い．原著論文を読むのは，診療ガイドラインや二次資料の記述に違和感を覚えたようなときだね．治療であれば，ランダム化比較試験やシステマティックレビューの論文を読むことが多い．診断であれば，感度や特異度，尤度比が報告されている論文がいいね．それから，抄読会でも原著論文を読むけど，単に内容を吟味するだけでなく，現場で患者さんに論文の結果をどう使うかを意識しながら読むようにするといいよ．

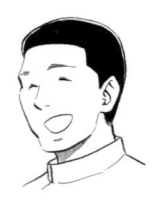

❸ 患者の病状と周囲を取り巻く環境を整理してみよう

　患者の病状によって治療の効果は変わる．事例の患者では，$CHADS_2$ スコア6点，CHA_2DS_2-VASc スコア7点だったので，1年間で10%台前半の脳卒中発症リスクがあることがわかった．ただし，これは海外のデータに基づくものなので，日本人でも同じ発症リスクになるとは限らない．試しに PubMed で調べてみると，日本人でのデータ[14]も見つかった．それによると，$CHADS_2$ スコア6点で1,000人年対72.4，CHA_2DS_2-VASc スコア7点で1,000人年対15.6だった．つまり1年間で1.6～7%という計算になり，先ほどの海外のデータよりも低い．しかしながら，この研究は3,500人程度と規模が小さく，スコアの高い患者も少ないため，得られた脳卒中発症リスクには誤差が大きいと考えられる（実際に $CHADS_2$ スコア6点の脳卒中発症数は11例中1例，CHA_2DS_2-VASc スコア7点のそれは56例中1例だった）．また，わが国の研究のほうがより最近行われた研究であるために，治療法の進歩で発症リスクが低くなっているのかもしれない．

　ではここで，年間脳卒中発症率を10%と仮定しよう．ワルファリンを使用した場合の脳梗塞予防効果はRR 0.22，つまり2.2%に減少する．NOACを使用した場合は，ワルファリンと比較してRR 0.77なので，1.7%になる．相対評価を用いて計算するのがポイントである．

　出血リスクについては，「心房細動治療（薬物）ガイドライン（2013年改訂版）」[12]に，抗凝固療法中の出血リスクの評価としてHAS-BLEDスコアが紹介されている．これは，高血圧，腎機能障害，肝機能障害，脳卒中，出血，不安定なINR，高齢者，薬剤，アルコールの9点満点で出血リスクを評価するものである．事例の患者では，高血圧，脳卒中，高齢者が該当し3点であるから，抗凝固療法中の重大な出血発症率は年間3.74%と見積もられた．

　抗凝固療法を行うことによる利益と害のバランスを脳卒中再発と出血のみで考えた場合には，抗凝固療法を行ったほうが若干メリットが大きいと考えられた．

　しかし事例の患者は認知症がひどく，長谷川式認知症スケール（HDS-R）では11点だった．患者の妻の話では，退院してから食が細くなり，また，何度も転倒しているとのことだった．転倒すれば出血が起こってさらに問題を大きくするかもしれない．

　一方，周囲を取り巻く環境を考えてみよう．ワルファリンを使用するならば，凝固検査の採血を行わなければならない．当院では当日中に結果を知ることはできないが，INRの値が安定している患者であればフォロー可能である．NOACなら採血で効果を確認する必要もないというが，採血が不要というよりむしろモニタリングができないと捉えたほうがよく，薬が効いているのかどうか評価できないと認識しておくべきだろう．出血が起こった場合の拮抗薬がないことにも留意するべきである．

　コストを考えると，ワーファリン®錠1mgの薬価は9.6円，3錠で28.8円である．4週間で806.4円，1年なら11,318.4円の薬剤費になる．NOACは，たとえばAHA/ASAの診療ガイドラインにおいて筆頭で推奨されているアピキサバンの場合，エリキュース®錠5mgが272.8円なので，1日2錠で545.6円である．4週間で15,276.8円，1年なら199,144円になる．つまりNOACにすると，じつにワルファリンの約20倍の薬剤費がかかるのである．

　一方，脳卒中を発症して入院した場合の入院費用はおよそ200～300万円，出血性胃潰瘍になった場合の入院費用はおよそ50万円である．入院が必要になった場合は，紹介元の病院が

受け入れてくれる.

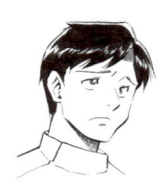

> 入院費用って，どうやって調べるんですか？

> インターネットで簡単に調べられるよ．保険会社が概算を公開しているサイトもある[15].

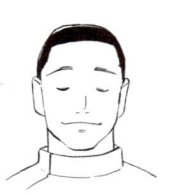

❹ 患者の好みと価値観に迫ってみよう

　これまでみてきた心房細動患者における抗凝固療法のエビデンスは，脳卒中発症と重篤な出血のリスクについてのものである．しかし，他のoutcomeについてはまだ検討していない．患者にとって大事なoutcomeはなんだろうか．脳卒中になったとしてもすぐに亡くなってしまうならまだましで，その後寝たきりになったり，介護必要度が上がったりすると，家族の負担が大きくなると言って嫌がる患者は多い．しかし，抗凝固薬使用で寝たきりが減るかどうかまで検討をした研究は少ない．事例の患者は現在，要介護1である．同居家族は79歳の妻だけで，3人の子どもはいずれも遠くに住んでおり，介護の担い手としては期待しにくい．

　この患者では，年間脳卒中発症率が10%と仮定して，ワルファリンの使用によってそれが2.2%に，NOACの使用により1.7%に減ると予想された．これは裏返せば，抗凝固療法を行わなくても，もともと9割の人は脳卒中を起こさず，それがワルファリン使用によって97.8%に，NOAC使用によって98.3%に微増すると言い換えることもできる．このように考えると，抗凝固療法を行うメリットはそれほど大きく感じないのかもしれない．一方，抗凝固療法中の重大な出血発症率は年間3.74%と見積もられたが，これも逆にみれば，96.26%は出血しないとも言い換えられる．じつは，イベントを起こさない人のほうが圧倒的に多いのだ．

　ところで，この患者はあと何年生きられるだろうか．厚生労働省が発表している簡易生命表[16]は年齢別平均余命を示したものであるが，81歳男性の平均余命は8.05年である．事例の患者は複数の持病を抱え，心不全による入院歴もあるので，平均より多少余命が短いかもしれない．

　数多くの薬を飲むのが負担になっており，何より認知症があって意欲も落ちているので，将来の病気の発症予防よりも今の生活をよくすることのほうが重要かも知れない．本人も妻も，出された薬は飲まないといけないと思っているが，時々忘れることもあるようだ．

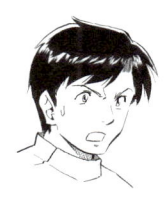

> 81歳男性って平均余命からするとあと8年も生きるんですね．意外に長いと感じました．

> そうだよね．平均寿命が80歳だから，さらに8年生きるというのはちょっと信じがたいかもしれない．でも，平均寿命というのは若くして亡くなった人も含めての値だ．81歳になった人だけに絞れば，その歳まで生きられたというポテンシャルから，より長く生きる可能性があるわけなんだ．

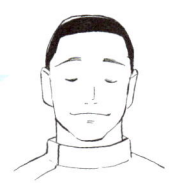

❺ 医療者のこれまでの臨床経験を振り返ってみよう

　これまでの診療でも，心房細動の患者に対しては，$CHADS_2$スコアで評価して抗凝固療法を行うかどうか判断してきた．ただし，スコアが2点以上なら抗凝固療法を行う，0，1点では抗凝固療法を行わないと機械的に決めていた．ワルファリンを服用していると，採血してINRの値がどうなっているかに常に気を払わないといけないが，実際に数値が乱高下してコントロールに難渋した症例もあった．認知症患者だと服薬を誤る可能性もある．NOACはほとんど使用経験がないので，正直なところ，何が起こるか予想がつかない．ダビガトラン（プラザキサ®）で出血性副作用による死亡例が立て続き安全性速報（ブルーレター）が出されたときには，総合診療医が新薬を出すのは慎重にしたほうがいいと思った．

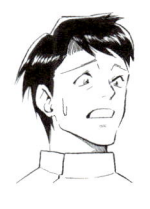

> 臨床経験といっても，専攻医ですからまだそれほどたくさんの経験はないのですが．

> そうだね．自分で経験を積むのには時間がかかるから，指導医の先生や上級医の経験を共有させてもらうのがいいよ．

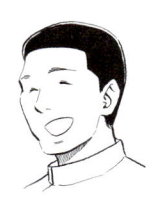

症例の経過

　患者の現在のプロブレムを考えると，食欲が落ちて食事が摂れなくなってしまったことが，最も優先して解決するべき問題だと思った．たしかに，心房細動の治療として抗凝固療法を行うことにメリットはあるかもしれないが，その大きさは小さい．抗凝固療法を行わなかったとしても，患者の残りの人生では脳梗塞の再発が起こらない可能性のほうがずっと高いことがわかった．

　食欲がなく食事が摂れないのに，これだけたくさんの薬を飲まなければならないのは，どこか矛盾しているような気もした．どの薬をやめられるかを検討してみると，まず血圧が低すぎるので，アーチスト®とタナトリル®はやめてもいいと考えた．心保護薬を中止することで心不全が増悪するリスクはあるかもしれないが，何しろ食事摂取ができていないのだから水分貯留がすぐに起こるとは考えにくい．HbA1cが6.2%とこの年齢にしては低すぎるので，糖尿病の薬であるメトグルコ®とトラゼンタ®もやめていいだろう．リピトール®も同様に，食事を摂れないことを考えると中止してよい．アリセプト®は認知症があるので飲んでもいいだろうが，すでにHDS-R 11点と認知症が高度であり，効果はあまり期待できないため，やめても差し支えないだろう．もし抗凝固薬もやめられれば，この患者は内服がまったく不要になる．それでもさほど大きな問題がないように思った．

　すべての薬剤を段階的に減らしていき，最終的にすべての薬剤を中止したところ，食欲が回復し，食事を摂れるようになった．つまり，多剤内服による食欲不振だったことがわかった．患者本人も「昔は薬でおなかがいっぱいだったんだよ」と冗談で言っていたが，本当にそんな状態だったのかもしれないと思った．診療ガイドラインの推奨通りに治療したり，エビデンスがあるなら必ず治療しなければならないと思い込んでいたが，事例の患者の診療を通じて，必ずしもそうではないことがわかった．

復習のポイント

Q1　EBM実践の4つの要素は何ですか？
Q2　集めるべきエビデンスはどのようなものですか？
Q3　エビデンスを目の前の患者にどのように利用していけばいいですか？

EBMを利用する症例を見分けるコツ

　普段，何とはなしに行っている検査や出している薬について，どれだけの効果があるか，曖昧になっていないだろうか．そんなときには，EBMで考えてみるといい．特に，検査や治療をしようか迷った場合や選択肢が複数あるような場合，効果と副作用が拮抗するような場合は，ポートフォリオのよい題材となる．multimorbidityの対処を得意とするプライマリ・ケア医にとって，EBMは医療の質を高めるための有用で強力なツールである．患者のあらゆる問題に配慮しながら，一つひとつのエビデンスを確認して，利益と害のバランスを考え，それが自分

の患者でも当てはまるかどうかを考えるプロセスは，普段から意識していきたい．

●文献

[1] Straus SE, et al. Evidence-Based Medicine : How to Practice and Teach It. 4e. Churchill Livingstone ; 2010.
 おススメ！ 難易度★★★
[2] 南郷栄秀．EBM について〜医療従事者のために〜 The SPELL.
 http://spell.umin.jp/EBM.htm
 おススメ！ 難易度★☆☆
[3] 名郷直樹，南郷栄秀編著．基礎から学べる！ EBM．東京：医学出版 ; 2014.
 おススメ！ 難易度★★☆
[4] Haynes RB, et al. Physicians' and patients' choices in evidence based practice. BMJ 2002 Jun 8 ; 324 (7350) : 1350.
 難易度★★★
[5] 南郷栄秀．はじめてアプリシート 2.1.
 http://spell.umin.jp/BTS_AP2.1.pdf
 おススメ！ 難易度★★☆
[6] Atrial fibrillation : Anticoagulant therapy to prevent embolization. UpToDate 2015.
[7] Friberg L, et al. Evaluation of risk stratification schemes for ischaemic stroke and bleeding in 182 678 patients with atrial fibrillation : the Swedish Atrial Fibrillation cohort study. Eur Heart J 2012 Jun ; 33 (12) : 1500-10.
[8] 相原守夫，三原華子，村山隆之ほか．診療ガイドラインのための GRADE システム．弘前：凸版メディア ; 2010.
 難易度★★★
[9] Thromboembolic prophylaxis in atrial fibrillation. DynaMed 2015.
[10] Andersen LV, et al. Warfarin for the prevention of systemic embolism in patients with non-valvular atrial fibrillation : a meta-analysis. Heart 2008 Dec ; 94 (12) : 1607-13.
[11] Dentali F, et al. Efficacy and safety of the novel oral anticoagulants in atrial fibrillation : a systematic review and meta-analysis of the literature. Circulation 2012 Nov 13 ; 126 (20) : 2381-91.
[12] 日本循環器学会．心房細動治療（薬物）ガイドライン 2013 年改訂版．
[13] Kernan WN, et al. American Heart Association Stroke Council, Council on Cardiovascular and Stroke Nursing, Council on Clinical Cardiology, and Council on Peripheral Vascular Disease. Guidelines for the prevention of stroke in patients with stroke and transient ischemic attack : a guideline for healthcare professionals from the American Heart Association/American Stroke Association. Stroke 2014 Jul ; 45 (7) : 2160-236.
[14] Suzuki S, et al. Incidence of ischemic stroke in Japanese patients with atrial fibrillation not receiving anticoagulation therapy. Circ J 2015 Jan 23 ; 79 (2) : 432-8.
[15] 傷病別の入院費用相場一覧．
 http://hoken.kakaku.com/insurance/hospi-rate
[16] 厚生労働省．平成 25 年簡易生命表の概況．
 http://www.mhlw.go.jp/toukei/saikin/hw/life/life13/

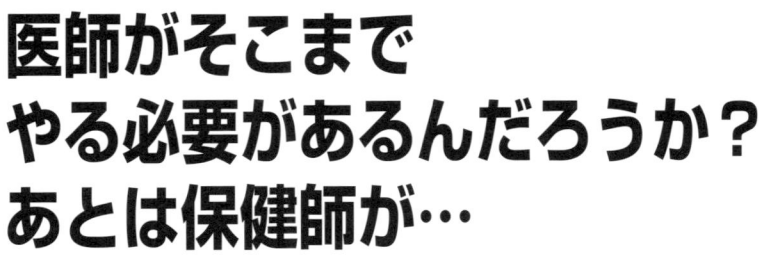

症例 7-1 ▶ プロフェッショナリズム

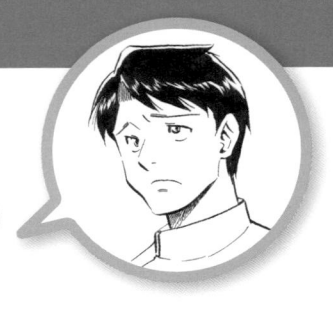

医師がそこまで やる必要があるんだろうか？ あとは保健師が…

名古屋医療センター 卒後教育研修センター・総合内科　宮田靖志

事例

患者 64 歳女性．糖尿病があり，時々気が向いたときにクリニックを受診していた．その度に高血糖と HbA1c の著明な上昇を認め，専攻医は定期受診の必要性を繰り返し説明していた．しかし，コントロールされていない統合失調症があるらしく，理解力が高くないように思われ，アドヒアランスは著しく低かった．

ある日のこと，地区の保健師から患者宅への往診を依頼された．患者が毎日顔を出すはずの雑貨屋に今日は顔を出さないことを不審に思った店主が保健師に連絡したらしい．保健師が患者宅を訪ねてみると，3 日前から熱を出して自宅で休んでいる，と患者の姉から説明を受けた．姉の話にはまとまりがなく，何らかの精神疾患があるようであったが，どのような治療を受けているのか保健師は把握していなかった．患者には姉以外に身寄りはないようであった．

専攻医は初めて患者宅に往診した．患者は異臭を放つゴミの散乱した部屋で横になって休んでおり，38.9℃ の発熱があった．右下腿に蜂窩織炎と思われる皮膚の広範囲の発赤，腫脹を認め，これが熱源と思われた．コントロール不良の糖尿病患者の蜂窩織炎なので，インスリン治療と抗菌薬治療を厳格に行わないと病態は重篤化すると専攻医は判断し，患者とその姉に入院加療の必要性を説明した．しかし，状況をあまり理解してもらえず，両人とも納得してくれなかったため，専攻医と看護師で毎日往診して加療することになった．

10 日間毎日往診してインスリン，抗菌薬，創処置を続け，急性期は乗り切った．研修医はひとまず役目を果たしたと安堵したのであった．

専攻医　コントロール不良の糖尿病に合併した感染症の治療を何とか乗り切りました．インスリンの使い方，抗菌薬の選択，創処置の仕方，どれも勉強になり，よい症例に当たりました．

指導医　それはよかった．ずいぶん自信を深めたようだね．

専攻医　はい，こんな難しい症例を一人で診ることができるようになって嬉しいです．ところで，あの姉妹，あんな状態でこのまま生活していくんですかねえ．このままじゃ多分また何か感染症でも起こして往診させられる羽目になりそうですよ．困ったもんですねえ．保健師さんがもうちょっと頑張ってくれないと，こっちに火の粉がふりかかってきますよ〜

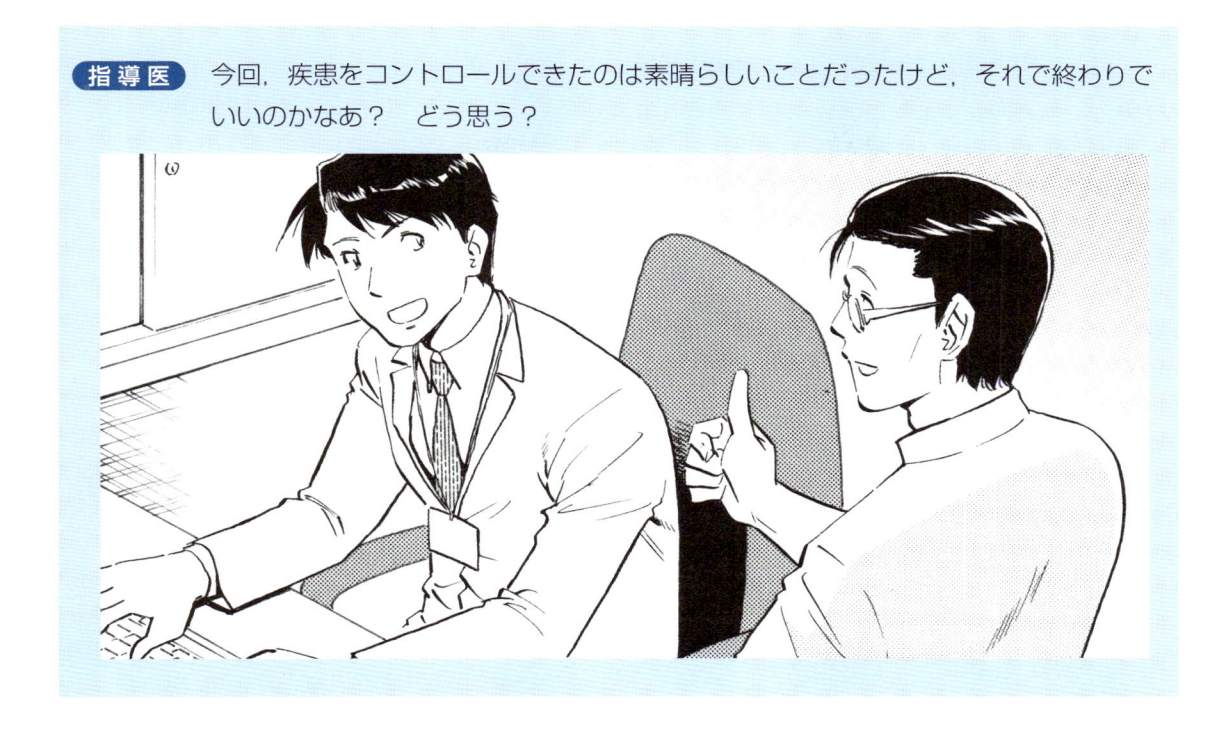

医師がそこまでやる必要があるんだろうか？　あとは保健師が…

指導医　今回，疾患をコントロールできたのは素晴らしいことだったけど，それで終わりでいいのかなあ？　どう思う？

▶ 指導医の先生，こんな事例にどのように対処したらよいのですか？

攻略法

　医師の仕事はメディカルな問題をコントロールすることだけではない．総合診療医にはプライマリ・ケア医として，患者の身体疾患を治療するだけではなく全人的にケアすることが求められる．とはいうものの，本例では患者姉妹はともにコントロールされていない精神疾患を抱え，不衛生な住環境のなかでおそらく誰とも十分なかかわりをもたずに生活しており，一見して対処困難な事例であることがわかる．このようなケースに遭遇したら，ネガティブな感情や，かかわりたくないというように思ってしまうこともあるだろう．このような場合，往々にしてメディカルな問題の対応が終わったら，後はケースをケア提供者に丸投げしてしまうというようなことが起きてしまう．しかし，本例のような混沌とした患者の状況をマネジメントできるケア提供者はそう多くないのが実状で，結果として，患者は問題を抱えたまま，また同じような生活を送り続けてしまうということになりがちである．

　プロフェッショナリズムとは何かを考えてみると，本事例に対する視点に変化が生まれ，事例への取り組みに対する考えに変化がもたらされるはずである．

症例7-1 プロフェッショナリズム

① **真の専門家像を理解する　～省察的実践家～**
このような曖昧で複雑で混沌とした問題に対処することが，現代に求められる真の専門職者（プロフェッショナル）である．

② **成長を続ける姿勢を保つ　～卓越性の追求～**
困難に感じる事例を何とかマネジメントしていくことは，自身の成長につながる．常に成長し続けることはプロフェッショナルの要素の一つである．

③ **社会的視点を持つ　～社会的説明責任～**
自分の得意な領域のなかだけで医療を提供するのではなく，現場で生じている問題から目を背けず，それを解決していくよう努力することが，社会に対する説明責任を果たすということであり，これもプロフェッショナリズムの要素の一つである．

④ **個人として，専門職集団としてのプロフェッショナリズムを保つ　～プロフェッション（専門職集団）としての責務～**
現場の課題に対して，医師個人と医療専門職集団全体の2つの視点をもって対処していくのがプロフェッショナリズムにおいて重要である．医療者全体として社会の課題にどうアプローチすべきか考えることも忘れてはいけない．

指導医からのアドバイス

❶ 真の専門家像を理解する　～省察的実践家～

　プロフェッショナルとエキスパートは異なる．問題点が明瞭な事例に対して手持ちの優れた知識やスキルを機械的に適応して，患者をマネジメントしていくのがエキスパートである．その診療実践はスマートで，マネジメントの結果はわかりやすい．しかし，今，社会や医療の現場で真に重要な問題となっているのは，そのような技術的に合理的な方法でスマートに解決できるものではなく，混沌，曖昧，複雑な問題へのアプローチこそが求められている．これに対処するのが真のプロフェッショナルである．問題点が何なのかさえはっきりせず，そのため解決の方法や結果の見通しも立てることができない，そんな課題になんとか対処していく実践者を真のプロフェッショナルと呼ぶ（**I**，**II**）．目の前の現場で何が起こっているのかじっくり振り返って課題に対処する，そのような実践家は省察的実践家と呼ばれ，最近広く認識されるようになってきた現代に求められる真の専門家像である．

医師がそこまでやる必要があるんだろうか？　あとは保健師が…

I 真のプロフェッショナルに求められるもの

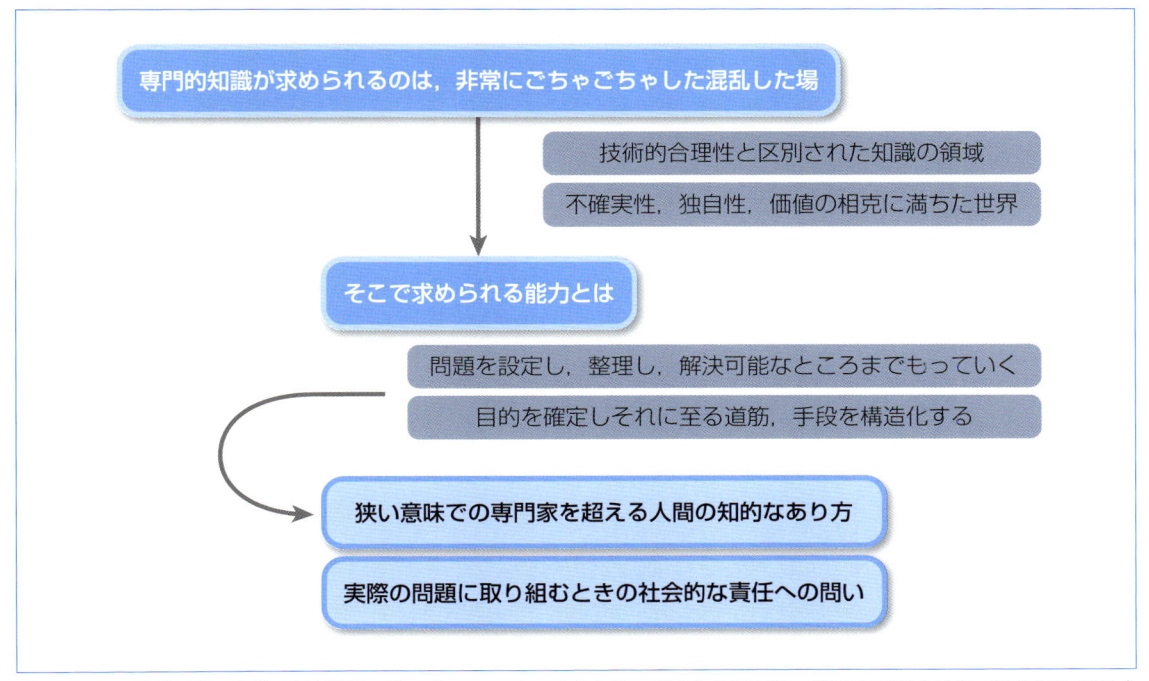

- 専門的知識が求められるのは，非常にごちゃごちゃした混乱した場
  - 技術的合理性と区別された知識の領域
  - 不確実性，独自性，価値の相克に満ちた世界
- そこで求められる能力とは
  - 問題を設定し，整理し，解決可能なところまでもっていく
  - 目的を確定しそれに至る道筋，手段を構造化する
- 狭い意味での専門家を超える人間の知的なあり方
- 実際の問題に取り組むときの社会的な責任への問い

（参考：佐々木毅．記念講演　真のプロフェッショナルとは ～試される知と術～ 第28回医学会総会　特別企画　2011．）

II 真のプロフェッショナルのあり方　～技術的合理性から行為のなかの省察へ～

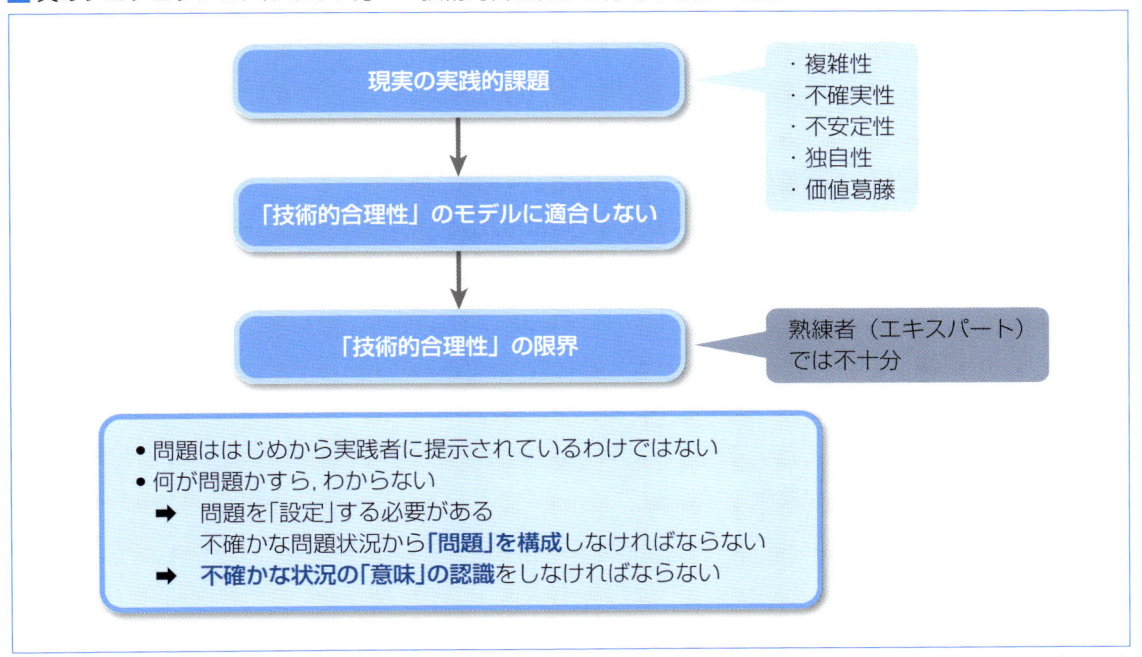

- 現実の実践的課題
  - ・複雑性
  - ・不確実性
  - ・不安定性
  - ・独自性
  - ・価値葛藤
- 「技術的合理性」のモデルに適合しない
- 「技術的合理性」の限界
  - 熟練者（エキスパート）では不十分

- 問題ははじめから実践者に提示されているわけではない
- 何が問題かすら，わからない
  ➡ 問題を「設定」する必要がある
     不確かな問題状況から**「問題」を構成**しなければならない
  ➡ **不確かな状況の「意味」の認識**をしなければならない

（参考：山口恒夫．「師弟関係モデル」から「反省的実践家の育成モデル」へ ―医学教育の転換―第38回日本医学教育学会大会 2006．）

83

症例7-1 プロフェッショナリズム

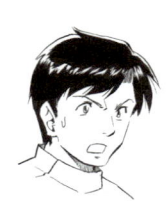

> なるほど，知識や技術が優れているだけではプロフェッショナルとはいえないのですね．エキスパートというのは結局自分の専門領域でかっこよくすっきりと問題解決するだけに過ぎないということですね．

> そうだけど，専門診療科がダメだと誤解していけないよ．どんな専門診療科の領域にも患者さんの混沌とした問題があるはずで，そこに立ち向かっていこうとするのが真のプロフェッショナルということなんだ．

> 混沌としているから何が問題か整理されておらず，事例へのアプローチの仕方もはっきりしていない．だからいろんな手を使って状況を打開していかないといけないのですね．すごく難しそうです．まさに本事例がこれに当たりますね．

> 本事例にどうアプローチするかは確かに難しい．難しいことだからこそプロフェッショナルの仕事というわけだ．

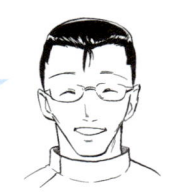

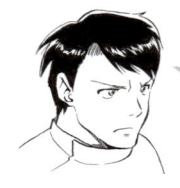

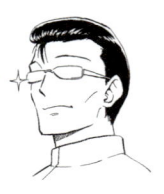

❷ 成長を続ける姿勢を保つ ～卓越性の追求～（プロフェッショナリズムの定義について）

　プロフェッショナリズムの定義はいろいろあり一定していない．しかし，どれにも同じような要素が含まれている．Ⅲはその一つで，人間性があり，自分の利益より患者の利益を優先し（利他主義），常に卓越した能力をもち続けることがプロフェッショナリズムの要素であることは，容易に理解できる（説明責任については後述）．

　卓越性を追求し続けるということは，常に勉強し続けて能力を維持するということである．また，常に新しい課題に挑戦し続ける，ということも卓越性の追求に当たる．このような姿勢と能力の維持のない医師には，患者は医師を信頼して自分の身を委ねることができないといえる．

III Stern によるプロフェッショナリズムの定義

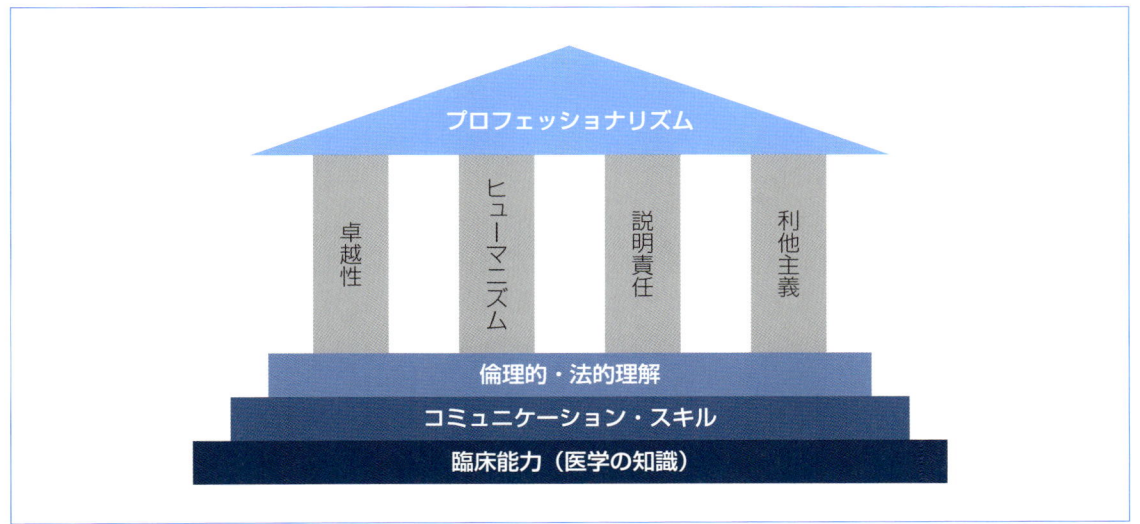

```
                  プロフェッショナリズム
         ┌─────┬─────┬─────┬─────┐
         │ 卓  │ヒュー│ 説  │ 利  │
         │ 越  │マニ  │ 明  │ 他  │
         │ 性  │ズム  │ 責  │ 主  │
         │     │      │ 任  │ 義  │
         └─────┴─────┴─────┴─────┘
            倫理的・法的理解
          コミュニケーション・スキル
           臨床能力（医学の知識）
```

（参考：D. T. スターン編著，天野隆弘監修．医療プロフェッショナリズムを測定する―効果的な医学教育をめざして―．東京：慶応義塾大学出版会；2011.）

卓越性	：知識・技術に秀でる．スタンダードを超えることを追求し続ける → 生涯学習：自己主導的学習，情報探索能力
ヒューマニズム	：尊敬・共感・同情・敬意・誠実性を備える
説明責任	：自分の活動を正当なものとし，その活動に責任をもって取り組む 患者・社会のニーズに応える
利他主義	：自己の利益ではなく，患者の利益を優先する

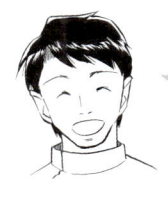

> 卓越性の追求というのはわかりやすいですね．やはり常に最新の知識と技術をもっていなければいけないということは当然のことです．

> うん．ただ，実際にはなかなか難しいことだ．医学知識はどんどん増えてきており，医療技術もどんどん進化してきている．これをどのように維持していくかは，生涯学習をどのように継続していくか，という新たな課題を突きつけられることでもある．医学部卒業後何年も経つと臨床能力が低下するという報告もあり，もう十分勉強したから大丈夫ということはあり得ないんだ．

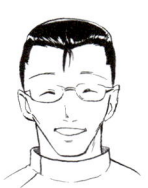

症例7-1 プロフェッショナリズム

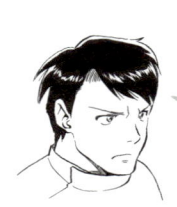

> どのように勉強し続けるかということを考えて，それを実際に実践すること，これ自体がプロフェッショナリズムということになりますね．

> それに加えて，医学の知識や技術だけではなく，医療に関するさまざまな問題に気づき，それに対処していこうとすることも，医師としての能力の幅を広げ医師として向上していくことになるから，卓越性の追求といえるだろうね．

> 本事例で考えると，糖尿病と感染症のマネジメントの最新の知識と技術をもっていることに加えて，社会的弱者に対する包括的ケアの視点をもっているということが，卓越性を維持しているということの一つの証になるでしょうか．

> いい気づきだね．そのような気づきができることは省察（自分の行為と決断を振り返る）ができるということだ．この省察ということもプロフェッショナリズムの一つの要素になるよ（Ⅳ）．

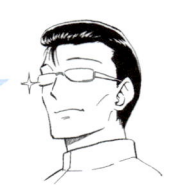

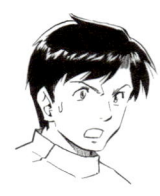

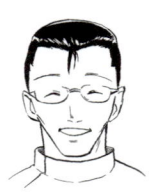

Ⅳ 規範に基づいた定義

① 自己の利益よりも他人の利益を優先する
② 倫理的・道徳的スタンダードを遵守する
③ 社会的ニーズに応え，奉仕するコミュニティとの社会的契約を反映して行動する
④ 慈悲的価値観（正直さと尊厳・ケアと同情・利他主義と共感・尊敬・信頼）を明示する
⑤ 自己と同僚への説明責任を果たす
⑥ 卓越さを常に追求する
⑦ 学術活動と医学の進歩への責任を持ってかかわる
⑧ 高度の複雑さと曖昧さを扱う
⑨ 自分の行為と決断を振り返る

(Swick HM. Toward a normative definition of medical professionalism. Acad Med 2000；75：612-6.)

それに加えて，今回のような困難な事例をなんとかマネジメントしていくことは，自分が快適に対処できる課題をこなしていくことに比べ，より大きな力をつけることができる．これは不快適の教育学（pedagogy of discomfort）ともいわれるものだ（Ⅴ）．

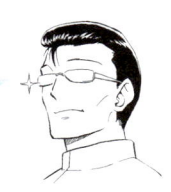

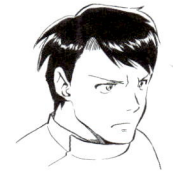

プロフェッショナリズムの定義って，いろいろあるんですね．ただ，これらをじっくり見比べてみると，たしかに同じような要素が挙げられていますね．Ⅵの定義のなかにある「能力に関する責務」というのは卓越性の追求のことですね．先生が私に事例を振り返って指導してくれているのは，「後進を育成する責務」ということになりますね．本事例で精神的な疾患や生活環境の問題のためにクリニックにきちんと受診できていなかったことは，「医療へのアクセスを向上させる責務」を私たちが果たしていなかったことになるのかもしれません．そして，患者さんやそのお姉さんのような社会的弱者に何らかのアプローチをしてこなかったのは，「社会正義の原則」を怠っていたということになるのかもしれません．プロフェッショナリズムって，結局のところ，社会から求められるよい医者ってどんなものかってことなんですね，たぶん．

Ⅴ 不快適の教育学（困難なケースからの学び）

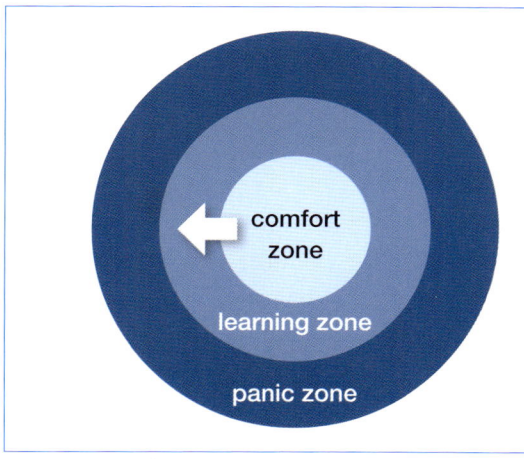

・困難なケースは専門職者の強力な学習機会となる

・自分が取り組むことができる複雑性の上限で問題を吟味するために，快適領域（comfort zone）から外に出たときに実践家は専門技能を発展させる

（Sommers LS. Practice inquiry：clinical uncertainty as a focus for small-group learning and practice improvemet. J Gen Intern Med 2007；22：246-52.）

症例7-1 プロフェッショナリズム

Ⅵ 新ミレニアムにおける医のプロフェッショナリズム：医師憲章

ABIM Foundation. American Board of Internal Medicine；ACP-ASIM Foundation. American College of Physicians-American Society of Internal Medicine；European Federation of Internal Medicine.：Medical professionalism in the new millennium：a physician charter. 2002, 136, 243-6.

（参考：永山正雄，前田賢司．米欧合同医師憲章と医のプロフェッショナリズム ―日本版内科専門医憲章策定をめざすプロジェクトの成果―．内科専門医会誌 2006；18：45-57.）

3つの基本的原則
① 患者の福利優先の原則
② 患者の自律性に関する原則
③ 社会正義の原則

プロフェッショナルとしての10の責務
① プロフェッショナルとしての能力に関する責務（常に学び続け，最善の能力を維持し続ける）
② 患者に対して正直である責務
③ 患者の秘密を守る責務（守秘義務など）
④ 患者との適切な関係を維持する責務
⑤ 医療の質を向上させる責務
⑥ 医療へのアクセスを向上させる責務（地域医療や救急医療などを含む）
⑦ 有限の医療資源の適正配置に関する責務
⑧ 科学的な知識に関する責務（医学・臨床研究）
⑨ 利益相反の管理により信頼を維持する責務（製薬会社との適切な関係維持など）
⑩ プロフェッショナルの責任を果たす責務（仲間や後進を育成する義務）

※カッコ内は筆者加筆

> 社会から求められる医師像は，ある程度皆で共有されるものがあるんじゃないかな．そのような社会のニーズに応える真の専門家としての医師のアイデンティティを形成し続けていくことがプロフェッショナリズムの本質だ．professionalism の ism は action と process を意味しており，常に行動していくこと，そしてそのような行動を取り続けていくその過程こそがプロフェッショナリズムということなんだよ．よってプロフェッショナリズムに到達点はなく，常に向上し続けているそのプロセスの途上にあり続けることが重要なんだ．

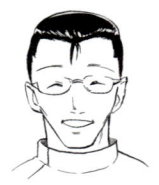

❸ 社会的視点をもつ ～社会的説明責任～

　プロフェッショナリズムは，患者や社会からの信頼を担保するためのものである．患者は医師の能力や態度を正確に推し量ることはできない．この状態は情報の非対称性と呼ばれる．医師の人間性や能力（卓越性）に関して十分情報をもたない患者は，一定の特別な権利を医師に与えることで，その見返りとしてプロフェッショナリズムで応答してもらうことを期待し，

Ⅶ プロフェッショナリズムは社会との契約

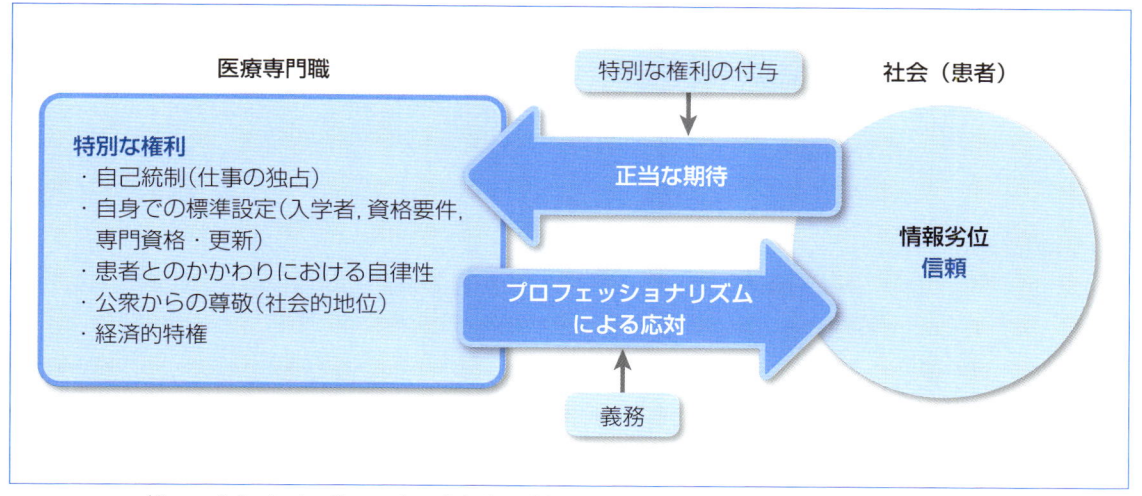

医療専門職

特別な権利
- 自己統制(仕事の独占)
- 自身での標準設定(入学者,資格要件,専門資格・更新)
- 患者とのかかわりにおける自律性
- 公衆からの尊敬(社会的地位)
- 経済的特権

特別な権利の付与 → 正当な期待 ←
プロフェッショナリズムによる応対 →
義務 ↑

社会(患者)
情報劣位
信頼

(Cruess S. Professionalism and medicine's social contract with society. Clin Orthopaed Relat Res 2006. 449:170-6.)

全幅の信頼を寄せてもよい状態をつくっているという説明もされている．これは，プロフェッショナリズムは社会との契約であるという考え方である（Ⅶ）．よって，医師・医師集団は患者に対しては当然のことながら，社会に対しても責任をもった行動，態度を示していかなければならないということである．

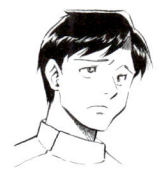

一人ひとりの患者さんをしっかり診療して，その責任をもつというのは当然のことですが，社会に対しても責任をもつ，というのはどういうことなのでしょうか？

社会のなかにはいろいろな医療の問題があるよね．たとえば，救急患者の受け入れがなされず患者さんが不幸な転帰を辿るケース，地域の医療機関に医師が不足して地域医療が成り立たなくなるケース，今後，超高齢社会が進み医療と福祉が十分に提供できなくなるのではないかと危惧されている2025年問題，などなど．どれも医師一人が対処できる問題ではないけど，一人ひとりの医師が状況をじっくり考え，医師集団全体として何らかのアクションを起こしていかなければならない問題だ．このような公的な視点をもつことがプロフェッショナル・プロフェッションの重要な要件なんだ．

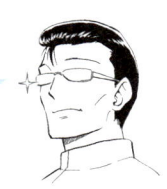

症例7-1 プロフェッショナリズム

Ⅷ 公共の善とプロフェッショナリズム

- **■ エキスパート**
  単なる知の適用…社会的ニーズに言及していない

  ↓

- **■ プロフェッショナル**
  社会的視点をもつ…公共的・社会的目的という強い意識

(Swick HM. Toward a normative definition of medical professionalism. Acad Med 2000；75：612-6.)
(Graham C, et al. Widening debates about medical professionalism. Med Educ 2013；47：333-41.)

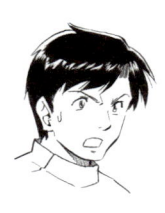

> 今回の事例で言うなら，社会的弱者が地域社会のなかでどのように健康に暮らしていけるか，地域の医療専門職皆で考えることになるでしょうか．

> そうだね，そのようなことができるようになると，地域での診療活動にいろんな広がりが出てくるよね．地域に住む全住民の健康の維持・向上のために，診療所や病院の医師や看護師，地域のその他の医療職や保健福祉職員，資源をどう連携させるかを皆で考え，地域の健康課題に対処することができるようになるだろうね．このような公共の善のために尽くすという視点がプロフェッショナリズムにおいて重要な要素だ（Ⅷ）．

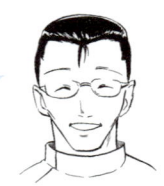

❹ 個人として，専門職集団としてプロフェッショナリズムを保つ
〜プロフェッション（専門職集団）として〜

　これまで解説してきたようなプロフェッショナリズムの定義は，個人としてのプロフェッショナリズムと専門職集団全体としてのプロフェショナリズムの2つに分けて整理すると理解しやすい．患者を癒す（healer）個人として備えるべき要素と，専門職集団（profession）として備えるべき要素があると考えられる（Ⅸ）．
　「癒し人」としての要素は比較的理解しやすい．一人の医師として患者に全人的に向き合うための態度であるといえる．一方で，専門職集団としての要素は時に見過ごされがちになっているかもしれない．自律性とは，ほかから強制されることなく自らが自主的に行動していくこ

IX 医師個人と専門職集団のプロフェッショナリズムの要素

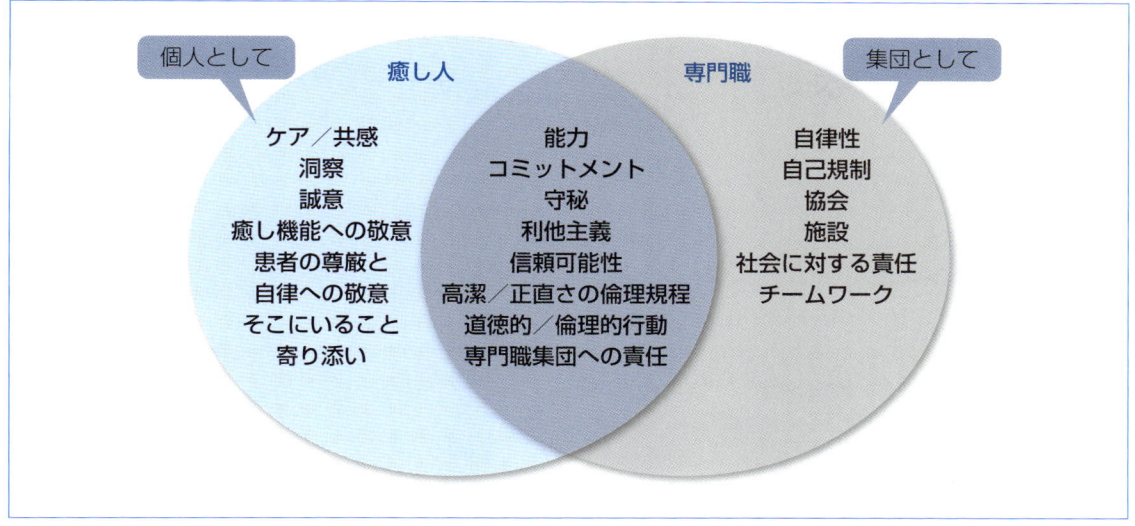

個人として ― 癒し人
- ケア／共感
- 洞察
- 誠意
- 癒し機能への敬意
- 患者の尊厳と自律への敬意
- そこにいること
- 寄り添い

専門職（重なり部分）
- 能力
- コミットメント
- 守秘
- 利他主義
- 信頼可能性
- 高潔／正直さの倫理規程
- 道徳的／倫理的行動
- 専門職集団への責任

集団として
- 自律性
- 自己規制
- 協会
- 施設
- 社会に対する責任
- チームワーク

（参考：スターン DT 編著，天野隆弘監．医療プロフェッショナリズムを測定する ―効果的な医学教育をめざして―．東京：慶応義塾大学出版会；2011．）

とである．医師が専門職集団全体として社会からの信頼を得られるよう考え，行動していくための要素がこれにあたる．たとえば，法律や社会からの圧力によって行動するのではなく，患者や住民のために自律的に行動を起こしていくことを指す．自己規制とは，自ら自主的に自身を律していくことであり，新しく設計される専門医制度などはそれにあたる．

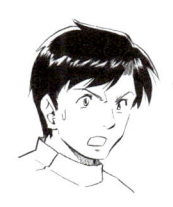

「そこにいること」「寄り添い」ということはどういうことでしょうか？

かつては患者さんの病気は感染症などの急性疾患が多く，適切な治療を施せば元気に回復して元の健康な状態に戻っていくという経過を辿っていた．しかし現在は，慢性疾患や悪性腫瘍，老年症候群などのように，元の健康な状態には戻りにくく長期的な治療やケアが必要な疾患が多くなってきている．こんなときに医師は治療が効果をあげないことを医療の敗北のように感じ，患者さんに背を向けてしまうようなことがある．先生はどうだろう？

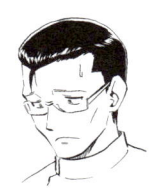

症例7-1 プロフェッショナリズム

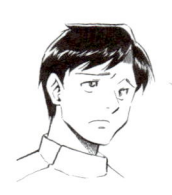

> たしかに，終末期や慢性の疾患でこれ以上治る見通しがない患者さんの所へ足を運ぶのは，なんとなく気が重いときがあります．

> もし自分が患者さんだとして，医師からそのような態度で接せられたらどう感じる？

> なんだか見捨てられたような気がして悲しい気持ちになりそうです．

> うん．治らない病気をこれから長く抱えて生活していかなければならないからこそ，誰かが傍らにいてあげる必要があるんだ．治療はできなくても，そこにいること，寄り添っていくことには大きな意味がある．

> なるほど，よくわかります．もう一方の専門職としての要素は，医師全体として社会から信頼を寄せてもらうための要素ですね．

> 不幸にも，医師集団に対して患者さんや社会は不信感を抱いていることがあるよね．医療過誤の隠蔽，臨床研究の不正，能力不足の医師による医療ミス，あまりに専門分化したための患者さんのたらい回し，などなど．これらは医師全体としてアプローチしていかなければならない問題だ．そのためには一人ひとりが傍観者ではなく，積極的な参加者として活動していかないといけない．

> たしかにそうですね．これまでは医師集団として社会にどう向き合っていくかというような大きな視点はもったことがありませんでした．でも，まずは問題を自分のこととして一人ひとりの医師がじっくり考えることからはじめる必要がありますね．

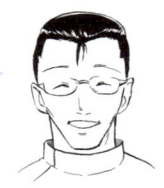

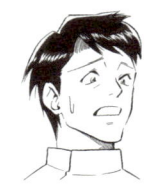

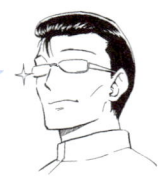

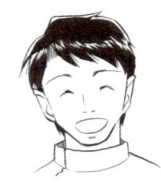

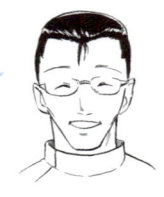

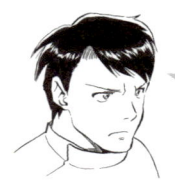

症例の経過

　今回の事例の患者をこれからどうケアしていくのがよいか，すぐには考えつかなかった．そのため，まずは保健師と地区の民生委員とクリニックの職員で今後の対処法を考える会議を開くことにした．専攻医は初めてクリニック以外の専門職員とコミュニケーションをとることになったのだが，医師である自分がこのような問題に取り組むことについて，彼らから大きな期待が自分に寄せられているのを肌で感じた．このような会議を医師である自分が率先して開いたことを高く評価してくれているようであった．専攻医は，医師がクリニックを飛び出して地域の健康問題に対処しようと努力することが，地域の医療専門職に大きなインパクトを及ぼすことを強く感じた．

　その後，何度も会議を開き，それぞれの専門職の専門知識と技能を出し合って検討を重ねた．そして，何度も患者宅を訪れコミュニケーションをとって良好な関係を構築していった．その過程で少しずつ患者とその姉は専攻医を中心とするケアチームの考えを受け入れてくれるようになり，一時的に施設に入所して精神科治療と糖尿病治療を受けることと今後の生活の調整をすることに同意してくれたのであった．

　この混沌とした事例は，少しずつ霧が晴れて視界がはっきりしていっているようだった．大きな前進ではないが，少しずつ問題が整理され解決に向けて前進していっているように専攻医は感じた．医学的知識や技術ではない，何かそれよりももっと重要な能力を少し身に付けることができ，プロフェッショナルとして一歩成長できたように感じたのであった．

復習のポイント

- Q1　現代に求められる真の専門家（プロフェッショナル）である省察的実践家とは何ですか？
- Q2　プロフェッショナリズムの定義にはどのようなものがありますか？
- Q3　社会的説明責任とは何ですか？　なぜそれが重要なのですか？
- Q4　医師個人として，医師集団としてのそれぞれのプロフェッショナリズムの要素は何ですか？

プロフェッショナリズムが問題となる症例を見つけるコツ

　事例の課題に取り組む際，何か困難を感じたり，何らかの感情が惹起されたりしたとき，そこには何らかのプロフェッショナリズムの問題が潜んでいると考えられる．そのような場面に遭遇したときには，その事例を冷静に振り返るために事例から少し距離を置いてじっくり考えてみる（省察する）のがよい．一人で省察するのも悪くはないが，同僚とともに安心・安全な環境（どのような意見や考えも決して非難されることなく，前向きに受け入れられる環境）のなかで省察するとより深みが増し，大きな学びにつながる．

　また，通常通り平穏に経過しているようにみえる事例でも，あえてじっくり省察してプロフェッショナリズムの問題が潜んでいないか検証してみるのもいいだろう．Ⅲ，Ⅳ，Ⅵに示した

症例7-1 プロフェッショナリズム

プロフェッショナリズムの定義をみながら，どこかに合致する事案がないかと考えてみてほしい．見過ごされていた問題が浮かび上がってくることを実感できるはずだ．

●文献

[1] R. L. クルーズほか編著．日本医学教育学会 倫理・プロフェッショナリズム委員会監訳．医療プロフェッショナリズム教育 理論と実践．東京：日本評論社；2012.
やや難解だが，プロフェッショナリズム全般に関してレビューできる非常に有用な本．
おススメ！ 難易度★★☆

[2] D. T. スターン 編著．天野隆弘監修．医療プロフェッショナリズムを測定する－効果的な医学教育をめざして－．東京：慶応義塾大学出版会；2011.
プロフェッショナリズム評価についてまとめられているが専門的なので，しっかり勉強してみたい人向き．
難易度★★★

[3] 宮崎仁ほか編．白衣のポケットの中 医師のプロフェッショナリズムを考える．東京：医学書院；2009.
プロフェッショナリズム事例をどのように考えるか，ケーススタディが掲載されている．
難易度★☆☆

[4] 伴信太郎，藤野昭宏編．シリーズ生命倫理学19巻 医療倫理教育．東京：丸善出版；2012.
第7章の「医学教育における医療倫理」にてプロフェッショナリズム教育全般について概説されている．指導者向き．
難易度★☆☆

[5] 宮田靖志．プロフェッショナリズムと省察的実践．日本プライマリ・ケア連合学会誌 2012；35：70-5.
プロフェッショナリズム全般について概説されている．
おススメ！ 難易度★☆☆

[6] 宮田靖志．Significant Event Analysis（SEA）で振り返る．総合診療医の最前線 医療再生をめざすGeneral Physician. Modern Physician 2009；29：240-43.
省察を深めるためのSEAの実施法に関する秘訣が概説されている．
おススメ！ 難易度★☆☆

[7] 宮田靖志．プライマリ・ケア現場の不確実性・複雑性に対処する．日本プライマリ・ケア連合学会誌 2014；37：124-32.
複雑，曖昧，困難な臨床事例にどう対処すべきかについて，概説してある．
おススメ！ 難易度★☆☆

MEMO

症例 7-2 ▶ 生涯学習

どうしたら総合診療医として成長できますか？

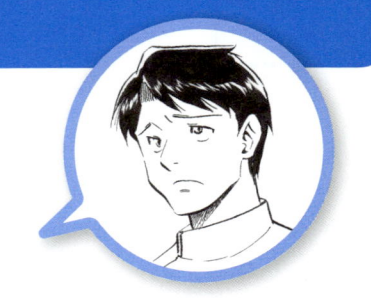

川崎医療生協 川崎セツルメント診療所　遠井敬大

事例

ある日の夕方，いつものように診療が終わり，診察室の後ろを通りがかると専攻医がため息をついている様子．「どうかしたの？」と声をかけると，「じつは先生…」と声をかけてきた．

専攻医　日々，外来の診療を頑張っているつもりなのですが，自分が成長しているのか不安になることがあります．毎日のように疑問も出るのですが，なんとなくわからないまま翌日になってしまい，また同じような疑問にぶつかったりしています．大学の同期で専門医の道へ進んだ友達が，どんどんいろいろな手技などを習得している話を聞くと，このままでいいのか不安にもなります．総合診療医として今後自分が成長していくにはどのように学んでいったらいいのでしょうか．

指導医　そうだね．総合診療医にとって「生涯学習」は難しいテーマの一つだね．せっかくだから少し考えてみようか．

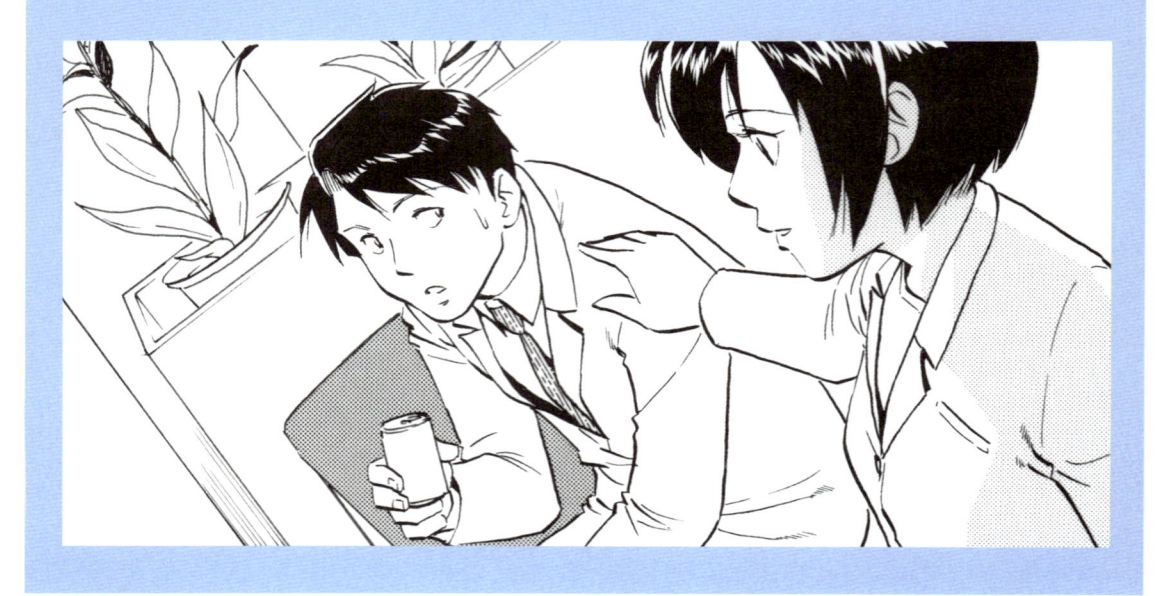

▶ 指導医の先生，こんな事例にはどのように対処したらよいですか？

攻略法

A　生涯学習の方法を検討する

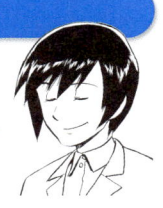

　生涯学習に関して，継続的に自分自身の弱点を補強することが重要である．弱点とは「学習ニーズ」であり，毎日生じる臨床上の疑問はこまめにメモをとり，信頼できる evidence based medicine（EBM）の2次資料を使いこなし，効率的に疑問を解決する必要がある．特に総合診療医は，診療範囲が広く，専門医に比べその健康問題に遭遇する頻度は圧倒的に少ないのが現状である．そのため，網羅的な学習は限界があり，想定外の問題が起こった場合に，その問題に対処するために行動しながら省察を行い（reflection in action），またその後，行動を振り返り（reflection on action），次の課題を導き出すような，「振り返り」の学習スタイルが求められる．また，チーム内で生じた「困ったこと」や「印象に残ったこと」などは，significant event analysis（SEA）というセッションを用いてチーム内で共有・学習を行うと，よりチームでの学びが深まる．そのほかに研修医や学生への教育を通して自分自身の課題が明らかになり，学びにつながることも多い．これらについて，その方略などを中心にまとめるとよい．

生涯学習の目的とは

　生涯学習の目的は，単に自己の「業績」のためではなく，総合診療医とそのチームが提供している「医療の質」を向上させることによって，患者や地域の健康に貢献することである．医療の質を向上させる手段の一つとして，医師の診療パフォーマンスの向上がある．その要素は主に次の3つに分類される．

> ① 医師のコンピテンシー
> ② 医療を取り巻く制度などのシステム
> ③ 個人的資質

　生涯学習を考えるときには，医学的な知識や技術だけでなく，チームメンバーの成長，施設運営の改善，個人の人間的成長などもその視野に入れなければならない．

症例7-2 生涯学習

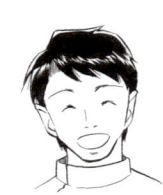

なるほど．生涯学習の目的はよくわかりました．具体的に日々どのようなことに気をつけていればいいですか？

専門医の生涯学習は，専門領域の知識や技術を最新のものにして，自分の専門領域の患者さんを数多く診察することでその成長を促すと考えることができるよね．しかし，総合診療医はその健康問題が多岐に渡るため，同じような方法はできないの．そこで，継続的に自分自身の弱点を補強し続けることが重要になる．その弱点は自分自身で見つけなくてはいけないので，結構大変なのよ．

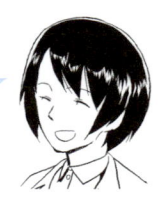

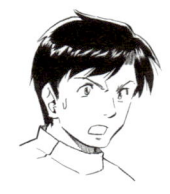

弱点を明らかにする方法ってなんでしょう…？

自分自身の弱点，つまり「学習ニーズ」を明らかにする方法は，Ⅰのようなものがあるよ[1]．特に，疑問が生じたときに即時に信頼できるリソースを使って調べ，現場で適応させることを可能にすることが大切ね．現在は英語の媒体が多いけど，よく総合診療医の現場で使用するものはDynaMed™，UpToDate®，American Family Physician®などが挙げられるわ．臨床上の疑問は毎日生じるけれども，すぐにメモをとることも大切だし，それを後で見返し，振り返る習慣をもつことも大切．これを「ログ付け」というわ．たとえば，Evernote®のようなIT媒体にメモをとっておけば，後で編集や検索も容易なので，そういったツールを活用するといいよ．
ただし，単にログを付けるだけでは，日々の診療のなかに疑問が埋もれてしまい，総合診療医の現場で遭遇する複雑な事例にうまく対応できないこともあるわ．

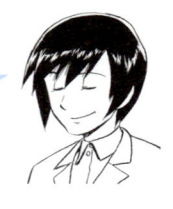

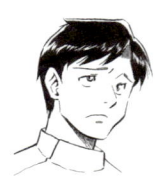

記録だけなら，たしかにメモを残したりしていますが，なかなかうまくまとめられないことも多いです．具体的にはどのようにやったらいいですか？

I 学習ニーズを明らかにする方法

日常診療活動から
- 紹介を要する例
- 知らなかったこと・疑問点をメモする
- 問題解決が困難な事例
- 医療事故
- 患者からの要望・苦情
- CPC

診療チームメンバーから
- 事例検討会
- SEA
- 教育セッション
- 研修医への教育を通じて
- 上司からのアドバイス
- 同僚からのアドバイス

診療外活動から
- 学会に参加
- ジャーナルを読む
- 各種メディア

診療の質改善の取り組みから
- 患者満足度調査
- リスク分析
- ISO 取得
- クリニカルインディケーターを使用した質評価

（藤沼康樹編. 新・総合診療医学 家庭医療学編 第 2 版. 東京：カイ書林：2015.）

> 大切なのは「振り返り」という作業ね．単に学習した内容を記録して調べるだけでなく，学んだことを新たな場面や出来事に遭遇したときに生かす能力を伸ばすためには，「振り返り」という作業はとても重要といわれているわ．特に「明確な答えのない複雑でややこしい問題」に対応する機会が多い総合診療医は，その思考プロセスを言語化し，構造化することはとても重要な作業よ．まさにポートフォリオ作成もそのような作業の一つね．

> 「振り返り」の方法はどのようにしたらいいでしょうか？

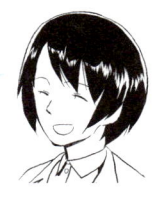

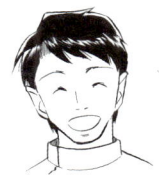

症例7-2 生涯学習

II 構造的な振り返りのフォーマット

うまくいったこと (どんなことでもうまくいった部分はかならずある)	改善すべきこと (ここだけに議論を集中しない，犯人探しをしない)
感情的には (その時の感情を見つめなおす)	Next Step ～学びの課題 (この議論に時間をもっともかけるのがよい)

(横林賢一ほか．ポートフォリオおよびショーケースポートフォリオとは．家庭医療 2010；15 (2)：36．)

「振り返り」に関しては，やはりメンターの役割が重要ね．特に後期研修中は，指導医と月に1回程度「振り返り」の時間を設けるのが大事．はじめのうちは，きちんと指導と助言をしてくれるメンターの存在が大きいからね．発表する内容は，印象的な事例や感情を揺り動かされるような事例が適しているよ．発表時は構造的な「振り返り」のフォーマットを使って進めよう (II)[2]．このように継続的に振り返り経験したことを学習し，次に生かすように学びを続けることは，総合診療医の生涯学習では重要な作業よ．

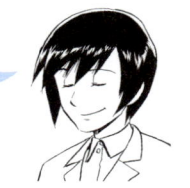

研修終了後の生涯学習としては，同じような志をもった仲間とそういった時間を設けて，小グループでディスカッションする方法もあるよ．Balint が提唱した方法で，地域でチーム医療を展開するなかで，医療者が興味深く重要であると感じた症例や出来事に対して，チームメンバー内でディスカッションし対応に改善がなかったか，今後にどう生かせるかを意見交換するといったものがあるわ．

また，チーム内が重大な事例や症例にかかわった場合，チームを巻き込んで詳細に，かつ系統的に省察し，今後の改善につなげていく SEA という方法もあるの．これは医師個人やチームとしての質改善の生涯学習を実践する有能なモデルなので，ぜひ実践してみて．具体的な方法は，数名程度の小グループを形成して，ファシリテーターと発表者を選び，発表者は重大な症例に関して詳細に述べ，改善案について示すような流れになる．あまり肩肘張らずに，リラックスした雰囲気でやるのがポイントね．どの方法も本質的な違いはないけど，SEAは，批判をしない "No blame culture" を大切にしているの．SEA では特に発表者が深層に関しての感情について語った場合に，それを批判され，責められているように感じる状況になってしまうと，その後も表面的な「振り返り」となってしまう可能性があるからね．SEA を建設的な学びの場とするためにも，"批判しない" 環境は大切．医療チームメンバー内での率直な，本音の意見交換を阻害しないためにも重要なの．

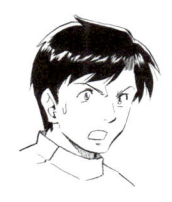

なるほど．いろいろ参考にしてぜひ取り組んでみようと思います．でも，続くかがちょっと心配ですね．なんとなく大変そうだし．

そうね．実際に一人で学習を進めることも有用だけど，なかなか忙しい毎日のなか，これらの生涯学習を継続することは結構難しいわ．精神的にも時間的にも辛いよね．「振り返り」に関しては，指導医とまとまった時間をとりながら定期的に行うことがとにかく大切．その際に出てきた学習課題に関しては優先順位をつけて学習計画を立てることも大切ね．
今は Web 媒体（Google，Skype など）を使って，時間の制約を超えて「振り返り」を行うことも可能になっているけど，時間の制約がないぶん，業務時間以上の時間をとられる可能性もある．プロフェッショナルとして，生涯学習にかける時間と自分自身や家族へのケアのための時間のバランスを意識することも忘れないようにしてね．
同じような研修医の仲間と一緒に振り返りや学習の機会を作ることも，継続するコツの一つね．そのほかには，後輩や学生に定期的に「教える」機会を作ることも自分自身の学びにつながることが多いわ．「教えることは学ぶこと」を実践するといい生涯学習になるよ．

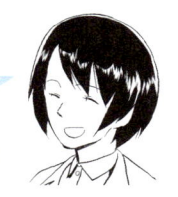

症例の経過

　翌日から，診療記録（ログ）をつけはじめ，その場の疑問は DynaMed™ などの電子媒体を使って調べた．短時間で調べきれない場合は，その日の診療の終わりに指導医を交えて質問したり，他の媒体で調べたりするようになった．また，今までは特に診療の「振り返り」は行っていなかったが，月に1回指導医にお願いし，専攻医と指導医が全員決まった時間に集合し，1か月の「振り返り」を行い，学習課題を明確にして全員で共有するようにした．自分自身の「振り返り」も，自分の課題を発見し next step を考えるのに役立ったが，ほかの専攻医の「振り返り」を聞くことも自己の学びの発見につながることも多く，生涯学習としてもとても役立っている．また，初期研修を対象に「総合診療」に関する勉強会を3か月に1回のペースで仲間とはじめることにした．総合診療医に興味のある初期研修医からニーズを聞き出し，専攻医たちで準備しているのだが，教えることが学びの機会にもなり，自分自身の学習のよい機会にもなっている．

復習のポイント

Q1 生涯学習の目的には具体的にどのようなことが挙げられますか？
Q2 学習ニーズを明らかにする方法はどのようなものがありますか？

生涯学習を利用する症例を見つけるコツ

　生涯学習の方法は，総合診療医の研修において，実際にかなり悩む場面が多い．最近はITを駆使して学習を効率化する方法があるので，自分自身でそのような方略を考えた場合は，よいポートフォリオの題材になる可能性がある．また，指導医不足など学習が困難な状況ほど，生涯学習に工夫をすることが必須になると思われるため，そのような状況で工夫した例をポートフォリオにぜひつなげてほしい．

参考文献

[1] 藤沼康樹編. 新・総合診療医学 家庭医療学編 第2版. 東京：カイ書林；2015.
日本の家庭医による家庭医のための教科書．生涯学習以外にも総合診療専門医に役立つ内容が多く解説されている．
おススメ！ 難易度★★☆

[2] 若林英樹. 自己学習と生涯学習. 日本プライマリ・ケア連合学会編. 日本プライマリ・ケア連合学会基本研修ハンドブック. 東京：南山堂；2012.
家庭医療研修に必要な学習の方法をわかりやすく解説している．
難易度★★☆

[3] 大西弘高ほか. Significant Event Analysis 医師のプロフェッショナリズム教育の一手法. 家庭医療 2008；14（1）：4-13.
おススメ！ 難易度★☆☆

MEMO

症例 8-1 ▶ 組織・制度・運営に関する能力／業務改善

専攻医でもPDSAサイクルを回せる？

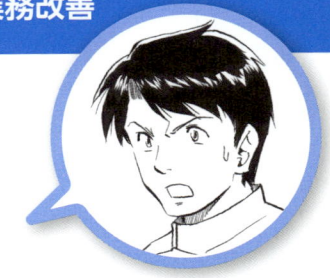

川崎医療生協 久地診療所　喜瀬守人

事例

診療所研修を開始したばかりの専攻医が，ある日の外来で初対面となる2型糖尿病患者から，「最近，足がしびれるんですが，何が原因なんでしょうか？」という相談を受けた．診察したところ，両足関節から遠位（足趾優位）の対称性の知覚低下を認め，糖尿病性神経障害と判断した．フットケアの必要性について説明したところ，患者からは「足のことなんて今まで気にしたことも言われたこともありませんでした．糖尿病で足を切断するなんて話もありますもんね」と言われた．診察終了後にこの患者のカルテをレビューしてみると，ガイドラインで推奨されている項目がいくつか調べられていないことに気づいた．「どうもこれは氷山の一角かもしれない」そう考えた専攻医は，外来終了後の振り返りで指導医に相談した．

専攻医：先生，糖尿病患者のケアが十分に行き届いていないかもしれません．ガイドラインで推奨されているチェック項目を患者さん全体に行き渡らせる必要があるんじゃないでしょうか．

指導医：それは確かにとても重要なことだね．でも，その前に少し考えてみよう．

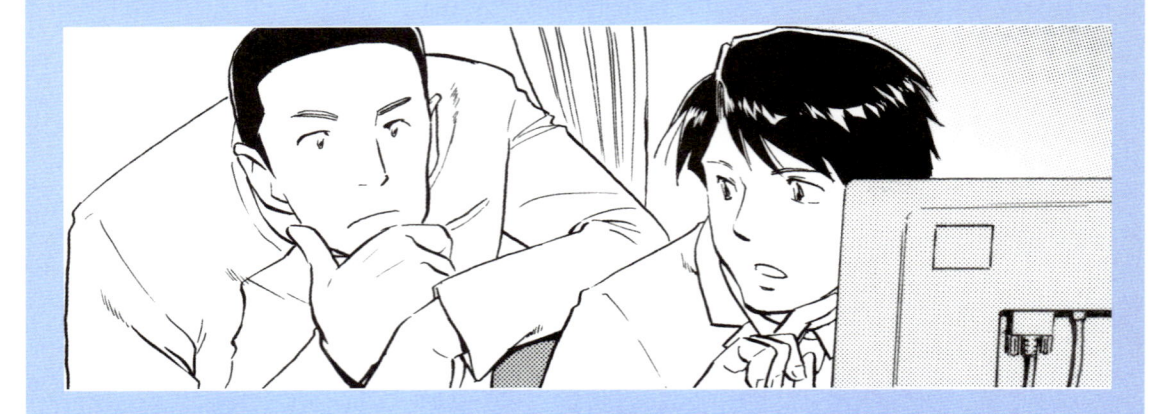

▶ 指導医の先生，こんな事例にはどのように対応したらよいですか？

攻略法

　患者に必要な医療が届いていない，つまり医学的に推奨されている医学的根拠（evidence）と，現場で実践されている医療内容（practice）との間に差があるとき（evidence-practice gap），とりうるアプローチが質改善（quality improvement；QI）の手法である．質改善と業務改善には厳密には違いがあるが，その点は後述する．

> ▶ QIの4つの原則
> - 患者中心に考える
> - 全てのプロセスにおいて，継続的な改善をする
> - 質の向上を追求するために，組織全体を巻き込む
> - 意思決定に際して，データとチームの知恵を活用する

(Coleman, MT, Endsley, S. Quality Improvement：First Steps. Fam Pract Manag 1999；6（3）：23-6.)

　QIにおいては質を向上させるための方法を，技術の向上や個人の資質・努力に頼るよりも，ケアを提供するためのシステム全体として考え，プロセスの見直し，効果的なチーム運営，客観的データの活用などを通じて成し遂げようとする．また，現場で起きている問題は現場で解決する，というボトムアップ的な手段ともいえる．

　医療におけるQIの目的はいうまでもなく，人々の疾病・傷害・機能障害による不利益を継続的に減らし，健康や機能を増進することである．米国医学研究所（institute of medicine；IOM）は，コアとなる6つの目的（ **I** ）を示している[2]．

　QIにおいては，常に患者にとって真の利益が何かを中心に据えなければならない．業務改善においては，たとえば職員のシフトの見直し，電子化・機械化による作業の効率化なども含まれる．これらは，間接的に患者ケアの向上に寄与するといえなくもないが，上記の目的には合致しない．

I QIにおける6つの目的

安全（safe）	患者に害を及ぼさない
効果的（effective）	科学的根拠に基づき，利益のある治療を提供し，そうでないケアを提供しない
患者中心（patient-centered）	患者の嗜好・ニーズ・価値などを尊重してケアを提供する
適時性（timely）	待つための時間や，時に害を及ぼすような遅れを減らす
効率性（efficient）	設備，消耗品，エネルギーなども含めて，無駄を省く
公平性（equitable）	ジェンダー，人種，社会経済的地位によって提供するケアの内容を変えない

症例8-1　組織・制度・運営に関する能力／業務改善

指導医からのアドバイス

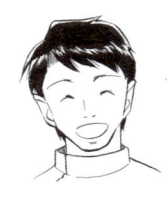

なるほど，evidence-practice gap を埋めるための活動が QI ということなんですね！　それなら，ガイドラインに準拠したチェックリストを作って，私が担当している糖尿病患者に実施してみたいと思います．

それは，専攻医の患者さん限定ってことかな．だとすると，ほかの医師が担当している患者さんからすると不公平だし，スタッフのなかにも十分理解できない人が出てくるかもしれない．まずは，診療所内でチームを作ることからはじめよう．

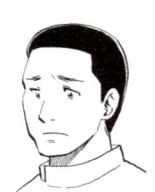

❶ 有効なプロジェクトチームを構成し，メンバー全員が問題意識と方向性を共有する

　まず，チームを支持する基礎を作らなければならない．管理者のサポートは特に重要で，その支持がなければチームが機能不全に陥りやすい．必ずしも管理者自身がチームメンバーに加わる必要はないが，医師・看護師・事務職員など，プロジェクトにかかわりのある多職種で構成する．チーム内では，問題点の指摘や改善の提案が容易になるように，フラットな関係性のチーム作りを心がける．また，組織内に QI の精神を育み，根付かせるために，スタッフ教育や，モチベーションの維持向上のための働きかけを常に行う．QI の経験や知識のあるコンサルタント的な役割の人間を，組織の内部または外部に見つけておくと，スタッフの QI にかかわる技能の向上を助けることができる．

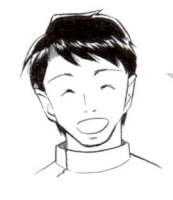

この前，スタッフミーティングで相談したら，看護主任と，若手の事務の方が協力を申し出てくれました．3人で相談したのですが，2人とも具体的なイメージが湧かないみたいです．QI で取り組むテーマって，どうやって探すんでしょうか．

QI チームが始動して，順調なスタートだね．QI のテーマを探すのにはいくつか着眼点があるよ．

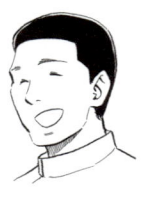

❷ 診療全体をシステムとして捉え，課題を見つけるための工夫を怠らないようにする

チームが取り組むべき QI のテーマは，次の工程で発見されることが多い．

▶ **クレーム，インシデント・アクシデントをきっかけにする**
- 実際に何か問題が起こったときが，QI をはじめるきっかけとして最もわかりやすい．緊急性が高いうえ，職員の危機意識も高まっていることが多く，組織に変革をもたらすチャンスと考えることもできる．ただ，クレームやインシデント・アクシデントは氷山の一角に過ぎない．家庭医らしく，コトが起こってしまうより前に予防することも同時に進めたい

▶ **無駄やボトルネックを探す**
- 診療のどの部分に無駄があるのかを確かめる．患者フローのボトルネックはどこか，省略できる業務はないか，カルテや物品を探すのに時間がかかり過ぎていないか，使われていないスペースはないか，など患者やスタッフの目線で探してみる

▶ **診療内容を吟味し，evidence-practice gap の大きい部分を探す**
- 診療録をレビューしたり，診療統計を分析したりして，エビデンスに基づいた診療を実践しているかを確認する．全例調査を行うのは時間と労力がかかり過ぎるので，部分的に抽出したり，期間を決めて行ったりするなど，実現可能性も踏まえる

▶ **ほかに上手くやっているところを見つける**
- 近年，病院を中心に医療の質の指標（quality indicators）を公開している医療機関も多い．あるいは，pay for performance の概念に基づいて医療内容の評価をはじめている英国や米国からの研究発表や質の指標を参考にする．ベストプラクティスを実践している医療機関の情報を入手し，詳細について確認してみるのも便利な方法である

QI に取り組むことは，理想と現実の戦いである．取り組むべき課題はたくさんあるのに，時間も人員も限られている．優先順位を定める方法として，次の3つの「I」を検討するとよい[3]．

- **インパクト（Impact）**：患者や社会にとっての重要性．死亡率，合併症，コストなど
- **改善可能性（Improbability）**：理想（evidence）と現実（practice）のギャップが大きい．QI を実施することにより見込まれる改善の度合いが大きい
- **包括性（Inclusiveness）**：対象となる患者が多い

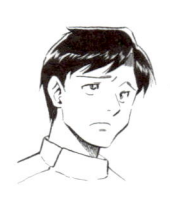

症例8-1　組織・制度・運営に関する能力／業務改善

> 今までほとんど手付かずだった，糖尿病患者さんのフットチェックを看護師中心でやっていこうということになりました．来週に看護師向けの勉強会をやって，2〜3週間後くらいにはじめられればと思うんですが，どうでしょうか．

> 改善可能性を重視したということだね．では，それをもっと「見える化」しよう．

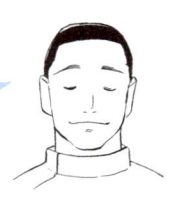

❸ 現状と目標を明示することで，改善への道筋が明らかになり，モチベーションも向上する

　QI のプロセスにおいて重要なポイントの一つは，「何を」，「いつまでに」，「どれだけ」改善するかを明確化することである．前項で診療録のレビューや診療統計の分析を行うと述べたが，このときに現状把握のための調査を行うとよい．そもそも，現状が把握できなければ，目標自体を立てられない．目標が明確でないと，成果を実感しにくかったり，モチベーションが高まらず尻すぼみに終わったりする．本例であれば，前月に受診した糖尿病患者をリストアップし，過去1年間のフットチェック実施率を確認する．このとき，作業効率は電子化（とデータ抽出機能）の性能に大きく依存するが，紙カルテであれば部分抽出した数で調査を行うなど，実現可能性を重視することもやむを得ない．

　この現状を踏まえて，成果を目に見えるものにするために，目標を設定する．目標はSMART に沿って記述する（Ⅱ）．なお，QI はあくまで医療現場において改善が達成されることが目的であり，研究のように厳密な測定が必要なわけではない．

　また，国内の病院や海外のプライマリ・ケアでは質指標が公表されている[4-6]．これらを参考にするのもよい．なお，質指標（qualtiy indicator）とは，医療の質が改善したかどうかを客観的に判断するための根拠となる指標のことである．

Ⅱ SMART な目標設定

Specific	テーマ・表現は具体的か
Measurable	第三者が定量的に測定可能か
Achievable	現実的に達成可能か
Result-oriented	成果に基づいているか
Time-bound	期限が設けられているか

―― 1か月後，振り返りのときに専攻医が進捗状況を報告 ――

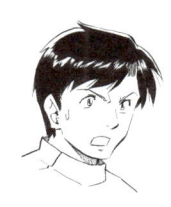

フットチェックについては月40件という目標でしたが，25件と目標を下回ってしまいました．フットケア外来への移行はスムーズで，白癬に対する治療を開始したり，胼胝（べんち）の処置をして痛みが消えたり，患者さんにも好評なんですが…看護師の体制が十分でなかったのに外来患者さんが例年の2割増しで，忙しかったのが原因で，なかなかフットチェックに時間を割くことができませんでした．皆さんが頑張ってくれたのに，この結果は悔しいです．

確かに数値目標を下回ったのは残念だったね．だけど，途中で原因を分析して，今のうちに軌道修正することも重要だ．究極の目標は患者さんのケアを改善させることなんだから，初心を忘れずに頑張ろう！

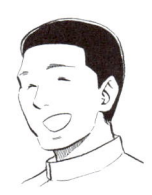

❹ PDSAサイクルは小さく回し，成功体験を作る

　QIの目標が定まったら，診療現場でPDSAサイクルを回すのが次の段階である．PDSAサイクルとは，現場でQIを円滑に実施するための手法の一つである（Ⅲ）．研究の手法と類似しているようにみえるかもしれないが，計画を実行しながら結果をモニタリングして分析を開始し，必要に応じて改善を加えるという点がプロセスとして大きく異なる．これは，研究が新しい真実の発見と，その一般化を目的にしているのに対し，QIがあくまで診療現場での患者ケアを向上させることが第一義であるという差に基づく．

　PDSAサイクルを運用するときに重要なのは，計画段階で目標を絞り，まずは小さなサイクルを一周させることである．いきなり大きな目標，複数の項目を同時にこなすような目標を設定すると，実現へのバリアも高くなり，プロセスの継続が困難になる恐れがある．小さな改善を確実に成功させれば，そのプロセスを経験することで技能が向上し，次の改善点が見え，メンバーも動機づけられる．

　PDSAサイクルは閉じた円ではない．改善プロセスが一巡しただけで診療が「完璧」になることはなく，次の改善点が浮かび上がってくるのが通常である．ACTから次のPLANへと繋がり，またPDSAサイクルが一巡し，少しずつ最終的なゴールへ近づいていく．たくさんのPDSAサイクルが繋がっている螺旋をイメージして欲しい．

III PDSAサイクル

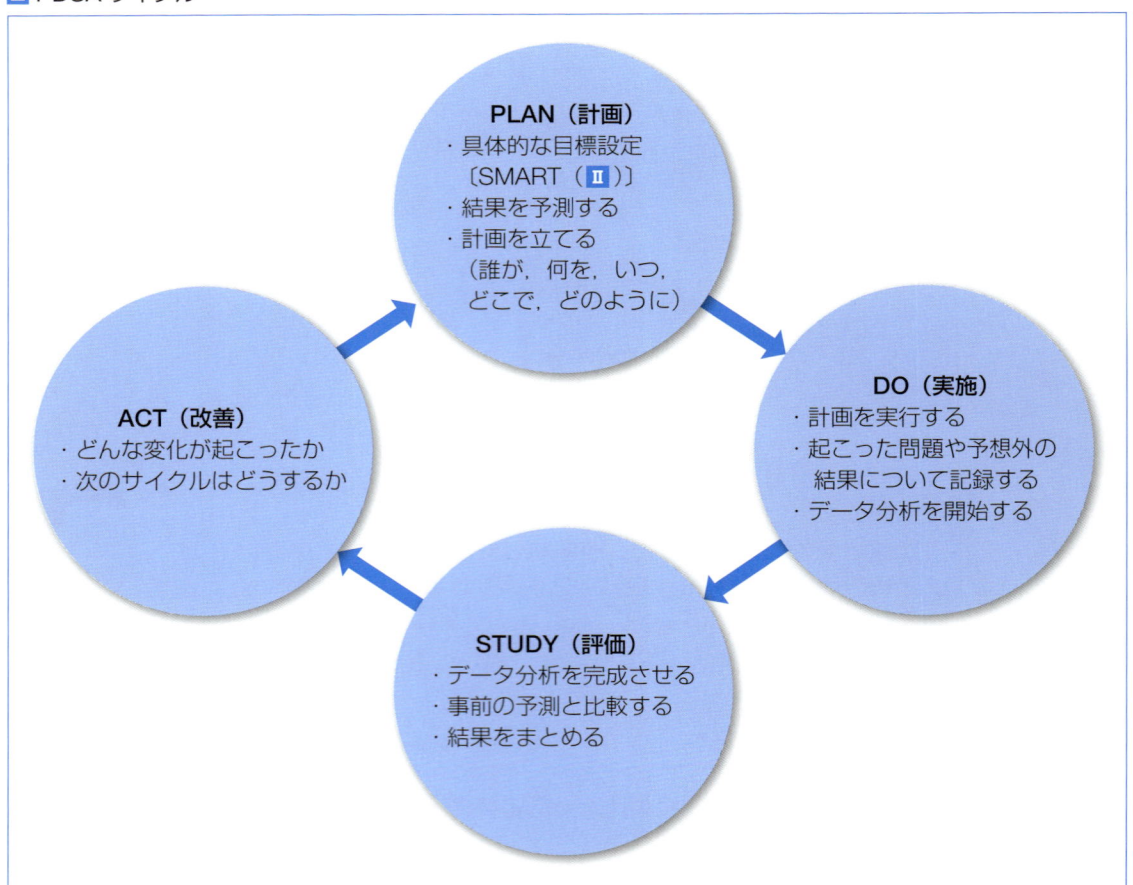

PLAN（計画）
- 具体的な目標設定〔SMART（II）〕
- 結果を予測する
- 計画を立てる（誰が，何を，いつ，どこで，どのように）

DO（実施）
- 計画を実行する
- 起こった問題や予想外の結果について記録する
- データ分析を開始する

STUDY（評価）
- データ分析を完成させる
- 事前の予測と比較する
- 結果をまとめる

ACT（改善）
- どんな変化が起こったか
- 次のサイクルはどうするか

事例の経過

　結局，3か月の設定期間のなかで，糖尿病患者のフットチェック目標80件（最初より少し下げた）に対して81件実施と，ぎりぎり目標を達成することができた．これは数値目標であって，神経障害や皮膚潰瘍の減少など，患者の最終的なアウトカムの改善につながったわけではない．しかし，フットチェックの過程で皮膚病変への治療を開始したり，セルフケアのための教室を開催したりという成果が出て，患者への評判は上々だった．加えて大きく変化したのが，スタッフの意識だった．チームの力で新しいケアを提供できたことが自信につながり，糖尿病のケア全体，あるいは質改善という取り組みそのものへの意識が高まった．次はどんな課題に取り組もうかと真剣に議論するスタッフたちの姿が，とても頼もしくみえた．

復習のポイント

Q1 QIにおける目標を設定するうえで押さえるべきポイント，参考にする指標を挙げてください．

Q2 PDSAサイクルでは具体的にどのようなことを行いますか？　それぞれ挙げてください．

業務改善を利用する事例を見つけるコツ

繰り返しになるが，業務改善のポートフォリオエントリーを見つけるには，次の手がかりを用いるとよい．

- クレーム，インシデント・アクシデントをきっかけにする
- 診療の無駄やボトルネックを探す
- 診療内容を吟味し，evidence-practice gapの大きい部分を探す
- 他にうまくやっているところを見つける

これらの課題を個人の問題，技術的な問題に狭く捉えず，診療所全体の問題としてチームワークを発揮することができれば，よいエントリーになるだろう．

● 参考文献

[1] Coleman MT, et al. Quality Improvement : First Steps. Fam Pract Manag 1999 ; 6(3): 23-6.
質改善の原則や基本的な方法論がまとめられている．文献としては古いが，"first-step"の名前の通り，最初に学ぶのによい．
難易度★★☆

[2] Richardson WC, et al. Crossing the Quality Chasm : A New Health System for the 21st Century. Washington, D.C. : National Academy Press ; 2001.
米国IOMが質改善の重要性を提言した重要なレポート．
難易度★★★

[3] Institute of Medicine Committee on Quality of Health Care in America. Priority Areas for National Action : Transforming Heatlh Care Quality. Washington, D.C. : National Academy Press ; 2003.
難易度★★★

[4] 聖路加国際病院QI委員会．「医療の質」を測る vol.1 ―聖路加国際病院の先端的試み．東京：インターメディカ；2007.
国内でいち早く質改善の手法を取り入れた聖路加国際病院の取り組みがまとまった1冊．続編あり．
難易度★☆☆

[5] Marshall M, et al. Quality indicators for general practice : A practical guide to clinical quality indicators for primary care health professionals and managers. 2001. London : Royal Society of Medicine Press.
英国GPの質指標がまとめられている．
難易度★★★

[6] 日本プライマリ・ケア連合学会・翻訳チーム訳．家庭医療の質　診療所で使うツールブック．東京：カイ書林；2015.
カナダのマクマスター大学を中心とした家庭医療の質改善ツールブック（訳本）．
難易度★☆☆

症例 8-2 ▶ 組織・制度・運営に関する能力／チームワーク

私たちの施設でも看取りをやっていきたいと考えているのですが

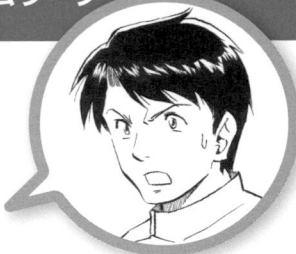

宮崎大学医学部 地域医療・総合診療医学講座　吉村　学

事例

患者86歳女性．アルツハイマー型認知症，要介護4，C1．現在はグループホームに夫婦揃って入所している．当診療所が主治医として2週間に1回夫婦の部屋に訪問診療を提供している．入所する前は軽度認知症の夫がなんとか在宅でこの患者を介護していた．指導医が訪問診療を提供していたが，最近になって嚥下機能が低下しこともあり，誤嚥性肺炎で入院となった．抗菌薬治療と酸素投与で軽快したものの，在宅での介護が厳しいということでグループホームに夫婦揃って入所した．ちょうど後期研修の診療所研修が始まったタイミングだったので専攻医と指導医で担当することになった．きざみ食で退院となったが，胃瘻造設は家族が拒否，患者本人も希望しないという．

このグループホームはユニットケアで，日中は介護福祉士と看護師が常駐しているが，夜間や休日は看護師不在である．しかしながら最近は入所者の重症度は徐々に重くなってきており，急変することが多いという．またこれまで施設での看取りを積極的に行ってはいなかったので最期は病院へ救急車で搬送することがほとんどであった．そういう噂を当診療所でも聞いていたので，専攻医も今回担当する際にそのことを気にしていた．

専攻医　先生，この方はまた肺炎を起こす可能性が高いですよね．急変した場合にはまた救急搬送ですか？

指導医　その可能性は高いね．でも，むやみに救急搬送したり入院することはどうなんだろう？　できれば我々で対応して，その結果必要であれば搬送するというのはどうだろうか？

専攻医　ですよね．病院のERだって貴重な社会資源ですから．

指導医　あと，施設のスタッフもじつは看取りを支援したいと思っているけど，なかなか経験が少なかったり不安になったりして，つい救急搬送をしてしまうようだよ．そんなことを先日言っていた．どう思う？

専攻医　へー，そういう思いがあるんですね．僕らはER側にいてみえていなかったかもしれません．病院の先生や看護師さんたちも施設側の悪口は言っていましたが，施設の状況とかをあまりわかっていないのかもしれません．この地域にある，それぞれの限りある地域医療資源を有効活用するためにもなんとかしたいですね．

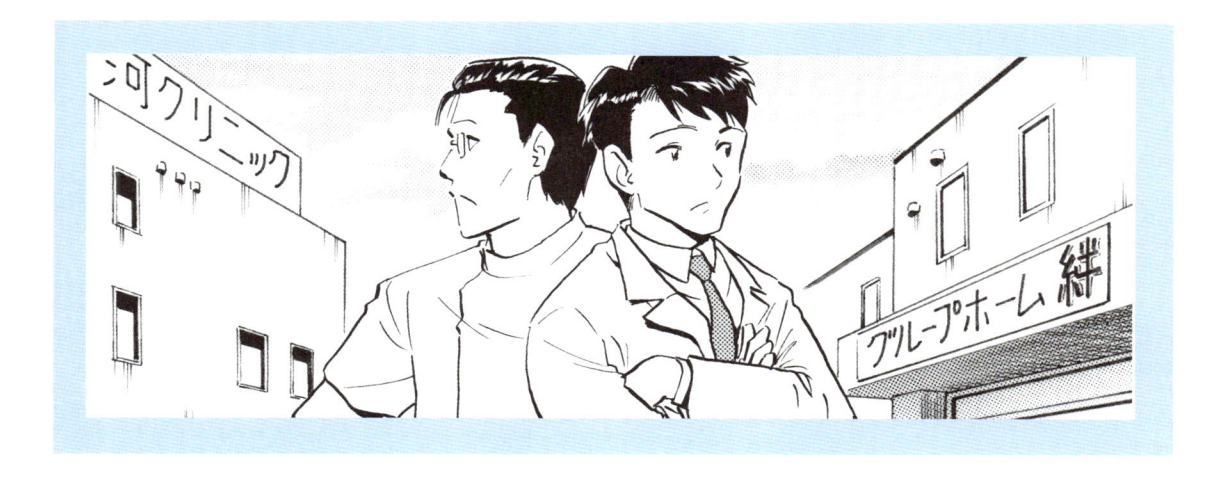

私たちの施設でも看取りをやっていきたいと考えているのですが

▶ 指導医の先生，こんな事例にはどのように対応したらよいですか？

攻略法

- A₁ 一つの事例から，コンテクスト（背景）を読み解くように問いをなげかけてみる[1]
- A₂ 事例，施設，診療所，病院などを一つの絵の中に図示して眺めてみる．その際にお互いの関係性や課題を言語化して書き込む
- A₃ 関連する法的な枠組みや制度を確認し，それに詳しい人材とつながり意見交換をする
- A₄ ミクロからマクロの視点，全体を俯瞰する視点を意識してもつようアドバイスする
- A₅ 解決可能な課題については，関係者と連携して問題解決にあたる

　臨床医の基本は目の前の患者に対してベストを尽くすことである．このことを日々実践しながらリフレクションをして自身の能力を向上させていく．カリキュラムに立ち戻って，自分が到達すべき能力の詳細はどのようなものかをきちんとタグ付けする[2]．この事例では，高齢者のケア，終末期ケア，在宅医療，倫理的なジレンマ，プロフェッショナリズム，多職種連携，地域全体での質改善などであろう．指導医としてその辺りを探るために問いかけをしよう．「今日の会議に出て思ったこと，考えたことをちょっとつぶやいてみて」と軽い雰囲気で促してみよう．先ほど挙げたようなことに関連したコメントが出るかもしれない．この時間帯ではホワイトボードを使うと効果的である．

　さらに働いている場所を書いて，ズームアウトして考える癖をもつようにしむけてみよう．

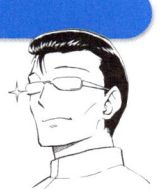

113

症例8-2 組織・制度・運営に関する能力／チームワーク

　これまで主に研修してきた場が，この患者の視点からするといかにフィルターがかかっているか，医師の視点と患者，スタッフの視点の切り替えを促すきっかけになるようにするためである．

　介護主任との話から，施設での看取りに関する障壁を専攻医と一緒に考えた．若手職員の知識・経験不足，事前の意思表示，リスクマネージメント，多職種連携ネットワーク未整備，地域内の関連機関での話し合い不足などが浮かび上がった．個別の事例，個別の施設の能力改善だけでなく，この地域全体の「看取り」に関する能力改善に取り組む必要性まで議論が広がってきた．

　最初から全体の話をすると冗長になりやすいが，目の前の事例，目の前のスタッフのコメントから連続して積み重ねて全体像を捉えるように支援するのが指導医の役割である．行ったり来たりを繰り返すことが必要である．また研修医自身のこれまでの経験値をできれば確認しておきたい．サークル活動やボランティア活動，アルバイトの経験が活きてくることがある．

　この地域での施設看取りがどうなっているかの議論になった場合には，同業者の団体，職能団体，公的機関の情報を提供する．チャンスがあればこうした団体の関係者に一度引き合わせてみるとよい．

　組織のなかの改善，地域のなかでのネットワーク構築を行うのは人であるという基本的なことを，ともに確認してもらうことが一番重要となる．どの人が地域のなかのキーパーソンなのか，誰がオピニオンリーダーなのかにも関心を寄せて地域を診断していくことは，大変だが面白い作業である[3]．こうした面白さもぜひ共有してほしい．

　Iは，このテーマに関する能力のレベルを3つに分けて記述している．専攻医との議論やポートフォリオの評価をする際の目安として参考にされたい．

I 目の前の一事例から地域全体をケアする能力に関する水準（筆者案）

	初心者	修了時	マスターレベル
一事例から組織・地域全体を俯瞰する能力	目の前のことで精一杯で，背後にある課題について言及できない	目の前の事例に対応でき，背後にある課題について列挙・整理できる	目の前の事例に対応するだけでなく，ほぼ同時に背後の課題についても整理して関係者との利害調整をしながら解決にあたることができる
組織・地域を動かす能力	誰に相談したらよいかわからない．相手がわかっても声をかけることができない	関係者に声をかけることできて，要点を示してチームを編成することができる	チームを編成して，利害を調整しながら粘り強く対話を重ねて問題解決に至ることができる

症例の経過

患者は施設に戻ってからは安定した状態になっていた．これまで入退院を繰り返していたことから，ケアマネジャーと専攻医の呼びかけで今後のケアの方針などについて担当者会議を開催することとなった．遠方にいる家族，在宅医療を提供している診療所医師と看護師，施設の責任者，介護主任，施設看護師（非常勤），地域の中核拠点病院医療ソーシャルワーカー（MSW）も参加した．大きな基本方針はこれまで通り経管栄養は使用しないこと，嚥下障害が進展していることから終末期にあること，急変時は蘇生措置拒否（do not resuscitate；DNR）であること，救急車を基本的には呼ばないこと，在宅医療の主治医にまず連絡をいれることを確認した．ただ施設の介護職員の代表である介護主任からは「介護スタッフのなかには看取りに不慣れなものもいること，夜勤帯では不安を抱えている．夜間に医師へ電話連絡することへも躊躇することがある．どうしたらよいでしょうか」と切実な意見が寄せられた．担当者会議としては一旦終了したものの，その後で専攻医と振り返りをした．ホワイトボードに登場人物を図示しながら，相互の関係，課題を記入した．施設，診療所，病院，地域全体に話を広げていきながら「何を考える？　どう思う？」と問いかけて振り返りを促した．

介護主任からの相談と専攻医からの提案もあったので施設職員向けに臨時の勉強会，テーマは看取り・急変時の対応とした．医学的なことだけでなく具体的な連絡先や電話連絡の際のプレゼンテーションなどについても意見交換できた．事後アンケートでは概ね良好な反応であった．

患者は微熱を繰り返しながら徐々に状態が落ちていった．そのたびに訪問診療を行い，経口摂取をやめる決断をして，抗菌薬治療を開始，家族・スタッフとの話し合いを繰り返していった．やがてさらに状態が落ちて，施設の居室で夫や駆けつけた娘たちに看取られながら亡くなった．かかわった職員にとっても大きなストレスになったかもしれないが，チームのメンバー全員で看取りを行うことができた．10日ほどしたところで，患者を「偲ぶ会」を開催した．かかわったメンバーが一堂に集まり，集団での振り返りを行ったのと，チームの修了式の形にもなった．

さらに1か月ほど過ぎた頃に地域の施設連絡協議会の案内が届いた．私は専攻医にとっても教育的な効果があると考え，この会議に私と一緒に参加するように指示して，関係者に会ってもらった．特に地域包括支援センターとの話ではこのテーマについて熱心な議論をすることができた．実際に会うことで，今回のテーマについてより真剣に考えることができると考えた．抽象的なテーマではあったものの，関心を維持するために，できるだけ現実の話，質改善につながるような文脈で話をした．

実際の会議のなかで，「施設での看取り」を話題にしたところ，地域内の施設では大きな関心事になっていることがわかった．次回開催される研修会でこのテーマを取り上げてみたいと合意したので，その手伝いを申し出た．研修医に指示してグループホームのメンバーとその準備に当たるようにアドバイスし，実際に動きはじめた．アンケートによる簡単な実態調査も地域内の施設関係者向けに合わせて行った．当日は今回の患者の事例をもとにした事例発表から始まり，「いかにしたら施設での看取りが可能になるか」といったテーマでワークショップも行った．こうした一連の流れを多職種のメンバーとともに中心的な役割を果たしながら，指導

症例8-2 組織・制度・運営に関する能力／チームワーク

医としてはその後方支援をするような形でかかわった．

> 先生，今回いろいろ取り組んでもらったけど，どうだった？

> すごく勉強になりました．まさか地域全体のことまでかかわることになるとは思いもしませんでした．でも大病院の救急科研修のときに施設から搬送される高齢者を多くみていたのですごくしっくりときました．高齢者を支えるにはじつに多くの方々がかかわっているということがよくわかりました．

> すごいね．今，先生が言ったようなこともぜひ書き留めておいてポートフォリオにも反映させるといいね．

> わかりました．

> あっ，それから先生が作ったポートフォリオをぜひスタッフにもみてもらってコメントをもらうといいよ．いろんな意見をもらえると思う．

> そうですね．では今度お願いしてみます．

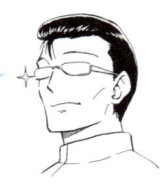

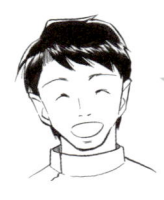

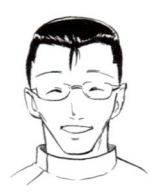

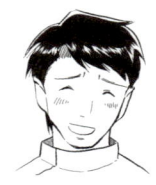

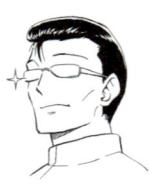

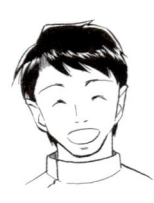

復習のポイント

Iにもあるように，一つの事例から施設・全体の課題として俯瞰して捉えることができるかが重要である．「ほかにも似たような事例があるかもしれないね」「先生，似たような事例を経験したことはある？」と問いかけるのが有効である．

また組織や地域を動かす力としては，人とのネットワークの構築，コミュニケーションが基本となる．着任して早々の研修医にとっては難しいため，指導医との同席などが有用になる．あくまでも事例のケアを優先しつつ，その途中や延長線上のところで今回のようなテーマについて考えてもらうよう支援する．図を描きながら，頭の中に映像が浮かぶようなディスカッションができればしめたものである．

ポートフォリオ症例を見つけるコツ

すべての事例でこのテーマを考えることが可能である．一例をみたら必ずその背後にあるかもしれない事柄について指導医としてディスカッションを広げていく必要がある．具体的には，患者にかかわるチームとしてメンバーを書き出してみること．地域全体を俯瞰して図を描いてみること．研修医自身のこれまでの経験とのリンクをできるだけ支援するよう話を続けていくこと．ポートフォリオを作るということがきっかけとなり，こうした学びが得られるというのは，地域で働く家庭医にとって大きな自信になると確信している．

● 文献

[1] John WS. Textbook of Family Medicine：Defining and Examining the Discipline, Mcgraw-Hill, 1999.
米国家庭医療界を代表するリーダーが書いた教科書．家庭医療の原理であるACCCCについて詳細に記述してある．
難易度★★☆

[2] The RCGP curriculum introduction and users guide.
http://www.rcgp.org.uk/training-exams/gp-curriculum-overview/～/media/Files/GP-training-and-exams/Curriculum-2012/RCGP-Curriculum-Introduction-and-User-Guide-2012.ashx（2015-7-25 accessed）
英国家庭医療学会公式カリキュラム文書．研修医は電子ポートフォリオに学んだことをタグ付けするようになっている．その時の項目立てについてカリキュラム文書の章を確認する．
難易度★☆☆

[3] The GP in the wider professional environment.
http://www.rcgp.org.uk/training-exams/gp-curriculum-overview/～/media/Files/GP-training-and-exams/Curriculum-2012/RCGP-Curriculum-2-03-GP-In-Wider-Professional-Environment.ashx（2015-7-25 accessed）
同じくカリキュラム文書．さまざまな設定で家庭医として働く際に求められる能力がリーダーシップである．そのことについて詳細に紹介されている．
難易度★☆☆

症例 9 ▶ 教育

診療所で初期研修の指導を任されたけどどうすればいいんだろう？

東京大学大学院医学系研究科 医学教育国際研究センター　大西弘高

事例

総合診療後期研修2年目．現在，診療所で外来や訪問診療などを行っている専攻医．自分自身が研修のために診療し，ポートフォリオをまとめ，悩んでいる立場だが，指導医から「来月1か月間大学病院の2年目の初期研修医を受け入れることにしたから，計画を立てておいてね」と言われた．1日悩んで考え，指導医にその内容を伝えた．

専攻医　月曜午前午後の指導医の外来見学と，水曜午後の自分の訪問診療の見学を予定に入れました．それと，生物心理社会モデル，慢性疾患患者のフォローの仕方の講義をそれぞれ1時間したいと思います．

指導医　まず，その計画だと，週1日半のスケジュールは決まっているけど，それ以外の時間帯はどうするのかな？　それと，学習目標とかは書き出してみた？

専攻医　スケジュールって埋めたほうがいいんですか？　それと，学習目標って何ですか？

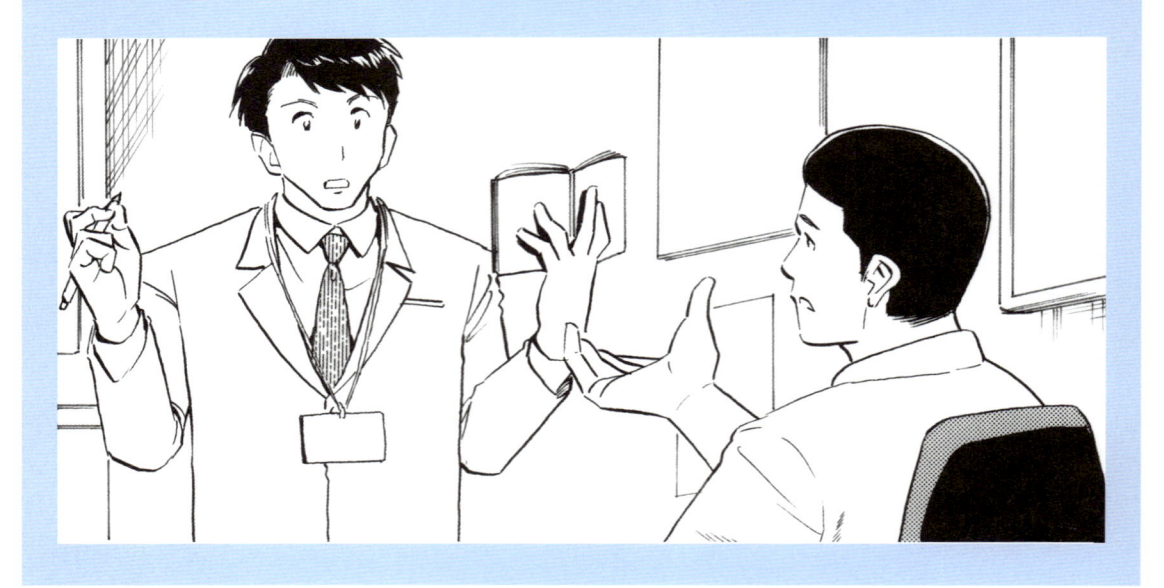

▶ 指導医の先生，こんな事例にはどのように対処したらよいですか？

　教育の項目でポートフォリオを作成しなければならないのだが，多くの研修医は診療は日常的に行っていても，教育は日常的には行っていない．そこで，指導医としては教育の場を設ける必要があり，多くの場合，後期研修プログラムにも組み込んでいる．逆に言うと，専攻医にはその機会が限られている可能性があるため，できる限りその機会を活かしてよい教育を行い，それに基づいてポートフォリオを作成してもらいたい．

攻略法

A_1　カリキュラム開発のプロセスを踏む
A_2　インストラクショナルデザインで設計する

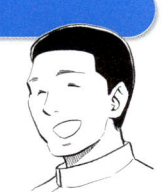

　いずれの方法も，教育のエントリーに該当する．A_1のほうがよく知られているが，これは何日も続くような一定以上の規模のカリキュラムに適している．一方，A_2は1回の授業やワークショップをどう組み立てるかなど，より規模の小さい教育を吟味する際により力を発揮する．今回の事例では，1か月にわたるカリキュラムを考えなければならないため，A_1について解説していく．

指導医からのアドバイス

　ここでは，診療所で総合診療後期研修を行っている専攻医が，初期研修医や医学生などの実習・研修を引き受けたときに，より現実的に役立つと思われるカリキュラム開発の流れを説明する．

❶ カリキュラムについて知ろう

　カリキュラムとは，指導医側からみると，研修医に何を学んで欲しい，経験して欲しい，そのためにどういう活動をどのぐらいし，何で評価するといった内容を含むものである．指導の責任を負ったとき，まずは「カリキュラムをどう構成しようか」と悩むだろう．事例の専攻医は，自分が教わる側の経験しかなかったので，カリキュラム開発のアプローチそのものを把握できていない状態である．

　Ⅰは，カリキュラム開発アプローチの代表的なものである．通常，1→2→…→6というふうに進めて計画していく．しかし，近年アウトカム基盤型教育の考え方が導入され，最終的な評価が重視されていることを踏まえ，ここでは3の教育目標の設定の際に6の学習者評価も同時に考慮し，4の教育方略（教育の方法と内容）を5の実施の調整とともに計画するという流れで考えていきたい．

Ⅰ 教育プログラム開発の6段階アプローチ

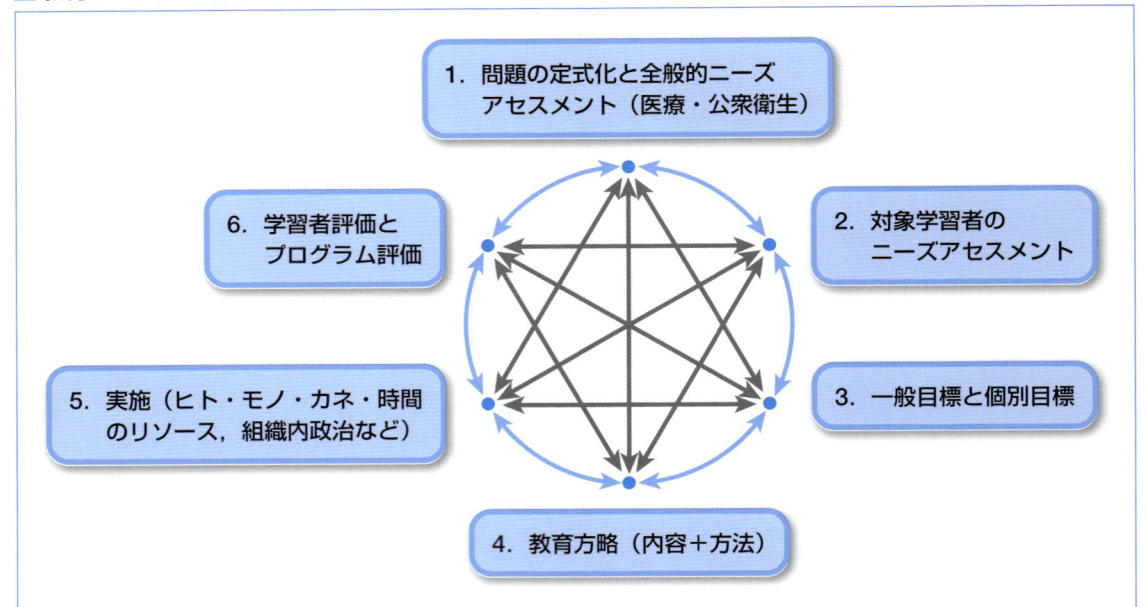

1. 問題の定式化と全般的ニーズアセスメント（医療・公衆衛生）
2. 対象学習者のニーズアセスメント
3. 一般目標と個別目標
4. 教育方略（内容＋方法）
5. 実施（ヒト・モノ・カネ・時間のリソース，組織内政治など）
6. 学習者評価とプログラム評価

（参考：E.K. デビッドほか著，小泉俊三監訳．医学教育プログラム開発．東京：篠原出版新社；2003．）

　なお，教育プログラムは，計画しているカリキュラムと同じ意味と考えてよい．本来，カリキュラムという単語は，「curriculum vitae」が履歴書の意味なのと同様に，学習者が経験，認識した内容すべてを含む．たとえば，初期研修医が慣れない外来で懸命に医療面接し，患者がその懸命さに心打たれて，その研修医に「あなたに診てもらえてよかった！」と声をかけたことで，研修医が医療面接の意義を知ったとする．この経験は偶然の要素があり，計画はできないが，それでもカリキュラムの一部となる．すなわち，プログラムは指導医目線の語，カリキュラムは学習者中心の語である．

❷ ニーズアセスメント

　まずは，計画中のカリキュラムのニーズを探る．カリキュラムに関連する情報がないか，文献やインターネット，専門家などから情報収集を行う．大規模なカリキュラムを初めて実施する場合には，調査したり，専門家による意見をとりまとめたりすることもあるが，通常はそこまでは行わない．この事例においては，医師臨床研修制度に関して公式に出されている資料，あるいはプログラム責任者の意向などが重要となる．

　収集した情報は，現状行われていること，理想的に何を行うべきかを，主なステイクホルダーごとに表にまとめる（Ⅱ）．現状と理想の差は，カリキュラムによって変えていくべきニーズと考えることができる．

II 主なステイクホルダーにおける現状と理想的なアプローチの整理

	患者	学習者	医学教育者	社会
現状行われていること				
理想的には何を行うべきか				

III 事例にまつわる現状と理想的なアプローチの整理

	患者	学習者	医学教育者	社会
現状行われていること	初期研修医の多くは，これまで診療所での実践経験がない	これまでは病院での実習，研修がほとんどで，診療所での経験はほとんどない	地域の診療所での診療経験は重要だが，継続外来，訪問診療の経験はいずれもほとんどない	患者の訴えの傾聴，患者への説明ができない医師がいる
理想的には何を行うべきか	医療面接や診察をし，診断・マネジメントについて説明できる	診療所に来院する，あるいは訪問診療を必要とする患者層を把握し，適切なケアを提供する	初診・再診外来と訪問診療を担当し，指導医の監督のもとで一部治療・マネジメントに携わる	医療面接の基本ができており，患者が癒される状況が提供される

　大まかに教育のニーズが探れたら，次にそのカリキュラムを実施したときに，学習者はどのような反応をしそうか改めてニーズ評価を行う．特に，学習者のそれまでの経験を確認し，計画したカリキュラムが上手く当てはまるかは十分確認すべきである．ただ，この事例のように対象者が少なく，指導医と頻繁に顔を合わせる場合には，一旦計画通りにカリキュラムを実施し，実施直後に感想を尋ねて，微調整を繰り返すことで上手くいく場合が多いかもしれない．

　III には，前述した事例にまつわるニーズ評価を試みた．大まかな内容に留まっているが，これらから初診外来，再診外来，訪問診療の経験をバランスさせ，指導医がある程度監督する状況から可能なら独立した診療に移行していき，診療経験を積んでいくことが重要だとわかる．また，社会からは医療面接へのニーズが高い様子が浮かび上がる．

❸ 教育目標の設定と学習者評価

　教育目標の設定は，カリキュラム開発において最も重要な部分と通常考えられている．古典的には，知識（認知領域），態度（情意領域），スキル（精神運動領域）の3つの領域に分け，認知領域をさらに想起レベル，問題解決レベルに分けることで，それぞれの領域の目標に合致した教育方法や評価方法を厳選しやすくなる．また，パフォーマンスとはそれら全体を組み合わせた能力である．それぞれの領域に特徴的な教育方法や評価方法を IV に挙げた．

Ⅳ 教育目標の領域と推奨される教育方法，評価方法

	想起レベルの知識	問題解決レベルの知識	態度	スキル	パフォーマンス
教育方法	読書，講義	事例基盤型学習，調べ物	ロールモデル，討論，実地体験	実地／模擬体験，録音・録画による復習	実地体験
評価方法	筆記試験	口頭試問	評価票（他の職種や患者からも）	直接観察，実技試験	ポートフォリオ，RIME法

　しかし，現場での実践経験を主体とする研修の場合，必要以上の細かな計画，目標設定はあまり役立たないかもしれない．それよりも，最終的に何ができるようになれば合格と考えるのかという学習者評価を重視するほうがアウトカム基盤型教育の考えには合致している．たとえば，Reporter（報告できる），Interpreter（解釈できる），Manager（マネージできる），Educator（指導できる）の4段階に分けたRIME法という概略評価の方法がある．研修医なら，ReporterからInterpreter，Managerのレベルが求められるだろう．医療面接，診察の後，簡単な症例提示をしてもらうという流れがスムーズにできることが1か月の目標かもしれない．
　評価に関しては，研修全体の成果をみる総括評価と，研修途中で指導的に確認する形成評価がある．特に形成評価は重要だが，実践後に振り返ってもらうときに，口頭試問のような形で理解を確認することで形成評価にできるだろうと考えた．
　また，生物心理社会モデルによる患者アセスメントができるという目標を立てたとしよう．これには想起レベル，問題解決レベルの知識とスキルが必要となる．モデルの考え方を簡単な説明や読み物で理解してもらい，医療面接で必要な情報収集の方法をマスターし，集めた情報を分析し，指導医にプレゼンするという流れを何度も繰り返すとよい．また，最終評価にポートフォリオを取り入れ，週1回はポートフォリオの原稿をみせてもらい，書き方をマスターしてもらうことで，生物心理社会モデルの理解を深めることも可能である．
　最後に，慢性疾患患者のフォローの方法についても目標を立てる．これについても，薬物ケアと食生活や運動などを含めてセルフケアに分け，考え方を理解してもらおう．また，ただ処方を出して終わりというわけではなく，何か今後の診療の改善になるようなポイントを見つけるといった目標をもち，特にセルフケアに関連した情報収集をしてもらおう．これもポートフォリオのエントリー項目にすることで，理解を深めることが可能である．

❹ 教育方略と実施の調整

　まずは，スケジュールをある程度埋めることから考えるべきかもしれない．週半日ぐらい調べ物ができる時間があってもよいが，それ以外は外来，訪問診療などを入れるほうがよい．ただ，たとえばこの事例の場合，診療所に指導医，専攻医，初期研修医が3名いる形になり，ブースが2つしかないので，3人同時に診察はできない．指導医は患者を素早く診ていき，専攻

医の外来を初期研修医が見学する，あるいは初期研修医の外来を専攻医がチェックするなどの方法が考えられる．

また，医療面接に関するニーズが多かったため，これに関しては特別な対応が必要かもしれない．直接観察，あるいは患者に許可を得て面接を録画し，共感的な対応，必要な情報収集（医学的のみならず，心理社会面も含めて）などができているか確認し，フィードバックすることも考えたい．

診療のプロセスについては，振り返りを行い，情報収集が十分だったか，治療やマネジメントの方向性は正しいかといった点を確認することも重要となる．専攻医が悩む症例について，一緒に考えてもらうというような方法も有効である．特に，この事例では生物心理社会モデル，慢性患者へのフォローの方法を教えたいと思っているので，これらについて振り返りをする時間を確保しておきたい．診療についてフィードバックするタイミングは早いほうがいいので，初期研修医が主体的に診療したら，その日のうちに振り返りができるのがベターである．

❺ カリキュラム評価と持続的改善

カリキュラム全体については，Kirkpatrick の 4 段階（Ⅴ）を用いると評価しやすい．たとえば，1 週目の終わりに全体振り返りの時間を設け，研修医の満足度を尋ねるとともに，知識やスキルの度合いを確認する．行動の変容が確認できれば，態度や認識も変容していると判断できるが，時に指導医がみていないときに違った態度を患者に示しているなどの報告が看護師から入れば，重視しておく．Level 4 の目標は 1 か月では判断できないので，可能であれば年単位の時間が経った後に確認すればよい．

そして，Ⅰ のカリキュラム開発の各段階に改善点がないか確認する．初期研修医だけでなく，指導医，看護師，事務員からも広く情報を集めて，改善につなげよう．

Ⅴ Kirkpatrick のカリキュラム評価の 4 段階

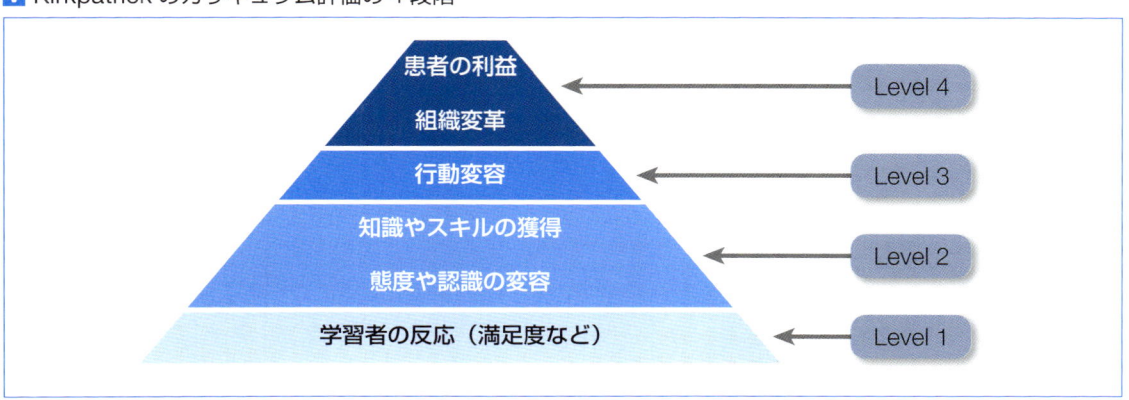

- Level 4：患者の利益／組織変革
- Level 3：行動変容
- Level 2：知識やスキルの獲得／態度や認識の変容
- Level 1：学習者の反応（満足度など）

（参考：steinert Y,et al. A systematic review of faculty development initiatives designed to improve teaching effectiveness in medical education：BEME Guide No. 8 Medical Teacher 2006；28（6）：497-526.）

VI 週間スケジュール

	月	火	水	木	金	土
午前	指導医の外来見学	専攻医とともに外来実施	指導医とともに外来実施	専攻医とともに外来実施	専攻医とともに外来実施	専攻医の外来見学
昼食休憩	講義や説明	外来振り返り（担当後期）	外来振り返り（担当指導医）	外来振り返り（担当後期）	外来振り返り（担当後期）	専攻医の外来振り返り
午後	指導医とともに外来実施	指導医の訪問診療同行	専攻医の訪問診療同行	調べ物, 振り返りの時間	専攻医の訪問診療同行	なし
夕方休憩	外来振り返り（担当指導医）	訪問振り返り（担当指導医）	訪問振り返り（担当後期）	ポートフォリオ確認と指導	訪問振り返り（担当後期）	

事例の経過

専攻医は，まずはVIのような週間スケジュールを作った．また，学習者評価は振り返り中の知識，理解の確認による形成評価と，ポートフォリオによる総括評価を組み合わせることにした．指導医は，「この週間スケジュールをみれば，かなり充実したカリキュラムといえるだろうね」と温かいフィードバックをくれた．

実際に初期研修医が来てみると，外来振り返りの際に指導技法が十分理解できておらず，まごつくことがあった．また，生物心理社会モデルは初期研修医にとってまったく初めての内容であったため，初期研修医が少し恐れをなしている感じだった．外来振り返りについては，ワークショップに出席し，one minute preceptor の指導モデルを習得した．また，生物心理社会モデルについては，相手の反応をみながらゆっくり説明することにした．半年後，次の初期研修医が来たが，かなり反応はよく，カリキュラムとして成熟した一方，自らの指導技法についてはまだまだ改善の余地があると感じた．

復習のポイント

Q1 カリキュラム開発の6つの項目とは何ですか？
Q2 アウトカム基盤型教育において，Q1の6項目で最も重視されるのはどの項目ですか？

ポートフォリオ事例を見つけるコツ

専攻医の皆さんは，教育業務に携わる機会は多くないだろう．ただ，ポートフォリオ記載を行う前に，何らかの教育活動の経験を積むことが必要であり，その経験の機会を捉えて，カリキュラム開発の方法論を学んでいただきたい．研修医のみならず，指導医の先生方にも方法論を学んでいただくことで，後期研修全体がより改善することも期待している．

● 文献

［1］E. K. デビッドほか著，小泉俊三監訳. 医学教育プログラム開発. 東京：篠原出版新社：2003.
　　おススメ！　難易度★★☆

症例 10 ▶ 研究

喫煙する外来患者のうち禁煙に興味のある人はどれくらいいるんだろう？

唐津市民病院きたはた　大野毎子

事例

医師が禁煙をすすめると他の介入よりも禁煙率があがるとの文献を読んだ専攻医．外来診療で喫煙歴を聴き，喫煙者にはほとんど全員にたばこの害について話し，禁煙をすすめる努力をしていた．しかし，禁煙に興味を示す患者はごく少数で，ほとんどは，「わかってるんですけどね，やめられない」「好きなことして早死にするのは仕方ないよ」と患者に返答され，具体的な禁煙についてふみこむまではいかない状況である．

専攻医　医師が禁煙をすすめるのは有効だと思って声をかけるんですが，その気になる人はほとんどいなくて，無駄なことをしている気がします．場合によっては医師患者関係が悪化するかもしれないと思ってうまくすすめられません．

指導医　これまで禁煙をすすめている指導医はどうやって対処してた？

専攻医　入院中の患者さんに「大病になったのだからこのまま禁煙するように」と禁煙をすすめている指導医の姿はみてきて，そのときの患者さんはすぐたばこをやめる方向で話がすすんでいました．現在の外来で診察するような軽い病状の方は深刻に受け止めてくれないようです．どう対処すればいいのかわかりません．

指導医　入院と外来患者の背景や病状とかが禁煙に対する態度に影響してると考えたんだね．

専攻医　これまで喫煙者全員に禁煙をすすめてきましたけど，これからはなるべく効果がありそうな人にすすめるほうが，気が楽です．この診療所の外来患者で禁煙に興味を示しそうな人はどれくらいいるんでしょうか．

指導医　外来患者で禁煙に興味を示しそうな人がどれくらいいるか，それがどんな人かがわかれば効率的な禁煙指導ができそうだと感じてるのか．この診療所でどれくらいの人が喫煙しているのか，禁煙に興味があるのかを調べたことはないから，実態を調べて，ここでの診療に役立つ形にまとめてみようか．それがわかるとよりよい診療に結び付き，私たちもありがたいからね．

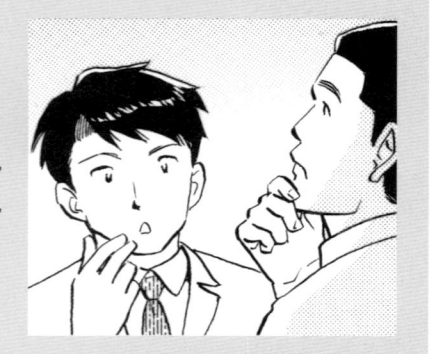

▶ 指導医の先生，こんな事例にはどのように対処したらよいですか？

攻略法

エントリー項目：研究に該当

専攻医の研修先である診療所で研究を行い，そのデータをもとに診療を改善する．

指導医からのアドバイス

❶ リサーチクエスチョンを作ろう

専攻医が抱いている臨床的な疑問をリサーチクエスチョンにすることが研究を進めるうえでとても重要である．リサーチクエスチョンとは「研究者が研究から答えを得ようとする医学的問題のこと」[1]．はじめに立てるリサーチクエスチョンは漠然としているが，次に示すようなPI (E) CO に沿って構造化すると，より明確なリサーチクエスチョンになり研究計画書に近づく．

はじめに抱いた臨床的な疑問を PI (E) CO（ **I** ）に置き換えてみよう．

今回の事例における臨床的な疑問は「外来通院患者のうち喫煙者の割合と喫煙者における禁煙に興味のある患者はどれくらいいるのか」である．この疑問は実態を調べる研究であるため，比較対象を置く PI (E) CO の形式にはならない．しかし，PI (E) CO は，その作成過程において，臨床的疑問を検証可能な疑問にするために詳しく言葉を定義するため，PI (E) CO にうまく当てはまらない今回のようなリサーチクエスチョンでも参考になる．特にP（対象）については選択基準，サンプリング方法まで含む定義となり有用である．

I PI (E) CO

Patient：誰に？（対象）
Intervention / **E**xposure：何をすると？　何によって？（介入，要因）
Comparison：何と比較して
Outcomes：どうなる？（効果）

（福原俊一．リサーチ・クエスチョンの作り方～診療上の疑問を研究可能な形に～．
東京：認定NPO法人健康医療評価研究機構〈iHope〉；2008.）

症例10 研究

> 先生のいう「外来通院患者」とは、どこのどんな患者のことだい？

> 診療所の全外来患者です．

> 子どもは含まれる？

> そうか，対象になるのはたばこを吸う年代からですよね．日本の場合，小学校高学年から喫煙が始まるといいますから，中学生以上の全患者とします．

> 「喫煙者」は過去の喫煙者ではなく現在の喫煙者だよね？じゃあ，「現在の喫煙者」はどのように定義しようか．

> 過去1か月以内に喫煙をしたものとします．ああ，一つひとつ面倒ですね．

> 概念を測定できる形にしていくこと（操作化）が研究には必要なんだ．これによってリサーチクエスチョンも徐々に具体的かつ明確になっていくんだよ．

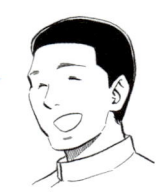

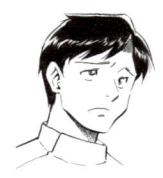

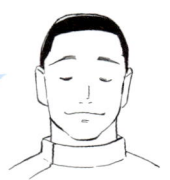

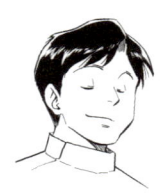

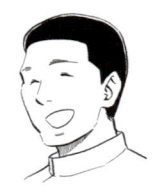

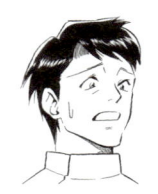

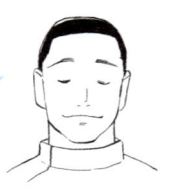

　以上のように，何を知りたいのかを見失うことなく，実際の研究ができるように言葉に置き換えていく．この作業によって，1，2行で自分の研究が可視化され，この後の文献検索，エキスパートへの相談，周囲の協力の要請がしやすくなる．
　専攻医のリサーチクエスチョンは以下のように改良された．
　「20XX年2月1日〜14日の2週間に，診療所における中学生以上の外来受診者で喫煙者のうちProchaskaの禁煙ステージで準備期にある人はどれくらいいるのか」
　最初はこれくらいのリサーチクエスチョンからはじめても，次に示す文献検索や指導医や同僚などと，優れたリサーチクエスチョンの備えるべき5つの基準（**II**）について確認するうちに，よりよいリサーチクエスチョンになっていく．この5つの基準を頭文字をとって「FINER」という．

II リサーチクエスチョンと研究計画の評価のための FINER の基準

Feasible(実行可能性)
　対象者数が適切であること
　適切な専門性の裏打ちがあること
　かかる時間や費用が適切であること
　スコープが適切な範囲であること
　研究費を獲得できるものであること
Interesting(科学的興味深さ)
　研究者にとって，真に科学的関心のあるものであること
Novel(新規性)
　新しい知見の獲得につながるものであること
　既存の知見を，確認，否定，もしくは拡張するものであること
　健康や疾患に関する概念，臨床医学，研究の方法論にイノベーションをもたらすものであること
Ethical(倫理性)
　倫理委員会の承認が得られるものであること
Relevant(必要性)
　科学的知識，臨床医学，保健政策に重要な影響を与えるものであること
　将来の研究の方向に影響を与えるものであること

(B. H. スティーブンほか著．木原雅子，木原正博訳．医学的研究のデザイン 研究の質を高める疫学的アプローチ 第4版．東京：メディカルサイエンスインターナショナル；2014．)

❷ 十分に文献検索をしよう

❶でできたリサーチクエスチョンについて，これまで何がわかっていて，何がわかっていないのかを知るためには，先行研究を調べることが必須である．この作業は，研究の背景と意義について深く考え，研究の必要性を確認し，研究に協力してくれる対象者や職員に意義を説明するうえでの基本になる．研究のための検索は網羅的に行う必要があるため，検索サイトとしては PubMed, Google Scholar, 国内文献では医学中央雑誌などが利用しやすい．

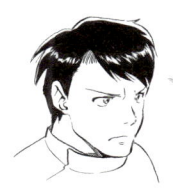

> 日本でなされた研究を中心に検索したところ，先行研究では自記式質問紙法による研究が多く，準備期にある人の割合は，「職場」においては 1.5％，「一般市民」を対象とした調査では 3.2％，「健康診断の場」では 4.8％，また「手術のために入院している人」では 21.6％ でした．私たちの診療所のようなところから出された論文はヒットしませんでした．

> 診療所から出されたデータがこれまでにないのなら，新規性はありそうだね．頑張って取り組もう．海外の文献は調べた？

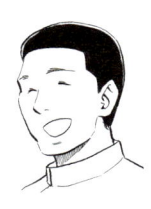

症例10　研究

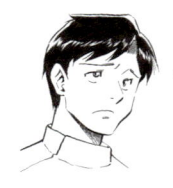

> キーワードをどれにしたらよいかわからず検索できていません．

> 日本語文献のキーワードのところの単語を利用したり，日本語文献が引用している英語文献をみると，よく出てくる専門用語やキーワードが見つけられるよ．日本のデータがなくても，海外の診療所のデータがあれば，より深い考察が可能になる．また，先行文献を読んでいくと，繰り返し引用される文献があることに気づくと思う．そういった文献は，鍵となる文献として必ず参考にしよう．あと，よく引用される研究者がわかった場合，その人はその分野のエキスパートだと推測できる．論文に載っている研究者にコンタクトをとって，研究について情報をもらったり，困っている点の相談をすることも可能だ．学会会場での意見交換なども利用しよう．リサーチクエスチョンが明確であればあるほど，よいアドバイスがもらえるよ．

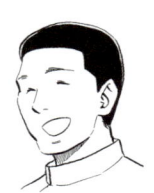

❸ 研究デザインを決めよう

リサーチクエスチョンに最適な研究デザインを選択する．Ⅲに研究デザインの大まかな種類と分類を示す．

> 先生のリサーチクエスチョンだと，Ⅲのどの研究デザインが適切かな？

> 私のリサーチクエスチョンは介入がないので，観察研究のなかのさらに記述研究のなかの横断研究となります．

> そうだね．ではどのようにしてデータを収集しようか？

> 先行研究では質問票を使って禁煙ステージを聞いているものが多かったので，同じように質問票を使って調べたいと思います．

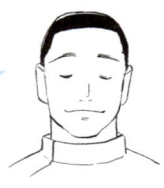

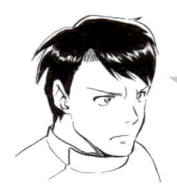

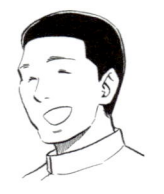

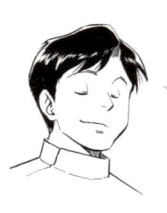

III 臨床研究デザインの「型」

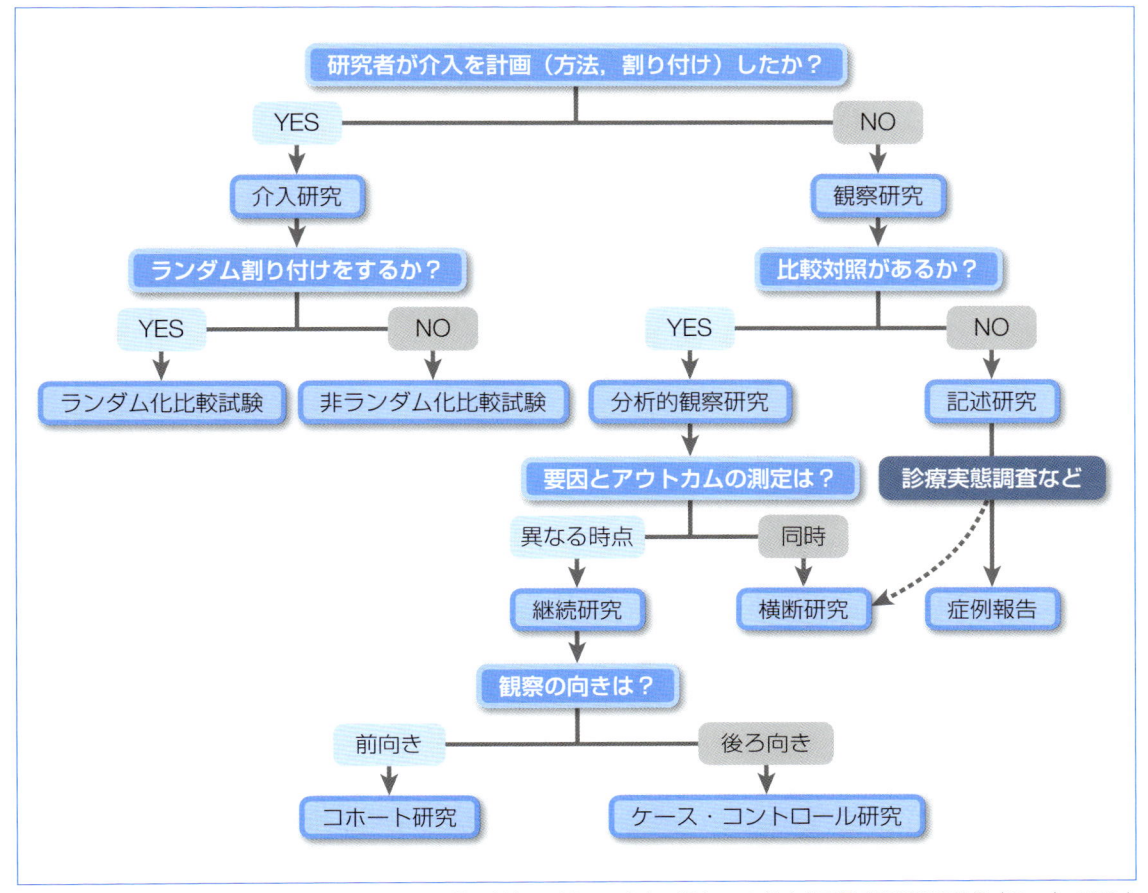

```
研究者が介入を計画（方法，割り付け）したか？
├─ YES → 介入研究
│         └─ ランダム割り付けをするか？
│              ├─ YES → ランダム化比較試験
│              └─ NO → 非ランダム化比較試験
└─ NO → 観察研究
          └─ 比較対照があるか？
               ├─ YES → 分析的観察研究
               │         └─ 要因とアウトカムの測定は？
               │              ├─ 異なる時点 → 継続研究
               │              │                └─ 観察の向きは？
               │              │                     ├─ 前向き → コホート研究
               │              │                     └─ 後ろ向き → ケース・コントロール研究
               │              └─ 同時 → 横断研究
               └─ NO → 記述研究 → 症例報告
                        診療実態調査など
```

（福原俊一．臨床研究の道標 7つのステップで学ぶ研究デザイン．東京：認定NPO法人健康医療評価研究機構〈iHope〉；2013.）

もしリサーチクエスチョンが分析的観察研究や介入研究になる場合は，さらにその先のいくつかのデザインとなる可能性があるが，いずれにしてもそれぞれのデザインの特徴やメリット，デメリットを考え，選択していくことになる．詳細については参考文献などを参照してほしい．

❹ 質問票を作ろう

質問票は測定手段の一つである．質の高い質問票，つまり説明が明確で，質問の表現がわかりやすく，的確である質問票を作ることが研究結果の妥当性にも影響する．
次のような手順で進める．
①測定したい変数のリストを作成
②既存の質問や質問票を集める
③必要な場合は新しい質問票を作成する
④質問票の修正と短縮

⑤予備調査
⑥妥当性の検証

　測定したい変数のリストに沿って，すでに妥当性や信頼性が検証された質問票があればそれを活用するのが賢明である．測定したい変数のリストはリサーチクエスチョンに従って，また比較を行う研究の場合は影響を及ぼす因子と思われる変数を概念モデル[5]などを作成して抽出する．質問や選択肢の作成の方法の良書は多数あるので，参考にしてほしい．ここで強調したいのは，よく練られた質問票を作らないときちんとした結果が出ないということである．

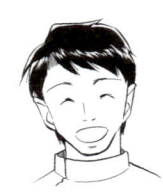

> 質問票に入れるべき項目ができました．

Q. あなたは禁煙することにどのくらい関心がありますか（一つだけ番号を選んで○をつけてください）
1. 関心がない
2. 関心があるが，今後6か月以内に禁煙しようとは考えていない
3. 今後6か月以内に禁煙しようと考えているが，この1か月以内に禁煙する考えはない
4. この1か月以内に禁煙しようと考えている

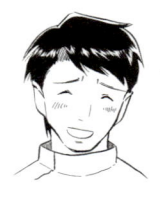

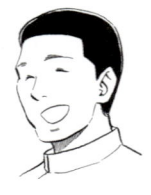

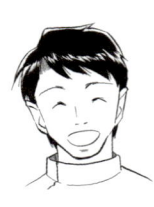

> 1が無関心期，2が前関心期，3が関心期，4が準備期に相当します．ただ，いろいろ文献を読んでいたら，このほかにもいろいろ質問票に入れたくなりました．

> どんな項目かな？

> たとえば「家族内に喫煙者がいるかどうか」です．家族内に喫煙者がいると禁煙ステージに影響があると思うのです．

> たしかに影響があるかもしれないね．でも，リサーチクエスチョンはなんだったっけ？

> 「外来受診者における喫煙者のうち Prochaska の禁煙ステージで準備期にある人はどれくらいいるのか」です．

> つまり，「禁煙ステージに影響する因子は何か」ではないよね？リサーチクエスチョンを変えたり，主なリサーチクエスチョンとは別に下位のリサーチクエスチョンを作るようであれば，新たに PI（E）CO に則ってリサーチクエスチョンを作り，さらなる文献検索やデザインについて検討しないといけない．こんなときは「一番知りたいことは何か」と考える必要がある．なんでもかんでも質問票に入れ込むと，回答率が下がったり，入力等の手間が増える．そのくせ，得られた結果は検出力不足や多仮説検定で本来の目的からずれた説得力のない結果になりがちなんだ．

> そうなんですか．質問が多いと患者さんの負担になると思うので最低限の質問数にします．今回はいつも外来で使っている問診票の最後の質問が「喫煙の有無」なので，喫煙を選んだ人に禁煙ステージを聞く質問項目だけを追加し，回答してもらうことにします．最低限の患者属性については年齢，性別はすでに問診票にあるので，それを使えばいいですね．

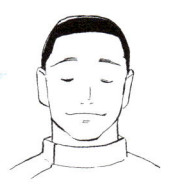

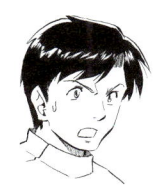

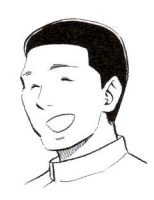

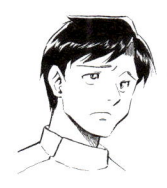

❺ いよいよ研究計画書を書こう

研究計画書には **Ⅳ** のような内容が含まれる．

量的研究のフォーマットには，各研究費申請用のもの，各大学指定のものなどがある．多少の差はあるが，入手しやすいものでよいので参照してほしい．日本プライマリ・ケア連合学会研究助成における様式も参考になるだろう．量的研究では研究計画書ができればその研究の半分は終わったようなものだといわれる．それだけ重要な部分である．しっかりよい計画を立てよう．

❻ 倫理委員会にかけよう

臨床研究には従うべき倫理指針がいくつかあるが[4]，症例の場合，観察研究であるため，疫学研究に関する倫理指針に従う必要がある．それに則り，倫理委員会が指定する様式で書類を準備する必要がある．

Ⅳ 研究の構造：研究計画

構成要素：目的
リサーチクエスチョン：どういうクエスチョンを研究しようとしているか？
研究の背景と意義：なぜそのクエスチョンが重要か？
研究デザイン：どのようなタイプの研究か？
　タイムフレーム
　疫学的デザイン
対象者：どのような研究対象者をどのように選択するのか？
　選択基準
　サンプリング方法
変数：どのような測定を行うのか？
　予測因子
　交絡因子
　アウトカム変数
統計学的事項：研究の規模はどれくらいで，どのようにデータを解析するか？
　仮説
　サンプルサイズ
　解析方法

（木原雅子, 木原正博訳．医学的研究のデザイン 研究の質を高める疫学的アプローチ 第4版．東京：メディカルサイエンスインターナショナル；2014．）

7 研究を実施しよう

いよいよ研究の実施に入る．実施マニュアルを作成し，徹底させることがよいデータを集めることに直結する．

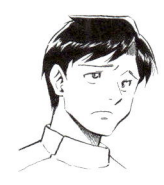

> 研究を実施するにあたり，禁煙ステージの項目がついた問診票を配布するには受付の事務の方に頼まなければなりません．

> そうだね．研究は多くの人の協力がないと進まないんだよね．人から協力を得て確実に実施してもらうには，研究計画書の要旨と，実際の手順を書き入れた実施マニュアルが必要だ．事務に頼むのであれば，中学生以上の外来受診者にこの問診票を受付時に配るよう，マニュアルに入れておくこと．また，どのように問診票を回収し，データ入力をするのかなど実際のデータの流れに沿ってチャートなどでわかりやすく説明し，もれなく研究が進むようにしておこう．実際に一度，予備調査をしてみて流れを確認するのもおススメだよ．

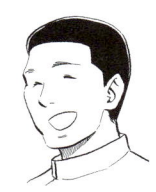

データの管理，データ解析については成書に譲るが，入力作業中に新たな判断が必要になる場合があり（自記式質問紙法で，不明瞭な記載や，想定外の答え方だった場合など），そのときはどうするかなど明確な作業定義を示す必要がある．このようなことも事前に実施マニュアルに含めておくべきである．

8 研究結果を発表しよう

結果は必ず発表しよう．小さくは院内の発表の機会でもよいが，できればより多くの人に結果を伝え，討論できる形式がよいので，学会での発表や学術誌への投稿にチャレンジしてもらいたい．

症例の経過

専攻医は次のような研究結果を得た．対象者500名中，497名が回答（回答率99.4%）．男性194名（38.8%），女性306名（61.2%）であった．平均年齢は60.2歳（14〜98歳）．喫煙者は113名で喫煙率は22.7%であった．禁煙ステージに関しては，113名のうち準備期にあるものは11名で，9.7%であった．また関心期は22名（19.5%），前関心期は49名（43.4%），無関心期は31名（27.4%）であった．

先行研究と比較すると，準備期の9.7％という数字は先行文献の健診での調査と入院患者の調査の間の値であり，妥当であると専攻医は感じた．また準備期と関心期をあわせると30％近くあり，これは比較的高いと感じた．この結果を踏まえて，今後の診療において，喫煙者がいた場合には「これから半年以内に禁煙しようと思いますか」という質問を一つ追加し，肯定した患者にはより積極的に禁煙指導を行うこととした．

　このような診療スタイルの変化によって，実際に禁煙を開始する患者が増えるかどうかは未検証である．こうして，新たなリサーチクエスチョンが生まれるのである．

復習のポイント

Q1 リサーチクエスチョンの構造化を進める4つの要素は何ですか？
Q2 リサーチクエスチョンと研究計画の評価のためのFINERの基準とはどんなものですか？

ポートフォーリオ症例を見つけるコツ

　診療で困ったことが発生し，患者や地域住民を集団と捉えてアプローチをしたいという意見が出たときが研究のチャンスである．今回の事例のように非常に単純な研究でも手順をしっかり踏んで行っていくという指導が大切で，これが将来の大きな研究を行うときの基礎となり，成功につながると信じている．

　研究指導については，研究のセミナーへの参加や大学等研究機関の指導者招聘など外部の教育資源の利用を検討するのもよいだろう．

●文献

[1] B. H. スティーブンほか著．木原雅子，木原正博訳．医学的研究のデザイン 研究の質を高める疫学的アプローチ 第4版．東京：メディカルサイエンスインターナショナル；2014．
　　研究のはじめから最後までが俯瞰でき，ポイントはすべて入っている本．
　　必須 難易度★★☆
[2] 福原俊一．リサーチ・クエスチョンの作り方〜診療上の疑問を研究可能な形に〜．東京：認定NPO法人健康医療評価研究機構（iHope）；2008．
　　おススメ！ 難易度★☆☆
[3] 福原俊一．臨床研究の道標 7つのステップで学ぶ研究デザイン．東京：認定NPO法人健康医療評価研究機構（iHope）；2013．
　　医療者向けの研究入門書としてたいへんわかりやすい．
　　おススメ！ 難易度★☆☆
[4] 厚生労働省．医学研究に関する指針一覧．
　　http://www.mhlw.go.jp/stf/seisakunitsuite/bunya/hokabunya/kenkyujigyou/i-kenkyu/
[5] 松村真司．概念モデルをつくる〜研究課題を目に見える形に〜．東京：認定NPO法人健康医療評価研究機構（iHope）；2008．
　　おススメ！ 難易度★☆☆

MEMO

症例 11 ▶ 個人への健康増進と疾病予防

かかりつけの患者さんとその家族のヘルスプロモーションができているか？

マイファミリークリニック蒲郡　中山久仁子

事例

患者女児7歳．気管支喘息のため母親に連れられて定期通院している．家族は両親，弟，祖父母の6人家族．ペットなし．定期的に内服しているが，たびたび発作を起こしている．

専攻医　いつもの喘息のお子さん．良好なコントロールが続かず，風邪をひいたり，治療をstep downさせたりするとすぐに発作を起こしてしまい，なかなかコントロールが難しいです．今日，患児の母親（34歳）から聞いた話ですが，同居している祖父（65歳）が家で喫煙しており，なんと1日40本も吸っているらしいんです．母親の健康状態のことも一緒に聞いたのですが，いたって健康で健診はうけたことがない．3人目の子の妊娠計画があるそうですが，特に何も準備しておらず，心配もしていないとのことです．
喘息が治りにくいのは祖父が喫煙をしているからかもしれないので，早く喫煙をやめてもらいたいのですが，どうしたらいいのかわかりません．

指導医　いくつか介入のポイントがありそうですね．

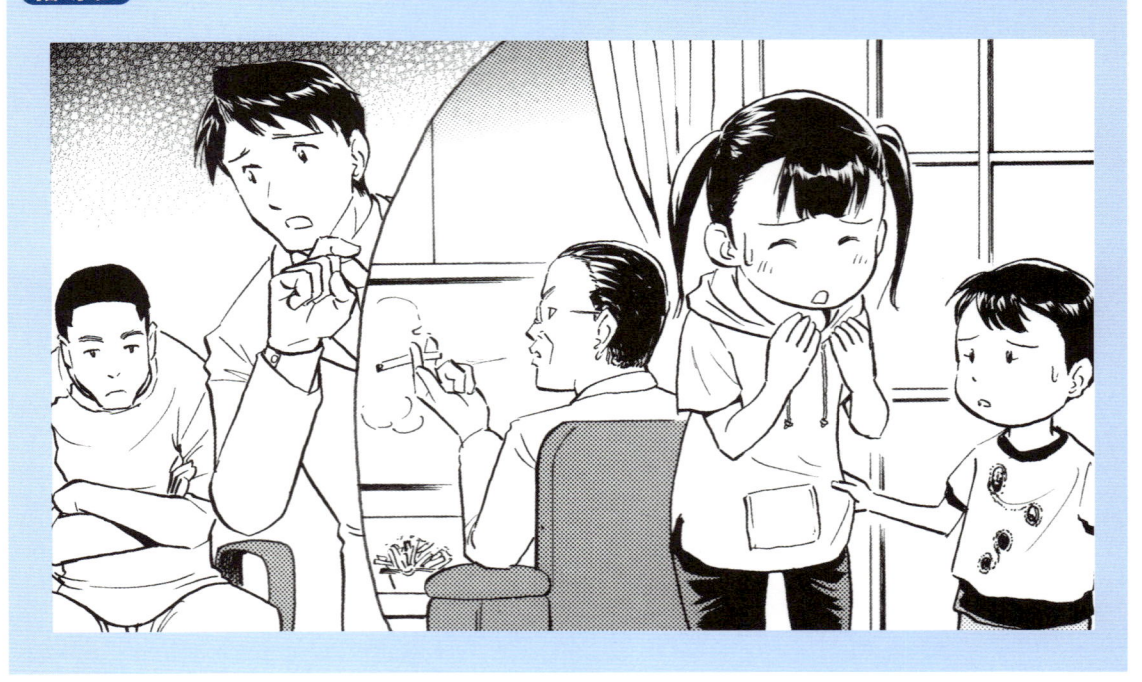

▶ 指導医の先生，こんな事例にはどのように対処したらよいですか？

攻略法

患者さんの訴える症状やその場での治療のみに焦点を当てるのではなく，疾病の増悪因子の排除や疾病予防の視点をもち，その視点を患者さんのみならず家族にまで広げて介入する[1]．そうすることで，患者さんと家族の健康維持に寄与することができるんだ．

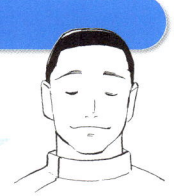

指導医からのアドバイス

ライフステージに合わせて患者さんとその家族へヘルスプロモーションを行おう

個人や家族の「病気にならないための予防・健康増進・健康維持」が目的だ．受診のたびにヘルスメンテナンスを行い，より健康であり続けるために介入していこう．

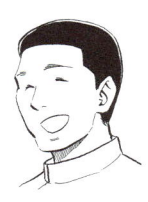

▶ ヘルスメンテナンスの3つのポイント

次の3項目について，患者に当てはまることがあれば介入をしていく．

① screening　　　　　　　　スクリーニング　　　　→　無症状の人から疾病を早期発見
② preventive-medication　　予防的薬剤治療・ワクチン　┐　リスクをもつ人の
③ counseling　　　　　　　　カウンセリング　　　　→　疾病発症を予防

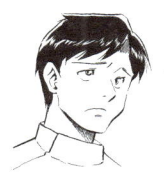

なるほど，病気を予防するために積極的に介入していくのですね．でも，スクリーニングといっても何をすればよいかわかりません．

過剰なスクリーニングは，費用，患者の負担，検査のリスク，偽陽性や偽陰性等の問題があるため，スクリーニングの妥当性には判断基準がある．次の基準を満たすものが，スクリーニング検査として有用だ．

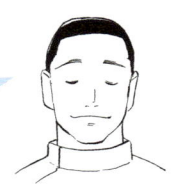

- 患者の人生に，質的にも量的にも大きな影響を与える疾患である
- 常識的な二次健診や治療を受けられる疾患である（特殊な検査ではない）
- 早期発見・早期治療により，罹患率・死亡率を減少できるだけの十分な無症状期がある
- 無症状期に治療することにより，症状が出てから治療するよりも良好な結果が得られる
- 常識的な費用で検査を受けられる
- その疾患のスクリーニングに費用をかけるのが妥当と考えられる程度の発症率がある

(Frame PS, et al. A critical review of periodic health screening using specific screening criteria. J Earn Practice 1975；2(1)：29-36.)

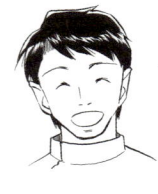

やみくもに検査をすればよいというわけではないことがわかりました．

そう．スクリーニング検査は主に悪性腫瘍，生活習慣病，感染症を対象として行うんだ．
②の「予防的薬剤治療」というのは，胎児の神経管閉鎖障害予防のために，妊娠希望の女性が葉酸を服用することや，高齢者の転倒・骨折予防にビタミンDを内服することなどを意味する．また，ワクチンは，小児期の定期接種，任意接種だけでなく，成人のインフルエンザ，肺炎球菌ワクチン，破傷風ワクチンや妊娠予定の女性と家族への麻疹風疹ワクチンなど，接種履歴の確認をして接種が必要であれば接種する．
③「カウンセリング」は，日常の診療中で医師が患者さんとの会話のなかで得た情報をもとに，喫煙，アルコール，肥満，うつ状態などに介入すること．喫煙やアルコール問題では，その問題に対する関心の有無を確認し，生活習慣への行動変容アプローチをすることもあるよ．

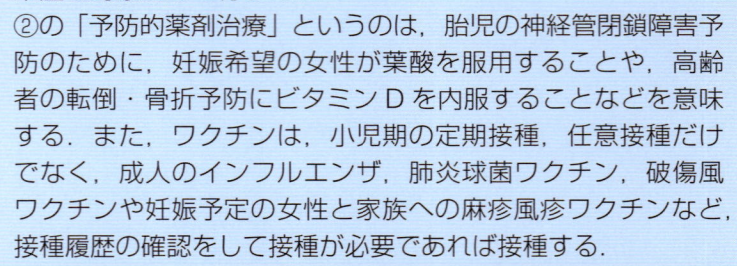

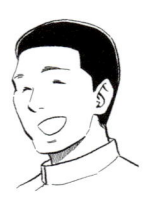

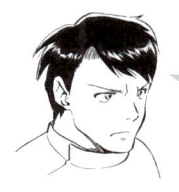

なるほど．できることはたくさんありそうです．でも，受診した患者さんに，どんなスクリーニングを推奨すればいいのでしょうか？

推奨する内容は，患者さんのライフステージと，その家族のライフサイクルを指標にするといいよ．

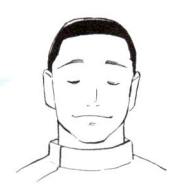

I ライフステージにあわせた代表的な介入項目

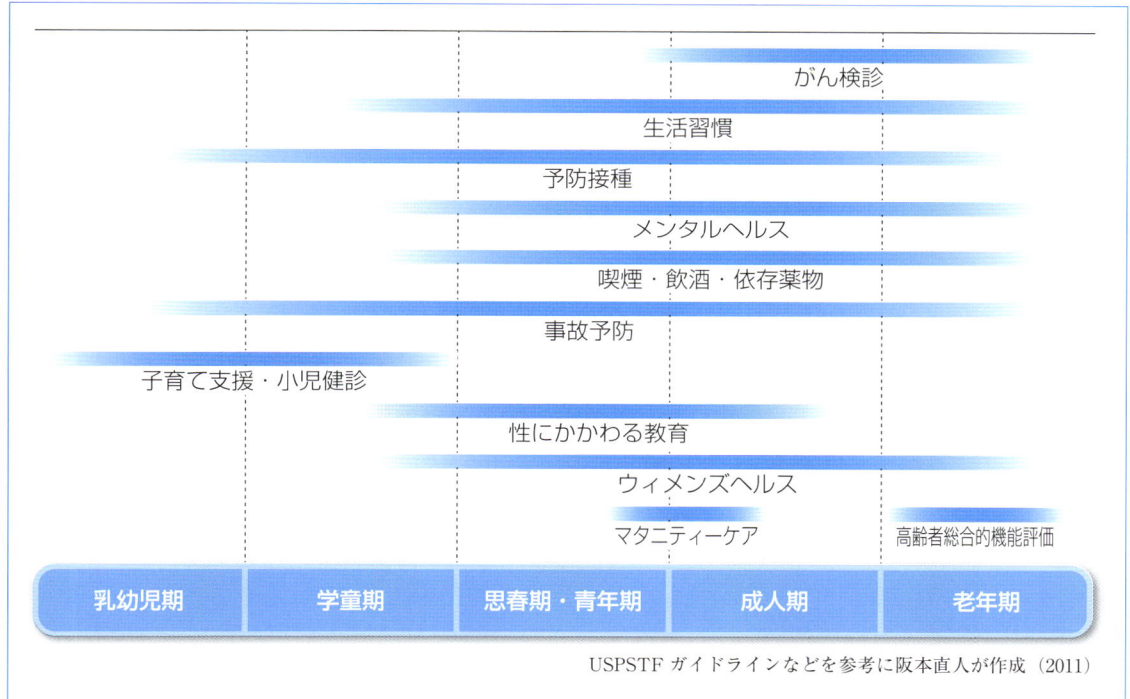

	乳幼児期	学童期	思春期・青年期	成人期	老年期

- がん検診
- 生活習慣
- 予防接種
- メンタルヘルス
- 喫煙・飲酒・依存薬物
- 事故予防
- 子育て支援・小児健診
- 性にかかわる教育
- ウィメンズヘルス
- マタニティーケア
- 高齢者総合的機能評価

USPSTF ガイドラインなどを参考に阪本直人が作成（2011）

（阪本直人．ヘルスプロモーションと疾病予防．日本プライマリ・ケア連合学会編．日本プライマリ・ケア連合学会 基本研修ハンドブック．東京：南山堂：2012．）

I はライフステージに合わせた介入項目だ．この図のように，ライフステージに沿った項目へ重点的に介入していく．
具体的な項目は，米国予防医学専門委員会（the U.S. Preventive Services Task Force；USPSTF）[4] の標準的介入に関する推奨を参考にする（**II**）．これは，米国で evidence-based かつ費用対効果の高い標準的介入に関する推奨の表だよ．
今回の症例の母親について，推奨されるスクリーニングを調べてみよう．

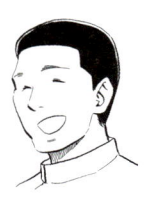

症例11 個人への健康増進と疾病予防

II 34歳女性（非喫煙，性的活動性あり）に推奨されるスクリーニング 【条件付きでなく全員に推奨される項目】

スクリーニング	推奨度 (Grade)	内 容
子宮頸がん検診	A	21〜65歳の女性では3年ごとの頸部細胞診 30〜65歳の女性では5年ごとの頸部細胞診＋HPV検査
葉酸摂取	A	妊娠を考えている女性
HIV	A	思春期以降
高血圧	A	18歳以上
アルコール使用障害	B	成人
クラミジア	B	性的活動のある女性
うつ病	B	18歳以上（適切なサポートのできるスタッフのいる施設）
りん病	B	性的活動のある女性
肥満	B	成人

HIV：human immunodeficiency virus
HPV：human papilloma virus

USPSTFのサイトから，スマートフォンやタブレット端末で使えるelectronic preventive services selector（ePSS）[5]というアプリをダウンロードできる．年齢，性別，妊娠，喫煙，性的活動性の5項目を入力するだけで，この表のように診察室でも移動中でも推奨内容を簡単に確認することができるので，よく外来で使用しているんだ．できれば，何もみなくても項目が列挙できるレベルまで習熟できるといいんだけどね．

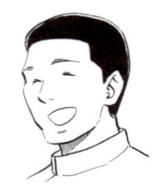

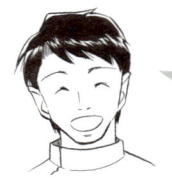

これは便利ですね．早速ダウンロードします．USPSTFのrecommendationという推奨項目をみていますが，recommendation summaryのなかにあるstrength of recommendations（推奨度）とは何でしょうか？　それに，日本人にすべての項目をあてはめてもいいのでしょうか？

いい質問だ．strength of recommendations（推奨度）は，エビデンス，疾患の重篤さ，罹患率，利益，副作用，コスト，介入の性質によって5段階に分かれている．

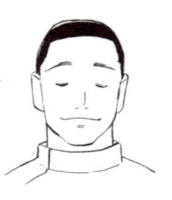

A. strongly recommends	AとBは推奨・実施すべき
B. recommends	
C. no recommendation for or against	CとDは実施しない
D. recommends against	
I. insufficient to recommend for or against	Iはどちらともいえない

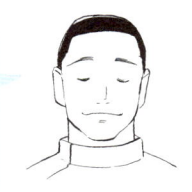

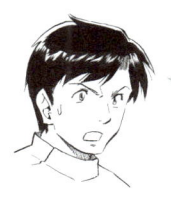

> 実際には，まずGrade AとB（＝推奨項目）の検査を実施する．また，USPSTFの推奨は，人種や米国の医療背景，有病率，家族歴や患者さんのリスク因子によって，日本人の患者さんと優先項目が異なることもあるんだ．USPSTFのサイトには，推奨項目ごとにrecommendation statementが掲載されていて，推奨のGradeと根拠が記されているので，推奨の根拠を十分に理解したうえで使おう．
> 特に胃がんは米国での死亡率が低く，言及されていないので日本では，国立がん研究センターがん対策情報センターの「がん検診について」[6]というがん検診の有効性評価をまとめた検診ガイドラインや，同センターの科学的根拠に基づくがん検診推進のページ[7]に「がん検診の推奨グレードと根拠」が掲載されているから，参考にするといいよ．

> 具体的な項目がわかりました．ぜひヘルスメンテナンスを日常診療のなかで取り入れていきたいです．でも，つい急性症状に目を奪われてしまい，介入を忘れてしまいそうです．何かいい方法はありますか．

> カルテにヘルスメンテナンスの項目を作成し，医師以外のスタッフにも教育して気が付けるようにしておくといいね．私はカルテの診療記録の SOAP の下に，プロブレムリストの一つとして H.M.（ヘルスメンテナンス）という項目を作成し，診療の合間に健診やワクチン，喫煙やアルコールなどの情報を確認し記録しているよ．
> 日常の忙しい外来では，当面のプロブレム解決に注力しがちだけど，長い目でみると，積極的なヘルスメンテナンスが，結果的にその疾患の良好なコントロールを生み，その他の疾患の発症予防にもつながる．そして，患者さんのみならず，診療の場に来られない家族メンバーへの介入も視野に入れることも大切だ．
> また，地域全体がもつリスクにも注目し，そのリスクを軽減する活動もできるといいね．具体的には，学校や公民館などで集団に対して，より健康的な生活習慣への行動変容を促すんだ．

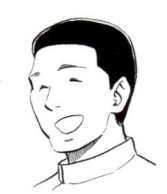

症例の経過

患児のカルテに H.M.（ヘルスメンテナンス）という項目を作り，「#祖父が同居，喫煙あり 40 本／日，#定期ワクチン完遂，#肥満なし」と記録した．その後，喘息の定期受診のたびに，祖父の喫煙状況を確認し，母親に同居家族の喫煙が喘息に及ぼす影響と禁煙外来についての情報提供を継続した．しばらくして祖父が風邪で受診した際に禁煙を推奨したところ，「孫の喘息に影響していることを嫁から聞いた．禁煙したい」と希望され，禁煙外来を予約．無事に禁煙に成功し，祖父自身の「喫煙」という心血管系リスクを 1 つ減らすことができた．また祖父には，市の特定健診とがん検診（胃・大腸・肺）推奨と肺炎球菌ワクチンの接種を行った．

さらに母親には子宮がん検診を実施し，妊娠計画があるため葉酸内服を推奨した．また，前回妊娠時の妊婦健診での風疹抗体価を確認したところ 8 倍（HI）であったため，麻疹風疹混合（MR）ワクチンを接種した．

その後，患児の喘息コントロールは良好になり，定期処方が不要になった．母親は，1 年後に元気な女児を出産した．さらに患児の喘息のコントロールと喫煙の関係について興味をもった小学校の教諭から，小学校での禁煙教室開催を依頼され，地域での禁煙介入ができた．

復習のポイント

Q1 ヘルスメンテナンスの3つのポイントとスクリーニング検査としての判断基準は？
Q2 最新のガイドラインを活用して，患者さんに合ったヘルスメンテナンスを選択できますか？
Q3 患者さん，その家族，そして地域へのヘルスプロモーションの手法とは？

ポートフォリオ症例を見つけるコツ

患者の受診時には，毎回ヘルスメンテナンスの項目を確認する習慣をつけておきたい．そしてヘルスメンテナンスは受け身では問題点が抽出できないので，ePSSを使いこなして積極的に確認する．介入によって期待以上の効果を得ることができる症例が見つかることがある．

また，院外で行う健康教室などの地域でのヘルスプロモーションの機会があれば，積極的に参加すべきである．

●文献

[1] Mcwhinney IR, et al. A Textbook of Family Medicine, Third Edition, New York：Oxford University Press, 2009.
ヘルスメンテナンスを含めた家庭医療学の教科書．家庭医療の基本がよくわかる．必読本．
おススメ！ 難易度★★☆

[2] Frame PS, et al. A critical review of periodic health screening using specific screening criteria. J Earn Practice 1975；2（1）：29-36.
おススメ！ 難易度★★★

[3] 阪本直人．ヘルスプロモーションと疾病予防．日本プライマリ・ケア連合学会編．日本プライマリ・ケア連合学会 基本研修ハンドブック．東京：南山堂；2012.
おススメ！ 難易度★☆☆

[4] 米国予防医療専門委員会（the U.S. Preventive Services Task Force；USPSTF）．
http://www.uspreventiveservicestaskforce.org/
米国のヘルスメンテナンスの指標．日本には同様のサイトがなく，この指標を参考にヘルスメンテナンスを行う．
おススメ！ 難易度★☆☆

[5] ePSS（Electronic Preventive Services Selector）
http://epss.ahrq.gov/PDA/index.jsp
USPSTFのスクリーニング検索ツール．ぜひ活用しよう．
おススメ！ 難易度★☆☆

[6] 国立がん研究センターがん対策情報センター．がん検診について．
http://ganjoho.jp/professional/pre_scr/index.html
おススメ！ 難易度★☆☆

[7] 国立がん研究センターがん対策情報センター．科学的根拠に基づくがん検診推進のページ．
http://canscreen.ncc.go.jp/index.html
おススメ！ 難易度★☆☆

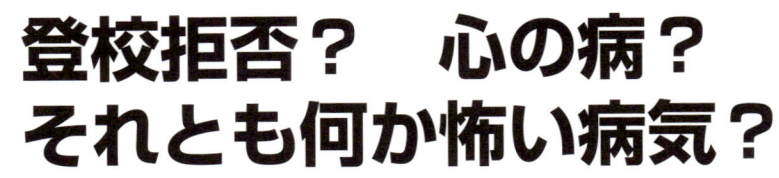

症例 12 ▶ 幼小児・思春期のケア

登校拒否？　心の病？
それとも何か怖い病気？
（よくわかんない…）

金沢医科大学医学部 医学教育学講座　高村昭輝

事例

患者14歳女性．市内の公立校に通う中学2年生．ここ半年前から頭痛，腹痛が出現し，朝起きられないため，学校に行けない．行くことができた日でも保健室で寝ていることが多い．学校の先生にも「何か悪い病気かもしれないので病院に受診するように」と言われたため，近くの病院の小児科を受診して頭部MRI，腹部エコー，血液検査，上部消化管内視鏡まで行って特に異常なく，帰されてしまった．自宅では父親に「怠けているだけだ！　ちゃんと学校に行け！」と毎日言われている．母親はこの頭痛，腹痛の原因を突き止めて学校に行けるようにしたいと思っており，検査が異常なかったので心身症として精神科受診も考えたが，別の医者の意見も聞いてからと思い，外来を受診した．専攻医が指導医に今後の方針について相談に来た．

専攻医　頭痛，腹痛に対して診察したところはまったく異常がありません．大きい病院でも異常がないと言われたので，心療内科か，別の病院を紹介しようと思うのですが…どうしたら，よいでしょうか？

指導医　ふむふむ…

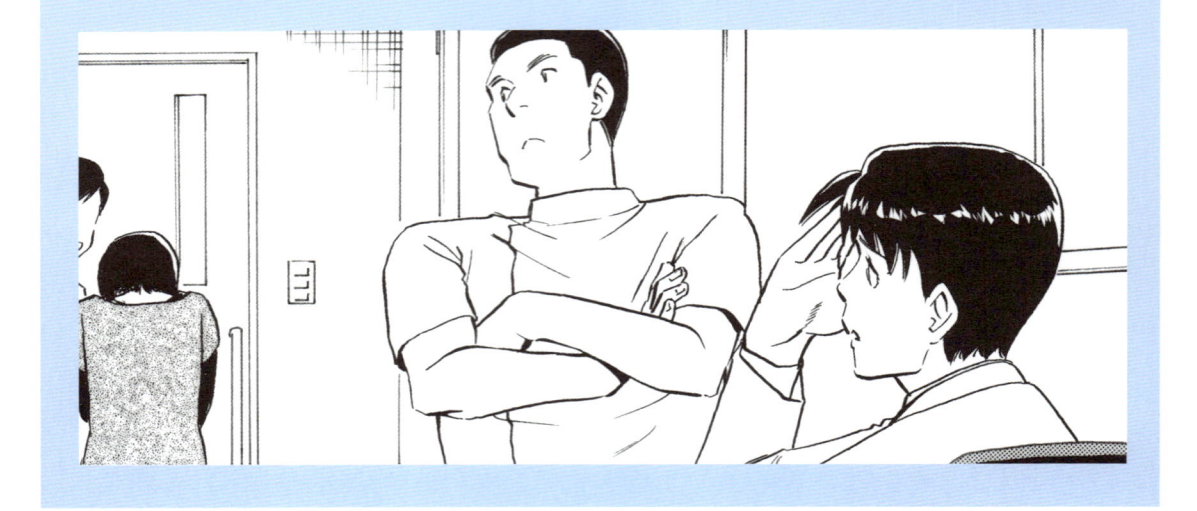

登校拒否？ 心の病？ それとも何か怖い病気？（よくわかんない…）

▶ 指導医の先生，こんな事例にはどのように対処したらよいですか？

攻略法

　思春期に対するアプローチは，小児科領域のなかでも生物心理社会モデルでの解決が実際には非常に有用であるといえる．先天性や体の未熟性に起因する疾患を乗り越えた年齢であり，また，生活習慣病を発症しにくい年齢であることから，生物学的考察のみでは不十分な場合が多々ある．家族や学校などとの関係にも介入する必要性が出てくると，家族志向の医療，地域をケアする能力という観点で解決する考え方もできるだろう．しかし，今回はあえて家庭医療専門医がもつ医学的な知識と技術の点からアプローチする．

エントリー項目：幼小児・思春期のケアに該当

　まずは一元的に説明できる疾患を考えるのが通例である．頭痛，腹痛，立ちくらみという複数の症状に対して，思春期に多く全身性の症状をきたす鉄欠乏性貧血，甲状腺機能異常，副腎機能異常などを除外するための診察と検査を行い，その結果を考察する．また，教科書的には念のためにこれらが別々の疾患（脳腫瘍，腹部腫瘍，胃・十二指腸潰瘍など）で起こっていることも考え，頭部MRIや腹部エコーなどそれぞれの症状の原因となりそうな器質的疾患の除外のための検査を行い，その結果も記載する．器質的疾患を除外する高度な検査は実際には身体所見上から不要な場合も多く，家族や学校からの不安などに対して行うことも少なくない．

　ただ，筆者も小児で元気がないという主訴で脳腫瘍であった経験がある．今回の事例の場合，それらの検査がすでにほかの医療機関でなされており，その結果が異常ないことから除外した疾患とさらに考えるべき鑑別疾患を併せて記載するとよいだろう．

指導医からのアドバイス

❶ 思春期は身体的にも精神的にも劇的に変化・成長する特殊な時期

　思春期は医師患者関係を構築するのも非常に難しい時期だ．個人差はあるけど，ある部分は大人として扱う必要があるし，またある部分は子どもとして扱う必要も出てくる．場合によっては異性関係など性にかかわる問診，診察も必要になる．インターネット，携帯端末の普及によって周囲の社会とのかかわりも複雑になってきていて，自らの成長による変化についていけていないこともある．まずは思春期の患者さんを一人の意思をもった人間と捉えて対応することが求められるんだ[1]．

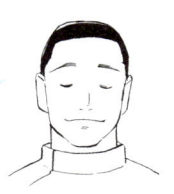

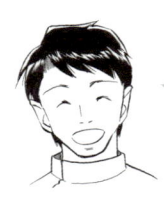

> なるほど，大人でもあり，子どもでもあるのですね．「保護者の庇護下にある子ども」という考え方と「一人の大人」という考え方を実行することや，乳幼児と成人の間の思春期という肉体的にも精神的にも劇的な変化の時期であることを，医者も理解することが重要なのですね．実際の対応の仕方にコツなどはあるのですか？

❷ 解釈モデルはなんなのか？
思春期の子どもたちがわかってほしいことを理解する！

> 思春期の子どもたちの思いを，周囲の大人が理解していないというのはよくあることだ．この事例もそうだけど，詐病ではなく，成長に伴う生理的変化や心因性の症状が実際に頭痛や腹痛のような症状として自覚されているにもかかわらず，周囲には怠け癖などのように理解されていることもよくある．その場合には本人からよく事情を聴取し，それをしっかりと受け止め，医師が子どもの代弁者として周囲の大人に伝えることが重要なんだ（幼児が未発達で適切に話せないことや高齢者が認知症で話せないこととは異なる意味での「話せない」思春期の子どもの代弁者になることが大切）．不安になっている本人にとっての真の味方になってあげるところから始めることが鍵だね[2]．

> 大人だろうが，子どもだろうが関係ないということですね．味方になってあげる，代弁者になってあげる，周囲の環境との関わりに留意するという考え方はよく理解できました．医学的にはどうしていけばよいのでしょうか？

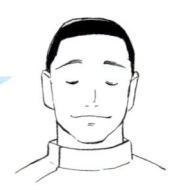

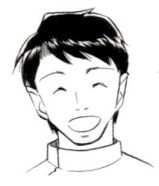

❸ 一元的に説明できる器質的疾患ではないか？
成長にかかわる機能的疾患ではないか？

　前述のように小児科領域では中年以降の成人と異なり，複数の疾患を同時に発症している可能性は非常に低くなる．考える順序としては，純粋に一つの器質的疾患で起こっている出来事が説明できるかどうかを考え，そうでなければ成長発達に伴う機能的疾患によって起こってい

る症状と捉えるという考え方をもつことが重要である．科学的根拠には乏しいが，筆者の経験では，身長が思春期に入りスパートしているときに機能的体調不良が多い印象がある．そういう視点をもつことが家庭医としては大切である．実際の診察室では保護者の了解を得たうえで患者と保護者の両方から別々に話を聞くことも非常に重要なポイントとなる．そうした配慮を行ったことも必ずポートフォリオに記載する[3]．

症例の経過

　思春期の小児において，何らかの身体的愁訴を伴った不登校がみられるものの，理学所見や各種検査で異常所見を認めなかった場合，「心身症を伴った不登校症」と「起立性調節障害による登校不能」を考え，それらを鑑別するために必要な方略を考える．もちろん，後者に心身症を合併している場合もあるが，起立試験と心身症を伴った不登校症を考慮した情報収集を行い，その結果をまとめる．

　心身症を伴った不登校症の場合，学校でのいじめ体験や家庭での虐待体験などが原因となっている場合もあるため，まず，患者には外で待っていてもらい，母親のみを診察室に残して話を聞いてみた．すると特に家庭内では揉め事はないという．ただ，父親は「怠けているから行けないのだ」と信じており，そのために患者との関係が悪くなっているということだった．次に母親に了解を得たうえで患者のみを診察室に入れて話を聞いてみると，特に友人関係も問題ないし，いじめられているわけでもないとのことで，学校に行きたくない理由は認めなかった．逆に学校に行ってみんなと一緒に授業も受けたいのに頭痛と腹痛が特に朝にひどいので行けないし，それを周りが信じてくれないのが自分でも辛いということだった．患者への傾聴に努め，症状があることを信じてあげること，その症状が改善するように一緒に治療していくことを話すことで表情が緩むことを確認した．

　問診では午後になると体調がよくなることが多く，立ちくらみでふらつくことも多いことがわかったため，起立性調節障害を考えて起立試験を行ったところ，遷延性の血圧低下があり，起立性調節障害のサブタイプである遷延性起立性低血圧と診断した．患者と母親にこれは思春期特有の病気であり，決して怠けでも心因性の不登校でもないことをはっきり告げた．また，学校にも病気の詳細を記載した書類を提出し，理解を求めた．学校，家族はこれが病気であることを認識したうえで適切な対応をとることを約束．患者は自分の訴えが真実であったことを周囲が理解してくれたことに対して安心し，治療に前向きになった．結果としてある種の漢方薬が奏効し，症状が改善．通学日数も増え，無事に高校にも合格し，現在は通院しなくてもよくなった[4]．

まとめ：小児・思春期における臨床推論は成人のそれとはちょっと違う

　この事例に限らず，一般的に小児領域における臨床推論（ I ）のポイントとして第1に挙げられるのは，メディカルインタビューの相手は患者本人（患児）ではなく，保護者（大部分が母親）であることが多いことである．小児科の場合，主訴を含めた病歴は基本的に本人の言い

分ではないことが多いため，保護者の発言にはその保護者と患児の関係によって大きくバイアスがかかっている可能性がある．そうなるとその解釈モデルも本人のものではなく，保護者のものである場合が多いといえる．したがって，小児科外来では患児本人ではなく，保護者と患児との関係に大きく影響を受けることを念頭に置いておかなくてはいけない．保護者の述べる病歴は患児との関係によってはその観察が過剰な推測であったり，逆に不十分な観察であったりする可能性も十分に考えられる．ただ，診察室で患児を観察できる時間は限られている．前述の条件を踏まえたうえで慎重に判断すれば，保護者の訴えであってもその圧倒的な情報量は大変重要なヒントとなることは間違いない．

第2に身体所見の取り方に関して，緊急度や重症度を判断する際にはまず，患児の全身状態をいかに正確に把握するかということが重要になる．年齢が小さいほどパッと一見した患児の様子というのは非常に重要である．ただ，診察室内というのは患児にとっては非常に緊張する状況であるということを認識しておきたい．成人と違ってその異なる状況を冷静に判断し，相対する医療従事者に感情をコントロールすることは年齢が小さくなるほど困難である．そのため，診察室内では実際の体調よりも元気がなかったり，機嫌が悪かったりする可能性が十分にある．そのため，診察室に入る前の待合室での状況を確認することも大切である．身体所見をとるにあたっては保護者の訴えに沿って考えられる臓器を中心に診察していくことも重要だが，小児の場合，生じている問題に保護者が気づいていない場合もあるためすべてを自らで確認する．

第3に検査を施行するにあたっては成人のように小児は従順に検査を受けてくれない可能性が高いといえる．じっとしておかなければならない時間が長い検査，痛みを伴う検査は極力しなくて済むように臨床推論を進めるべきである．どうしても鑑別診断を進めるうえで必要な検査に絞った形で検査をオーダーすることが求められる．

I 小児・思春期における臨床推論

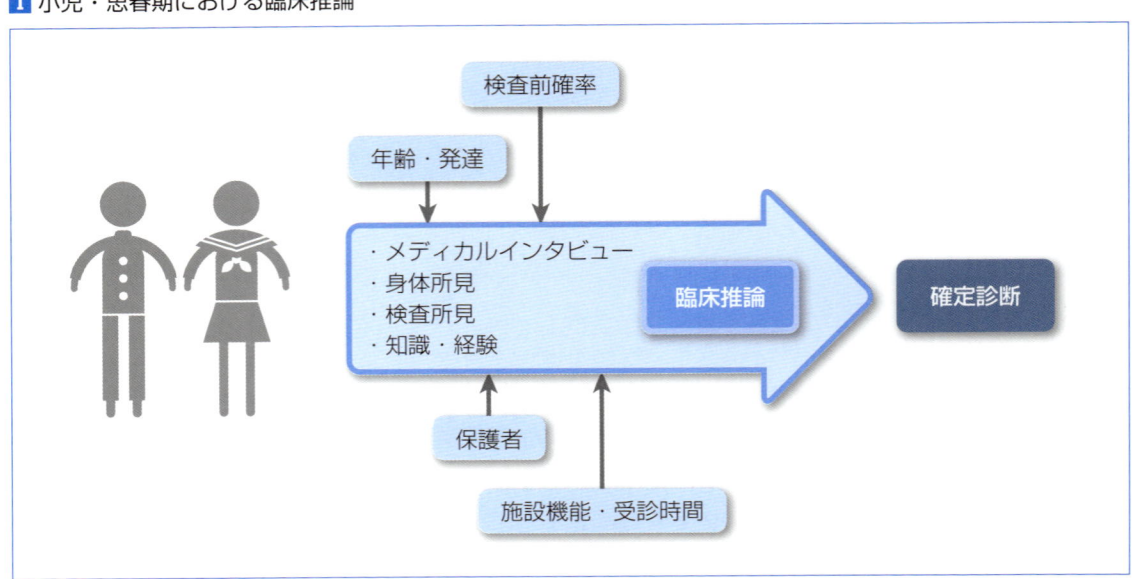

これらのことをよく踏まえたうえでポイントを挙げていくと，小児科医からみてもよく考察されていると思えるポートフォリオに仕上がるだろう．

診察のポイント

- 緊急性と重症度 "パッと見た目が勝負を決する！"
- 成長による機能的疾患 "年齢に応じた疾患を思い浮かべる！"
- 保護者と患児の両方から話を聞く "保護者は良くも悪くも鍵になる！"

復習のポイント

Q1 思春期診療の特殊性とは何ですか？
Q2 臨床推論を構築していくうえで重要な2つの疾患分類は何ですか？

ポートフォリオ症例を見つけるコツ

　思春期の子どもが不定愁訴を主訴に受診したときには，ポートフォリオに対する事例となる可能性がある．何度も述べているように小児疾患は比較的単純な感染症であることが多く，その場合，ポートフォリオとして深く考察するのは高度な場合がある．また，複雑な疾患の場合，家庭医のところで完結することは逆に非常に少なく，ポートフォリオとしてまとめにくいかもしれない．そのなかで家族のかかわり，社会のかかわり，医学的な問題が複雑に絡むのが思春期である．今回は起立性調節障害による登校不能事例だったが，性問題，虐待問題，非行問題など思春期は小児科医でなくとも家庭医が十分解決してあげられる医療問題が豊富であるといえるため，積極的に思春期診療にかかわってもらいたい．

文献

[1] 大橋博樹．思春期のケア．日本プライマリ・ケア連合学会編．日本プライマリ・ケア連合学会 基本研修ハンドブック．東京：南山堂；2012．
　おススメ！ 難易度★☆☆
[2] 日本小児科学会編．小児科医の到達目標 改訂第5版．東京：日本小児科学会；2010．
　難易度★☆☆
[3] 高村昭輝．小児科外来：子どもは小さな大人じゃない．大西弘高編．The 臨床推論 研究医よ，診断のプロをめざそう！．東京：南山堂；2012．
　難易度★☆☆
[4] 日本小児心身医学会編．小児心身医学会ガイドライン集．東京：南江堂；2009．
　わかりにくく，敬遠しがちな小児心身症をわかりやすく解説している．
　おススメ！ 難易度★★☆

症例 13 ▶ 高齢者のケア

どうしてこの人は最近血糖コントロールが悪くなったのだろう？

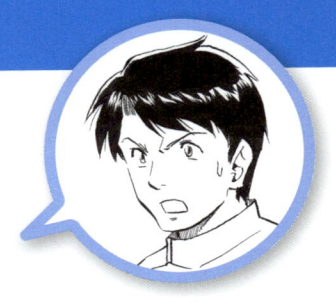

滋賀家庭医療学センター 弓削メディカルクリニック　雨森正記

事例

患者78歳男性．独居老人．頑固で几帳面な性格．20年来の糖尿病患者で5年前に糖尿病専門医のいる病院で教育入院を行いインスリン自己注射を開始した．4回注射を行いHbA1c 6～7％を維持していた．半年ほど前から血糖コントロールは増悪し，本日受診時の血糖362mg/dL，HbA1c 10.8％となっていた．当院の受付事務員からも「最近受付で様子がおかしい，認知症ではないか」と報告されている．再度教育入院をすすめたが「もう懲り懲り」と取り合ってくれない．診察を担当している専攻医が指導医に相談に来た．

専攻医　今日はまた血糖コントロールが悪くなっています．前回持効型のインスリンを4単位増やしたのに…教育入院をすすめても取り合ってくれないし，ちゃんと打っているか，食事はどうか聞いたら，「ちゃんとやっとる！」と怒り出して…どうしたらよいでしょうか？

指導医　なんか血糖だけではなくて，いろいろ問題がありそうだな…

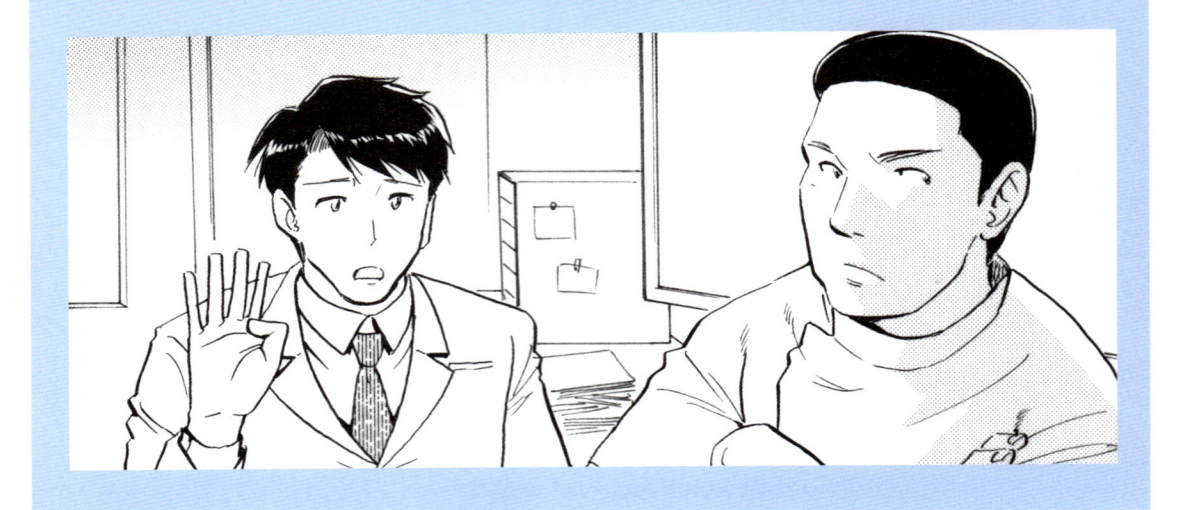

▶ 指導医の先生，こんな事例にはどのように対処したらよいですか？

攻略法

A₁　糖尿病患者の生活指導，薬物の選択により解決を試みる
A₂　高齢者に特有の多臓器の問題として解決を試みる

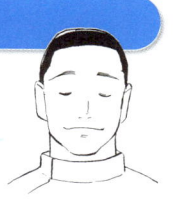

A₁ の場合

エントリー項目：臓器別の健康問題（代謝内分泌・血液系）に該当

糖尿病のコントロールが増悪してきたときは，生活の変化，悪性腫瘍の合併，感染，合併症の増悪などの考えられる原因を追及する．個人に合った生活指導の方法（食事・運動）を考慮したうえで，インスリン量の調整，経口糖尿病薬の追加，併用を行うことで改善したことをまとめる[1]．

A₂ の場合

エントリー項目：高齢者のケアに該当

認知症をもった高齢者に対し，高齢者総合的機能評価（comprehensive geriatric assessment; CGA）を用いて生活機能の障害を評価し，血糖コントロールが増悪した要因を明らかにする．介護保険を導入することで，多職種の介入を促し，生活の質の向上と見守りを行うことで血糖コントロールも改善していったことをまとめる[2-6]．

指導医からのアドバイス

❶ 疾患（disease）と障害（disability）の2点から考える！

高齢者の健康問題では，加齢に伴い多臓器の問題が顕在化してくる．その問題は単なる疾患の診断・治療にかかわる問題（disease）だけでなく生活機能の障害（disability）という2つの「D」を考慮して対処しなければいけないんだ．

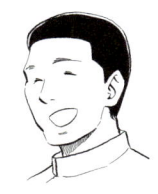

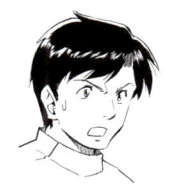

疾患（disease）だけを考えていてはいけないということですね．実際にはどういう指標を用いて評価するのでしょうか？

❷ CGA を使って現在の生活機能はどうか考えよう！

> 高齢者の生活機能を評価するのに用いる CGA の内容を **I** にまとめたよ．

> 認知機能についての簡易知能検査（mini-mental state examination；MMSE）や長谷川式認知症スケール（Hasegawa's dementia scale for revised；HDS-R）はこれまで使って知っているのですが，ほかのことは病棟ではあまり考えていなかったように思います．

> いいところに気がついたね．病棟で研修しているとどうしても疾患の診断，治療のほうに目が向いてしまって患者さんの日々の生活，退院後の生活について考えることが少なくなってきてしまうんだ．

> これからは患者さんの日々の生活のことも考えて診療するようにします．

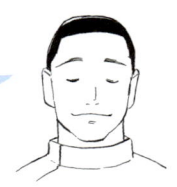

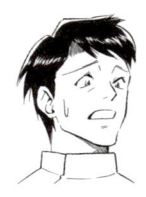

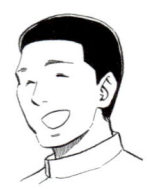

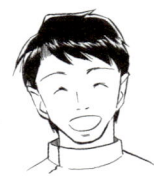

I CGA の内容

1. 日常生活動作
・ADL：移動，排泄，摂食，更衣，整容，入浴，階段昇降など ・IADL：外出，買い物，家計，服薬管理，電話，料理など
2. 精神心理的機能
・認知機能：MMSE，HDS-R など ・うつ状況：geriatric depression scale など ・その他：意欲，QOL
3. 社会経済因子
・介護者，居住状況，家計，住居，家族，キーパーソン，行政との関係など
4. その他
・栄養補給，服薬状況，注射，救急対応など

（小澤利男．高齢者の生活機能障害の評価．日本老年医学会編．老年医学テキスト 改定第3版．東京：メジカルビュー社；2008.）

❸ 高齢者の ADL, IADL を評価する方法を知っておこう！

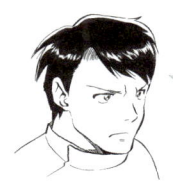

Ⅰ の評価方法のうち日常生活動作（activities of daily living；ADL），手段的日常生活動作（instrumental activities of daily living；IADL）の評価は大切だと思うのですが，具体的な内容について教えてください．

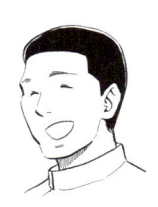

ADL の評価として Barthel index（Ⅱ），IADL の評価については Lawton & Brody の IADL 尺度（Ⅲ）はよく使用されている．普段の診療にも頭に入れて使えるようにしておいたほうがいいね．

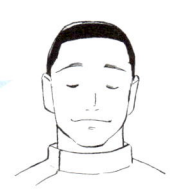

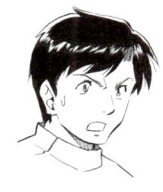

なるほど，こういう指標を用いて評価するんですね．これで生活に支障がある場合は介護保険の利用も考えたほうがよいですね．これまで患者さんや家族に介護保険の申請をすすめたことがありません．具体的に介護保険を利用するにはどうしたらよいのでしょうか．

介護の必要な患者さんを診るときのために介護保険の内容と医師の役割についても知っておくべきだね．

Ⅱ Barthel index

食事
- 15：自立．必要に応じて自助具を使用して，食物を切ったり，調味料をかけたりできる
- 5：食物を切ってもらう必要があるなど，ある程度介助を要する
- 0：上記以外

車いすとベッド間の移動
- 15：移動のすべての段階が自立している（ブレーキやフットレストの操作を含む）
- 10：移動の動作のいずれかの段階で最小限の介助や，安全のための声かけ，監視を要する
- 5：移動に多くの介助を要する
- 0：上記以外

（訳注：車いすを使用していない場合には，ベッド脇に設置した肘掛け椅子とベッドとの間の移動が安全にできるかどうかを評価する）

整容
- 5：手洗い，洗顔，髪梳き，歯磨き，ひげ剃りができる
- 0：上記以外

用便動作
- 10：用便動作（便器への移動，衣服の始末，拭き取り，水洗操作）が介助なしにできる
- 5：安定な姿勢保持や衣服の着脱，トイレットペーパーの使用などに介助を要する
- 0：上記以外

入浴
- 5：すべての動作を他人の存在なしに遂行できる（浴槽使用でもシャワーでもよい）
- 0：上記以外

平地歩行
- 15：少なくとも45m，介助や監視なしに歩ける（補助具や杖の使用は可．車輪付き歩行器は不可）
- 10：最小限の介助や監視下で少なくとも45m歩ける
- 5：歩行不可能だが，自力で車いすを駆動し少なくとも45m進める
- 0：上記以外

階段昇降
- 10：1階分の階段を介助や監視なしに安全に上り下りできる（手すりや杖の使用は可）
- 5：介助や監視を要する
- 0：上記以外

更衣
- 10：すべての衣服（靴の紐結びやファスナーの上げ下ろしも含む）の着脱ができる（治療用の補装具の着脱も含む）
- 5：介助を要するが，少なくとも半分以上は自分で，標準的な時間内にできる
- 0：上記以外

排便コントロール
- 10：随意的に排便でき，失敗することはない．坐薬の使用や浣腸も自分でできる
- 5：時に失敗する．もしくは坐薬の使用や浣腸は介助を要する
- 0：上記以外

排尿コントロール
- 10：随意的に排尿できる．必要な場合は尿器も使える
- 5：時に失敗する．もしくは尿器の使用などに介助を要する
- 0：上記以外

（長寿科学総合研究CGAガイドライン研究班．高齢者総合的機能評価ガイドライン．東京：厚生科学研究所；2003．）

III IADL 尺度 (Lawton & Brody)

項　目	採点 男性	採点 女性
A　電話を使用する能力		
1．自分から電話をかける（電話帳を調べたり，ダイアル番号を回すなど）	1	1
2．2〜3のよく知っている番号をかける	1	1
3．電話に出るが自分からかけることはない	1	1
4．まったく電話を使用しない	0	0
B　買い物		
1．すべての買い物は自分で行う	1	1
2．少額の買い物は自分で行える	0	0
3．買い物に行くときはいつも付き添いが必要	0	0
4．まったく買い物はできない	0	0
C　食事の準備		
1．適切な食事を自分で計画し準備し給仕する		1
2．材料が供与されれば適切な食事を準備する		0
3．準備された食事を温めて給仕する，あるいは食事を準備するが適切な食事内容を維持しない		0
4．食事の準備と給仕をしてもらう必要がある		0
D　家事		
1．家事を一人でこなす，あるいは時に手助けを要する（例：重労働など）		1
2．皿洗いやベッドの支度などの日常的仕事はできる		1
3．簡単な日常的仕事はできるが，妥当な清潔さの基準を保てない		1
4．すべての家事に手助けを必要とする		1
5．すべての家事にかかわらない		0
E　洗濯		
1．自分の洗濯は完全に行う		1
2．ソックス，靴下のゆすぎなど簡単な洗濯をする		1
3．すべて他人にしてもらわなければならない		0
F　移送の形式		
1．自分で公的機関を利用して旅行したり自家用車を運転する	1	1
2．タクシーを利用して旅行するが，その他の公的輸送機関は利用しない	1	1
3．付き添いがいたり皆と一緒なら公的輸送機関で旅行する	1	1
4．付き添いか皆と一緒で，タクシーか自家用車に限り旅行する	0	0
5．まったく旅行しない	0	0
G　自分の服薬管理		
1．正しいときに正しい量の薬を飲むことに責任が持てる	1	1
2．あらかじめ薬が分けて準備されていれば飲むことができる	0	0
3．自分の薬を管理できない	0	0
H　財産取り扱い能力		
1．経済的問題を自分で管理して（予算，小切手書き，掛金支払い，銀行へ行く）一連の収入を得て，維持する	1	1
2．日々の小銭は管理するが，預金や大金などでは手助けを必要とする	1	1
3．金銭の取り扱いができない	0	0

（長寿科学総合研究CGAガイドライン研究班．高齢者総合的機能評価ガイドライン．東京：厚生科学研究所；2003.）

症例13　高齢者のケア

❹ 介護保険の流れを知っておくことが重要！

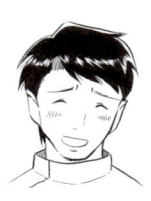

こういう流れ（Ⅳ）で介護保険は導入されるんですね．初期研修医の頃，地域医療実習で介護保険認定審査会を見学しましたが，どのような位置付けの会なのか理解できていませんでした．

Ⅳのなかで主治医に必要なのは主治医意見書（Ⅴ）の作成だ．主治医意見書は書いたことがあるかな？

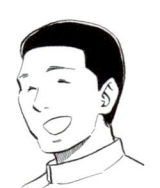

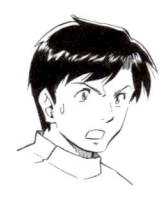

すでに書かれたものを指導医から見せてもらったことはあるのですが，自分で書いたことはありません．

Ⅳ 介護保険サービス利用の流れ

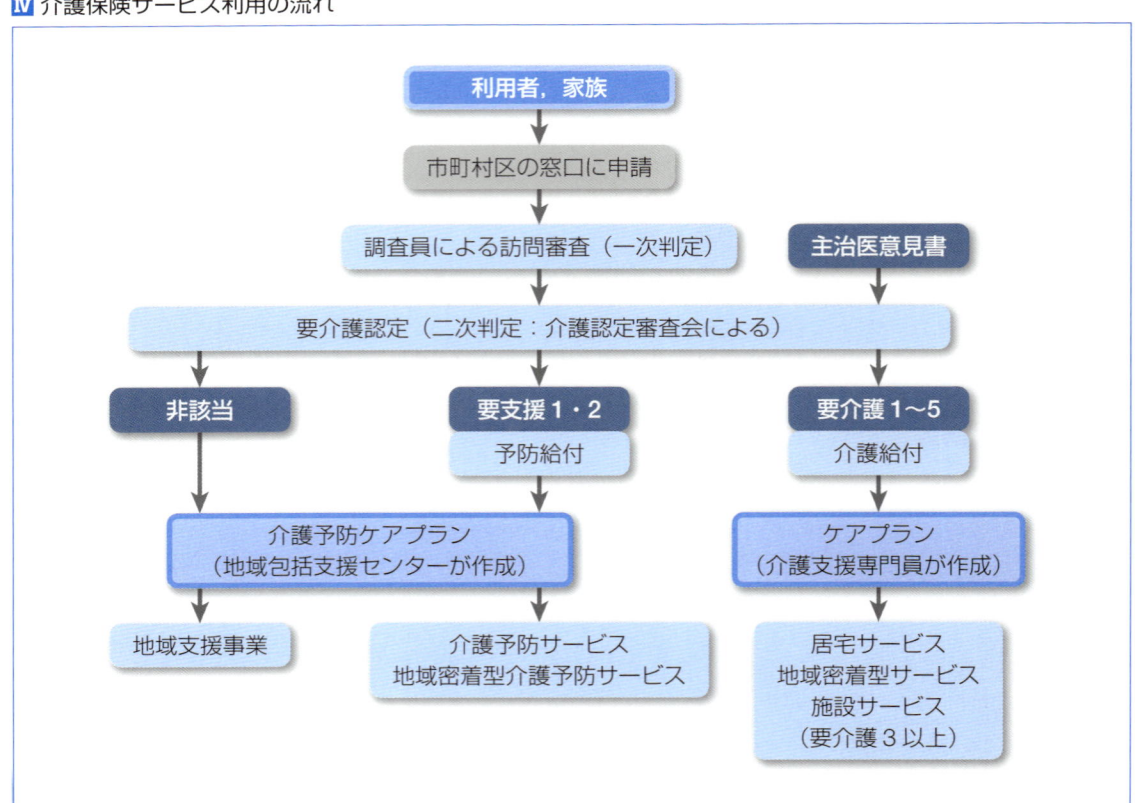

```
利用者，家族
    ↓
市町村区の窓口に申請
    ↓
調査員による訪問審査（一次判定）　　　　　主治医意見書
    ↓　　　　　　　　　　　　　　　　　　　　↓
要介護認定（二次判定：介護認定審査会による）
    ↓
┌─────────┬─────────────┬─────────────┐
非該当　　　　要支援1・2　　　　　要介護1〜5
　　　　　　　予防給付　　　　　　　介護給付
    ↓　　　　　　↓　　　　　　　　　　↓
　　　　　介護予防ケアプラン　　　　ケアプラン
　　　　　（地域包括支援センターが作成）　（介護支援専門員が作成）
    ↓　　　　　　↓　　　　　　　　　　↓
地域支援事業　介護予防サービス　　　居宅サービス
　　　　　　　地域密着型介護予防サービス　地域密着型サービス
　　　　　　　　　　　　　　　　　　　施設サービス
　　　　　　　　　　　　　　　　　　　（要介護3以上）
```

158

どうしてこの人は最近血糖コントロールが悪くなったのだろう？

Ⅴ 主治医意見書

別添様式2

主治医意見書

記入日 平成　年　月　日

申請者	（ふりがな） 明・大・昭　年　月　日生（　歳）	男・女	〒　　－ 連絡先　　（　）

上記の申請者に関する意見は以下の通りです。
主治医として、本意見書が介護サービス計画作成に利用されることに　□同意する。　□同意しない。
医師氏名
医療機関名　　　　　　　　　　　　　　　　　　電話　　（　）
医療機関所在地　　　　　　　　　　　　　　　　FAX　　（　）

（1）最終診察日	平成　　年　　月　　日
（2）意見書作成回数	□初回　□2回目以上
（3）他科受診の有無	□有　□無 （有の場合）→□内科　□精神科　□外科　□整形外科　□脳神経外科　□皮膚科　□泌尿器科 　　　　　　□婦人科　□眼科　□耳鼻咽喉科　□リハビリテーション科　□歯科　□その他（　　　）

1．傷病に関する意見

（1）診断名（特定疾病または生活機能低下の直接の原因となっている傷病名については1.に記入）及び発症年月日
　1．　　　　　　　　　　　　　　　　　発症年月日　（昭和・平成　　年　　月　　日頃）
　2．　　　　　　　　　　　　　　　　　発症年月日　（昭和・平成　　年　　月　　日頃）
　3．　　　　　　　　　　　　　　　　　発症年月日　（昭和・平成　　年　　月　　日頃）

（2）症状としての安定性　　　　　　　　□安定　　　□不安定　　　□不明
（「不安定」とした場合、具体的な状況を記入）

（3）生活機能低下の直接の原因となっている傷病または特定疾病の経過及び投薬内容を含む治療内容
〔最近（概ね6ヶ月以内）介護に影響のあったもの 及び 特定疾病についてはその診断の根拠等について記入〕

2．特別な医療　（過去14日間以内に受けた医療のすべてにチェック）

処置内容	□点滴の管理　□中心静脈栄養　□透析　□ストーマの処置　□酸素療法 □レスピレーター　□気管切開の処置　□疼痛の看護　□経管栄養
特別な対応	□モニター測定（血圧、心拍、酸素飽和度等）　□褥瘡の処置
失禁への対応	□カテーテル（コンドームカテーテル、留置カテーテル 等）

3．心身の状態に関する意見

（1）日常生活の自立度等について
・障害高齢者の日常生活自立度（寝たきり度）　□自立　□J1　□J2　□A1　□A2　□B1　□B2　□C1　□C2
・認知症高齢者の日常生活自立度　　　　　　　□自立　□Ⅰ　□Ⅱa　□Ⅱb　□Ⅲa　□Ⅲb　□Ⅳ　□M

（2）認知症の中核症状（認知症以外の疾患で同様の症状を認める場合を含む）
・短期記憶　　　　　　　　　　　　　□問題なし　　□問題あり
・日常の意思決定を行うための認知能力　□自立　□いくらか困難　□見守りが必要　□判断できない
・自分の意思の伝達能力　　　　　　　　□伝えられる　□いくらか困難　□具体的要求に限られる　□伝えられない

（3）認知症の周辺症状　（該当する項目全てチェック：認知症以外の疾患で同様の症状を認める場合を含む）
□無　□有 → ｛□幻視・幻聴　□妄想　□昼夜逆転　□暴言　□暴行　□介護への抵抗　□徘徊
　　　　　　　　□火の不始末　□不潔行為　□異食行動　□性的問題行動　□その他（　　　）

（4）その他の精神・神経症状
□無　□有〔症状名：　　　　　　　　　　専門医受診の有無 □有（　　　）□無〕

159

V 主治医意見書（つづき）

（5）身体の状態
- 利き腕 （□右 □左） 身長＝ ☐ cm 体重＝ ☐ kg（過去6ヶ月の体重の変化 □増加 □維持 □減少 ）
- □四肢欠損 （部位： _____ ）
- □麻痺
  - □右上肢（程度：□軽 □中 □重） □左上肢（程度：□軽 □中 □重）
  - □右下肢（程度：□軽 □中 □重） □左下肢（程度：□軽 □中 □重）
  - □その他（部位：_____ 程度：□軽 □中 □重）
- □筋力の低下 （部位：_____） 程度：□軽 □中 □重）
- □関節の拘縮 （部位：_____） 程度：□軽 □中 □重）
- □関節の痛み （部位：_____） 程度：□軽 □中 □重）
- □失調・不随意運動 ・上肢 □右 □左 ・下肢 □右 □左 ・体幹 □右 □左
- □褥瘡 （部位：_____） 程度：□軽 □中 □重）
- □その他の皮膚疾患（部位：_____） 程度：□軽 □中 □重）

4．生活機能とサービスに関する意見

（1）移動
- 屋外歩行 　　　　　　　　　　　　□自立　　□介助があればしている　　□していない
- 車いすの使用　　　　　　　　　　□用いていない　□主に自分で操作している　□主に他人が操作している
- 歩行補助具・装具の使用(複数選択可)　□用いていない　□屋外で使用　　□屋内で使用

（2）栄養・食生活
- 食事行為　　　　　□自立ないし何とか自分で食べられる　　□全面介助
- 現在の栄養状態　　□良好　　　　　　　　　　　　　　　　□不良
- → 栄養・食生活上の留意点 （　　　　　　　　　　　　　　　　　　　　　　　　　　　　　　　）

（3）現在あるかまたは今後発生の可能性の高い状態とその対処方針
- □尿失禁　□転倒・骨折　□移動能力の低下　□褥瘡　□心肺機能の低下　□閉じこもり　□意欲低下　□徘徊
- □低栄養　□摂食・嚥下機能低下　□脱水　□易感染性　□がん等による疼痛　□その他（　　　　　　　）
- → 対処方針 （　　　　　　　　　　　　　　　　　　　　　　　　　　　　　　　　　　　　　　　）

（4）サービス利用による生活機能の維持・改善の見通し
　　　　　　　　□期待できる　　　　　□期待できない　　　　□不明

（5）医学的管理の必要性（特に必要性の高いものには下線を引いて下さい。予防給付により提供されるサービスを含みます。）
- □訪問診療　　　　　□訪問看護　　　　　　□看護職員の訪問による相談・支援　　□訪問歯科診療
- □訪問薬剤管理指導　□訪問リハビリテーション　□短期入所療養介護　　　　　　　□訪問歯科衛生指導
- □訪問栄養食事指導　□通所リハビリテーション　□その他の医療系サービス（　　　　　　　　　　　　）

（6）サービス提供時における医学的観点からの留意事項
- ・血圧　□特になし　□あり（　　　　　　　）・移動　□特になし　□あり（　　　　　　　　）
- ・摂食　□特になし　□あり（　　　　　　　）・運動　□特になし　□あり（　　　　　　　　）
- ・嚥下　□特になし　□あり（　　　　　　　）・その他（　　　　　　　　　　　　　　　　　　）

（7）感染症の有無（有の場合は具体的に記入して下さい）
　　　　□無　□有（　　　　　　　　　　　　　　　　　　　　　　　　）　□不明

5．特記すべき事項
要介護認定及び介護サービス計画作成時に必要な医学的なご意見等を記載して下さい。なお、専門医等に別途意見を求めた場合はその内容、結果も記載して下さい。（情報提供書や身体障害者申請診断書の写し等を添付して頂いても結構です。）

❺ 主治医意見書の記載内容は重要！

主治医意見書の記載は，私たち家庭医にとって大切な仕事の一つだ．この書類は，医療ということだけでなく，介護するうえで注意が必要な点について記載することが大切なんだ．日頃の外来診察で知っておくべき事項の記載が求められているので，内容については把握しておくように．

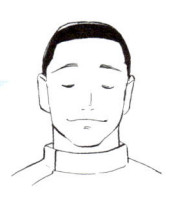

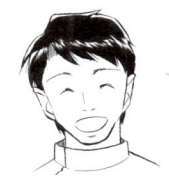

わかりました．介護保険の主治医意見書を作成するために必要な情報も診察時に漏らさずに尋ねておかなくてはいけないですね．記載する内容については理解しましたが，記載するうえで特に注意することはほかに何かありますか？

❻ 主治医意見書の「その他の特記すべき事項」は必ず記載しよう！

主治医意見書を記載する際に注意すべきなのは，特に最後の「その他の特記すべき事項」（Ⅵ）は必ず記載するということだ．実際に私は介護保険認定審査会に委員として出席している．認定審査会では調査員による1次判定と主治医意見書とを照らし合わせて2次判定を行うんだけど，残念ながら参考にならない主治医意見書が多い．「その他の特記すべき事項」に何も記載されていないんだ．

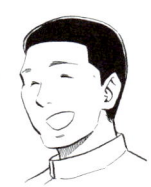

Ⅵ 主治医意見書の「その他の特記すべき事項」記載の注意事項

　この項目は，本来介護認定に必要な医学的な意見を記載することになっており，介護サービス計画を作成する際，最も重要な部分であり，日常生活を営む上でのさまざまな「介護の手間」が適切に表現されています．しかし現状では記載する医師にとって「介護の手間」を表現する事が不慣れなこともあり，適切に表現されているとは言えない状況であります．この部分については，記載する医師が患者の日常生活上欠かせない動作や作業について，患者自らができる事とできない事を整理し，特にどうしても介助が必要な動作や作業について「介護の手間」として記載されます．作成される介護サービス計画は本人の自立を目指すものですので，援助する事により本人の生活の質を向上させる内容の計画であることが基本ですので，本人の希望などもこの項目に記載があれば拾うようにしてください．

（日本医師会編．主治医意見書の見方と活用のポイント．2000.）

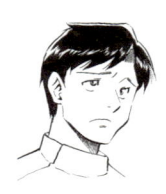

「その他の特記すべき事項」が重要だったんですね．患者さんの医療面のことだけを考えるのではなく，日常生活に介護がどれくらい必要なのかを考えて記載しなければいけないのですね．

その通りだね．患者さんに必要な介護保険のサービスを考えるときも，医師は常に多職種と連携をとって，医療面での適切なアドバイスをする必要があるんだ．そのためには積極的に多職種と顔のみえる連携をとれるような環境作りが必要といえる．

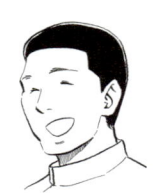

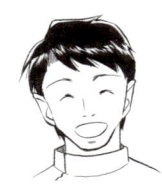

高齢者の評価の仕方から介護保険の導入の流れ，主治医意見書の記載まで理解しました．これからはこの流れに沿って高齢者のケアを考えていきたいと思います．

症例の経過

　診療所の事務員から，会計時にお金の計算ができなくなっていること，診療予約日時を間違えて受診することが最近たびたびあったことが報告された．指導医とともに診察した際にも「最近よく忘れるようになった」との話があったためHDS-Rを行ったところ19/30点で，時間のオリエンテーション，短期記憶が障害されていることがわかった．Barthel indexではほぼ自立していたが，IADLは買い物，服薬管理に問題がある以外に独居で食事の準備，家事にも問題があった．

　県内に住む患者の娘に連絡を取り様子を見に行ってもらうと，自宅にはインスリンをはじめ自己血糖測定のためのセンサー，針，残薬が大量に放置されていた．認知症の診断のための精査をするとともに介護保険の申請を行った．

　インスリン自己注射も1日1回に減らし，内服薬も薬剤師と相談して一包化し，服薬回数も減らした．介護保険では要介護1が出て，本人，家族，ケアマネジャー，介護保険事業所担当者とサービス担当者会議を行い，週1回のデイサービス，週1回の訪問看護，週2回の訪問介護，週2回の娘の訪問，週2回の配食サービスを導入した．家族と多職種で自己注射，内服，食事の確認が行われるようになり血糖コントロールは改善した．

復習のポイント

- Q1 CGA とはどういうものですか？
- Q2 IADL，Barthel index とはどういうものですか？
- Q3 主治医意見書に記載すべき内容はどういうものですか？

ポートフォリオ症例を見つけるコツ

　高齢者を診察していると，複数の健康問題をもっていてどれを優先したらよいか悩むことはよくある．また教科書に掲載されている診断・治療だけでは解決できないこともよく経験する．そのようなときに，患者の生活機能評価も考慮して介護保険を導入したり，医師以外の多職種の連携を利用して問題解決を試みてもらいたい．そして，そういった例をぜひポートフォリオにしてみてほしい．

● 文献

[1] 岩岡秀明，栗林伸一編著．ここが知りたい！糖尿病診療ハンドブック．東京：中外医学社；2012．
実際に専門医が経験した症例を提示して治療，経過が解説されている．重要なポイントは各項目の最初に提示されており，糖尿病の初学者にもわかりやすい構成がとられている．
おススメ！　難易度★★☆

[2] 木村琢磨．高齢者のケア．日本プライマリ・ケア連合学会編．日本プライマリ・ケア連合学会 基本研修ハンドブック．東京：南山堂；2012．
おススメ！　難易度★☆☆

[3] 小澤利男．高齢者の生活機能障害の評価．日本老年医学会編．老年医学テキスト 改定第3版．東京：メジカルビュー社；2008．
難易度★☆☆

[4] 長寿科学総合研究 CGA ガイドライン研究班．高齢者総合的機能評価ガイドライン．東京：厚生科学研究所；2003．
各種の評価方法について実施方法，判定の注意点，解釈など詳細に書かれている．各種の評価を行うときに前もって読むことをおススメする．
おススメ！　難易度★★☆

[5] 井上真智子．高齢者ケアにおける家庭医の役割．藤沼康樹編．新・総合診療医学 家庭医療学編．東京：カイ書林；2012．
家庭医療・総合診療を行ううえでの基本となる項目が掲載されている．参考にしながら研修するとよいと思う．
おススメ！　難易度★☆☆

[6] 日本医師会編．主治医意見書の見方と活用のポイント．2000．
http://www.med.or.jp/student/mikata.pdf
主治医意見書を書くときの注意点が詳細に書かれている．記載者には一読してもらいたいガイドである．
おススメ！　難易度★☆☆

症例 14 ▶ 終末期のケア

がん末期の患者さん 薬だけでは症状が 緩和できません!? …困った！

あおぞら診療所　川越正平，伊奈幸樹

事例

患者 66 歳女性．自営業．3 年前に健診で異常を指摘され肺腺がん（stage Ⅳ 胸膜播種＋骨転移＋両鎖骨上リンパ節転移）と診断．隣市のがん専門病院（自宅から車で 1 時間ほど）で 3 年間外来化学療法を施行してきたが効果が乏しくなり best supportive care（BSC）の方針となったため，本人が在宅を希望し，当院に紹介された．
performance status（PS）2（体動時呼吸苦はあるが，身の回りのことはできて介助があれば外出可能）．夫は 2 年前に急性白血病に罹患し，市内の病院で化学療法開始から 3 か月後に逝去．長女と二人暮らしだが，日中は独居となる．

専攻医　ご家族から「息苦しさはありますが，一人で身の回りのことはできています．まだ訪問診療はして頂かなくてもいいと思います」って連絡があったそうです．確かにそれくらい元気なら，もう少し具合が悪くなってから訪問診療に入ればよさそうだし…

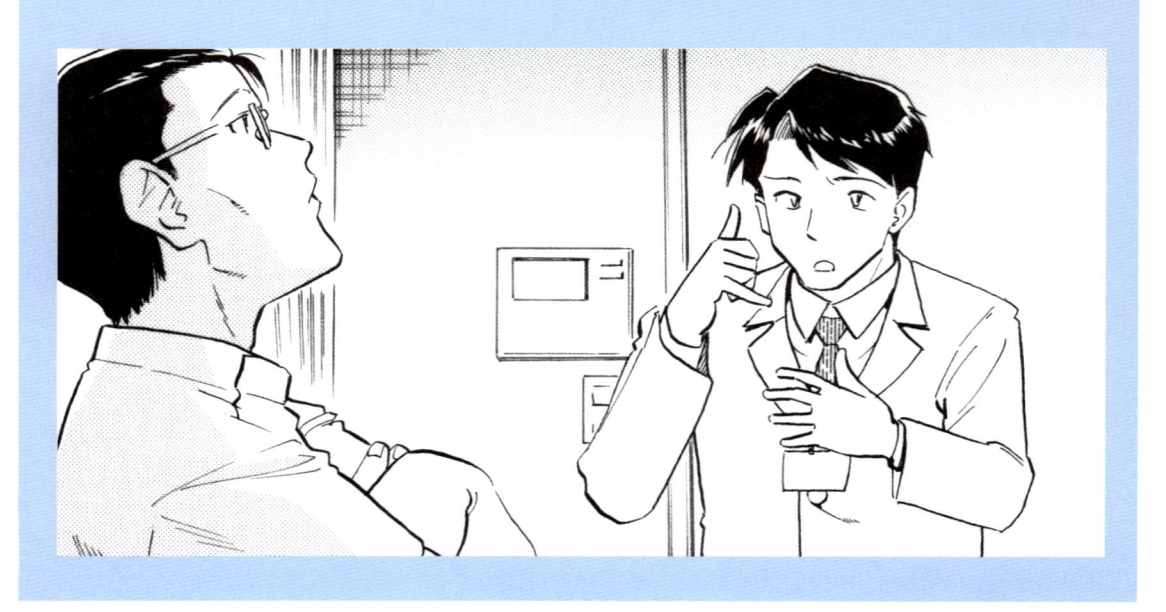

がん末期の患者さん　薬だけでは症状が緩和できません!?　…困った！

▶ 指導医の先生，こんな事例にはどのように対処したらよいですか？

攻略法

がん患者のケアは二手先を読んで手だてを考えよう！

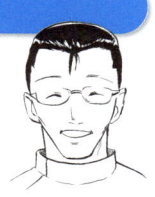

指導医からのアドバイス

1 がん患者の ADL は急速に悪化する

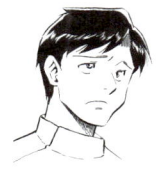

ご家族のいうとおり様子をみていて，大丈夫なんでしょうか？

うーん……がん患者は死亡数週間前まで日常生活動作（activities of daily living；ADL）が維持されている場合が多く，その後急速に悪化する．だからこそ現在の状態だけで判断するのではなく，二手先を読んで手だてを考えておきたいね（ I ）．

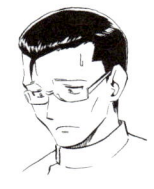

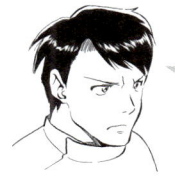

後手に回らないようにしないといけませんね．

そうだね．生命予後を予測するのに参考になる指標には，palliative prognostic index（PPI），palliative prognostic score（PaP score）がある．PPI（ II ）は短期予測に優れているんだ．

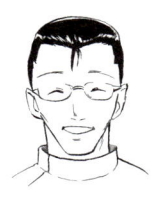

165

I 在宅医療に紹介するタイミング

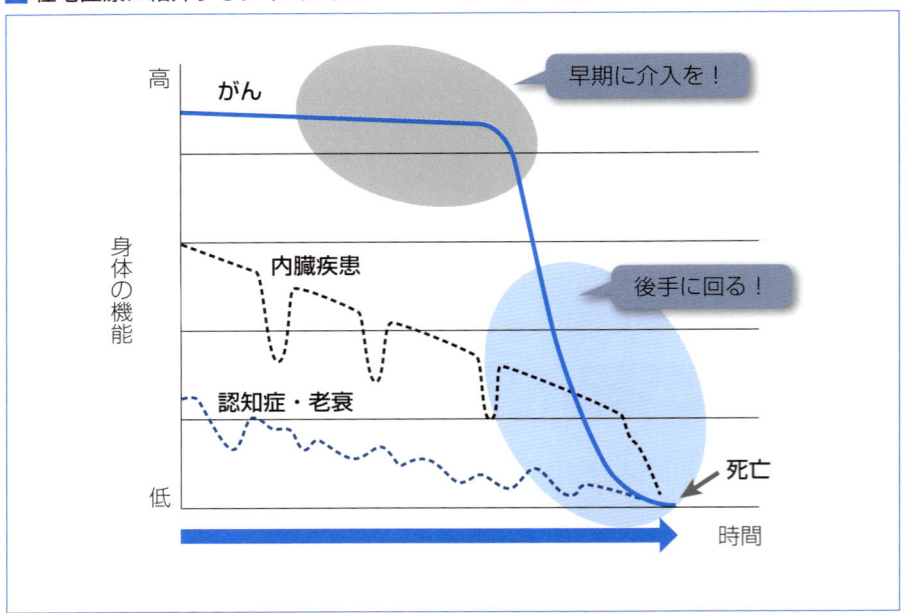

(Lynn J. Serving patients who may die soon and their families. JAMA 2001 ; 285.)

II PPI

Palliative Performance Scale	10-20	4.0
	30-50	2.5
	≧60	0
経口摂取（IVHは[正常]）	著明に減少（数口以下）	2.5
	中程度減少	1.0
	正常	0
浮腫	あり	1.0
安静時の呼吸困難	あり	3.5
せん妄	あり（薬剤性と非臓器障害を除く）	4.0

≧6で3週間以内に死亡する確率が高い　感度80%，特異度85%

(Morita T, et al. The Palliative Prognostic Index: a scoring system for survival prediction of terminally ill cancer patients. Support Care Cancer 1999 ; 7 : 128-33.)

❷ 早期に導入面接を行おう

　終末期のがん患者の心理・社会・生物学的要望に応えるためには，がんという疾患の病態を探る evidence-based medicine（EBM）と並行してがんに罹患したことによる実生活への影響を探る narrative-based medicine（NBM）の視点が重要である．そのためには信頼関係の構築が不可欠であり，早期からかかわり関係性を深めておきたい．この患者の場合，3年間の治療を受けてそれらが無効となり，将来に対する不安は大きいものと考えられる．また，夫が化学療法開始後短期間のうちに死亡したという体験をしており，夫と自分の姿を重ね合わせているかもしれない．

　診療情報提供書に記載された内容だけでは不十分な場合がある．前医から得た病状説明の内容と家族の認識にずれがあることも少なからず経験する．介護の重責を担うことになる家族と事前に面談の機会を設けることが在宅導入成功の第一歩といえる．初回訪問診療の前に家族と導入面接を行い，家族自身の言葉で患者や家族が現状をどのように認識しているのか語ってもらい，在宅療養の目的や実現可能な治療ケアの方針について共通認識を形成したい．

▶ 某月某日，導入面接

子ども3人（Ⅲ）で来院．医師・看護師・事務員が応対した．看護師がおおよその病歴を聴取し，同席の医師が具体的な治療方針を決めた．事務員は費用や時間外対応などの説明を行った．主な聴取内容は以下の通り．

- 本人は，延命治療はしてほしくない，苦痛や痛みはとってもらいたいと言っている
- 家族としては，状態が悪くなったときの対処が不安．本人の意思を尊重したいが，そのときになってみなければ延命処置のことは決められない
- 同居の長女は，早朝から深夜の勤務であり，仕事を長期には休めない．ほかの兄弟は近くに住んでいるが，日中は仕事がある．様子を見に来ることくらいはできても仕事を休んで看護することは難しい

Ⅲ 家族図

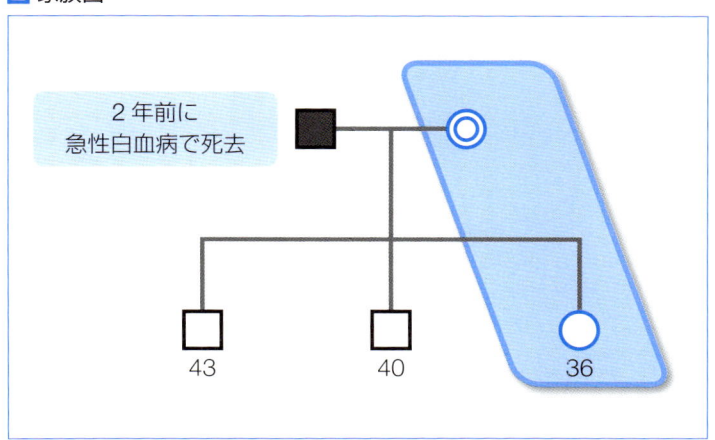

（2年前に急性白血病で死去した夫、本人、子ども3人：長男43歳、次男40歳、長女36歳）

Ⅳ 自宅見取図

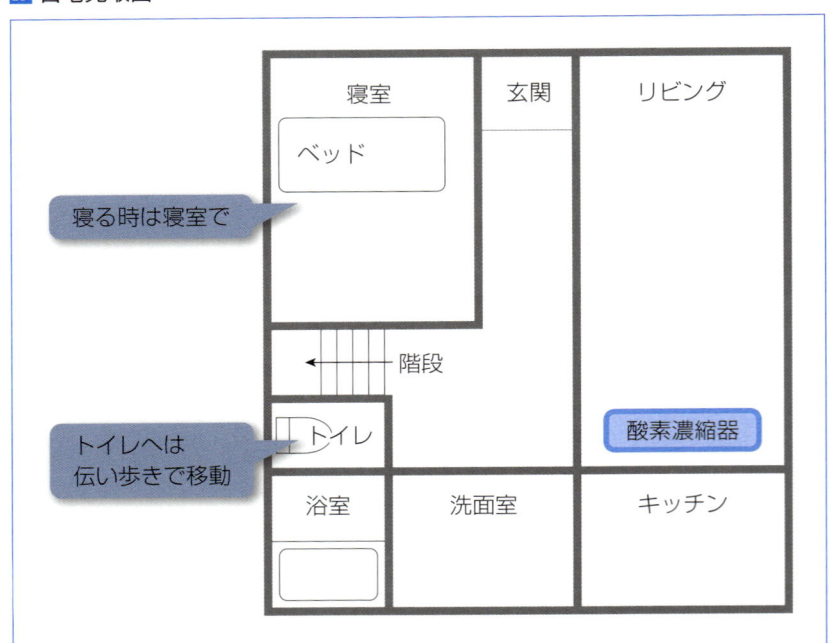

```
寝室          玄関    リビング
 ベッド
寝る時は寝室で

        ←┣ 階段
                      酸素濃縮器
    トイレ
トイレへは
伝い歩きで移動
 浴室   洗面室   キッチン
```

▶ 導入面接から2日後，初回訪問診療

主な聴取内容は以下の通り．
- 前医で在宅酸素療法（home oxygen therapy；HOT）（酸素2L/分）導入済
- 日中は独居．リビングで過ごし，トイレ等は伝い歩き（**Ⅳ**）
- 酸素ボンベを携帯すれば友人と外出も可能
- 姉妹での旅行を計画している

　初回訪問診療後，在宅療養計画書を作成した（**Ⅴ**）．その数日後から体動時呼吸苦が強くなった．便秘もひどくトイレに長時間いることが多くなり，トイレから戻ると呼吸困難に．友人との外出もできなくなり，姉妹での旅行も断念したという．

V 本症例での在宅療養計画書

在宅療養計画

患者情報　　　主治医　　　　　記載日　20　/　/

- 主病名1：肺癌
- 主病名2：
- 主病名3：
- 日常生活自立度：J1　J2　(A1)　A2　B1　B2　C1　C2
- 認知症自立度：(自立)　I　IIa　IIb　IIIa　IIIb　IV　M
- 介護を要する疾病：肺癌
- 要介護度：3

重要な処方
- ◎ デカドロン(0.5)4T2×　　◎ ロキソニン(60)3T3×
- ◎ タケプロン(15)1T1×　　◎

他院との併診　□有 病名　　　☑無
他院での処方 検査内容

追跡検査
- 採血項目・その他の指標 体重・尿量など：採血検査
- 頻度：1ヶ月毎
- 今後検討すべき検査 実施病院：胸部CT検査　○○病院

導入面接

治療ケア方針についての家族の希望
なるべく母の気持ちを尊重したいが、今はまだはっきりとした事は決められない。

医療に関する確認事項
1. かかりつけ病院　① ○○病院　②
2. 急病時の対応：自宅で出来る治療を。場合によっては病院で検査や入院も。
3. 看取り対応：自宅か病院かはっきりと決めていない。

在宅療養支援チーム
- 訪問看護師　ST　　担当
- 薬剤師　薬局
- 訪問薬剤管理指導　□有 □無
- ケアマネジャー　事業所　担当

初回訪問診療

患者の認識と治療ケア方針についての希望
なるべく自宅で過ごしたい。
苦痛や痛みは取って貰いたい。

初診時に得られた情報

- 住環境：2階建て。部屋は清潔で片付いている。
- 生活の様子：日中はリビングで過ごし、寝室は隣部屋。トイレなどADLはかろうじて自立している。
- 家庭背景：娘と二人暮らしだが、日中独居。近所に二人の息子が住んでいる。

合意した治療ケア方針
なるべく自宅で療養を行う。
急変時には延命治療を行わない。

起こりうる病態と予測指示
呼吸苦：酸素流量の増量。オピオイド内服。

❸ がん治療における緩和ケアの重要性を知っておこう！

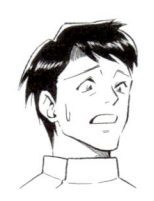

酸素も吸入してモルヒネも内服しているのに，呼吸苦が改善しない！　SpO$_2$を測ると下がってない!?　どうしたらよいのでしょうか？

がん患者の苦痛は薬だけでは軽減しないことも少なくない．薬の調整以外にも目を向けよう．解決のキーワードは，「環境整備」「多職種協働」「地域連携」．この3つのキーワードについては，あとで説明するね．その前に，まず原則として知っておいてほしいのは，「がん治療と緩和ケアは車の両輪である」ということだ．

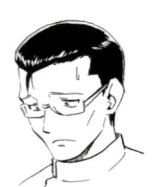

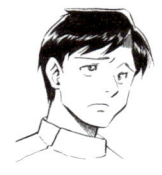

緩和ケア……

緩和ケアは早期に開始するほうが患者さんの意向に沿った医療を提供できるという考え方があるんだ．Ⅵをみてごらん．早期緩和ケア介入群（月に1回の緩和ケア外来通院）のほうが予後がよいのがわかるかな？

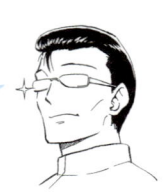

Ⅵ 早期緩和ケアと通常のケアの予後の比較

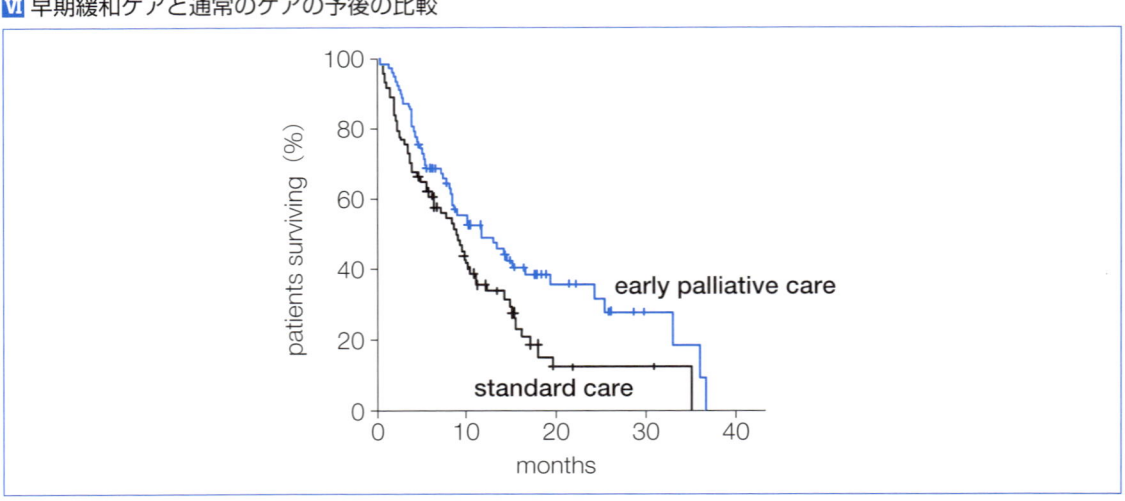

(Temel JS, et al. Early Palliative Care for Patients with Metastatic Non-Small-Cell Lung Cancer. N Engl J Med 2010；363：733-42.)

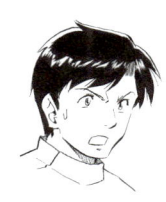

けっこう差がはっきり出てますね.

患者さんのなかには，オピオイドについてネガティブな誤解をもっている人がいるけど，がん性疼痛にオピオイドを使用したときの中毒の発生率は1％以下なんだ．初回投与時の精神症状の出現率は5％以下だし，オピオイドの使用量と生命予後に有意な相関は認められていないんだよ.

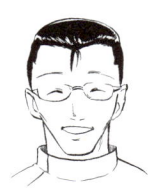

❹「呼吸困難」と「呼吸不全」との違いを理解しよう

「呼吸困難」と「呼吸不全」の違いはわかるかな？

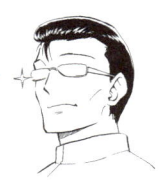

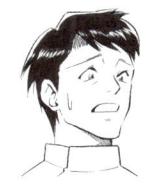

えーっと……

「呼吸困難」は「呼吸時の不快な感覚」と定義される「主観的な」症状だ．がん患者に高頻度で認められ，死に直結する苦しみがあり QOL を悪化させる．一方，「呼吸不全」は「酸素分圧 $PaO_2 ≦ 60Torr$」で定義される「客観的な」病態なんだ.

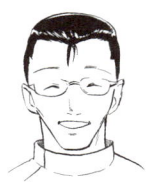

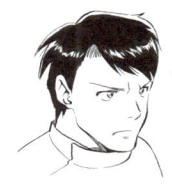

客観的か主観的かの違いというわけですね.

そうなんだ．呼吸困難ではモルヒネ*が有効とされ酸素療法とともに用いられるけど，この患者さんのように十分な効果を得られないことがある．薬物・酸素療法だけでなく，ケアも症状緩和として重要な手段なんだよ.
ところで，さっき言った，がん患者の苦痛を和らげるための3つのキーワードは覚えているかな？

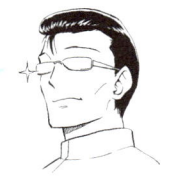

---

*　モルヒネは呼吸困難に対して緩和効果が認められている．頻呼吸の患者に対して呼吸数を 12 〜 20 回/分程度に減少させることで呼吸困難を和らげることを目安に使用する．また，コデインは肝代謝を受けてモルヒネに変換されて効果を生じるため，効果や目的は同じである．抗不安薬を併用することが有効な場合もある.

症例14 終末期のケア

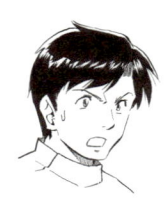

「環境整備」「多職種協働」「地域連携」でしたっけ．

うん．その3つについて，この患者さんではどういうことが考えられるか説明するね．
まず，「環境整備」からいくと，患者さんの現在の生活範囲は，寝室・リビング・トイレの3か所に分かれている．移動のたびに呼吸苦を生じているので，生活範囲をコンパクトにまとめたほうが負担は減る．寝室に酸素濃縮器とポータブルトイレを設置して，最小限の移動で用が足りるようにしてはどうだろうか．
次の「多職種協働」だけど，多職種協働（inter professional work；IPW）という考えがあることは知っているかな？ これはいわゆる「チーム医療」のことだ．医療資源以外にもさまざまなサービスを取り入れることができることを頭に入れておこう．まずはサービス担当者会議を早急に開き，ほかのスタッフの意見を聞いてみてはどうだろうか．
3つ目の「地域連携」については，この患者さんの場合，紹介元のがん専門病院は車で1時間もかかる．基本的に在宅看取りの方針ではあるものの，ご本人・ご家族とも身体的・精神的に不安定で，在宅看取りの方針が固まっていないのかもしれない．近隣の病院との連携体制を整えたい．緊急時の入院先を確保することで選択肢が増え，患者さんご本人・ご家族の適切な意思決定支援につながるだろう．

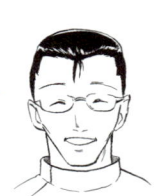

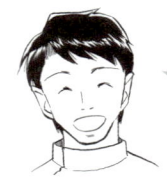

なるほど．できることがいろいろあることがわかりました．

▶ ホスピストライアングル

在宅や地域での療養を中心に据えて，地域−病院−緩和ケア病棟が連携して必要な医療やケアを提供する体制のこと（**Ⅶ**）．たとえば当院（あおぞら診療所）では「がん治療を行う専門病院」（国立がん研究センター東病院），「地域の病院」（東松戸病院），「地域の診療所」（当院）の3か所が緊密の連携し，患者や家族が3か所のどの医療機関に相談しても患者の状態に最適な医療機関で切れ目のない医療やケアを提供できるような体制作りを行っている．

Ⅶ ホスピストライアングル

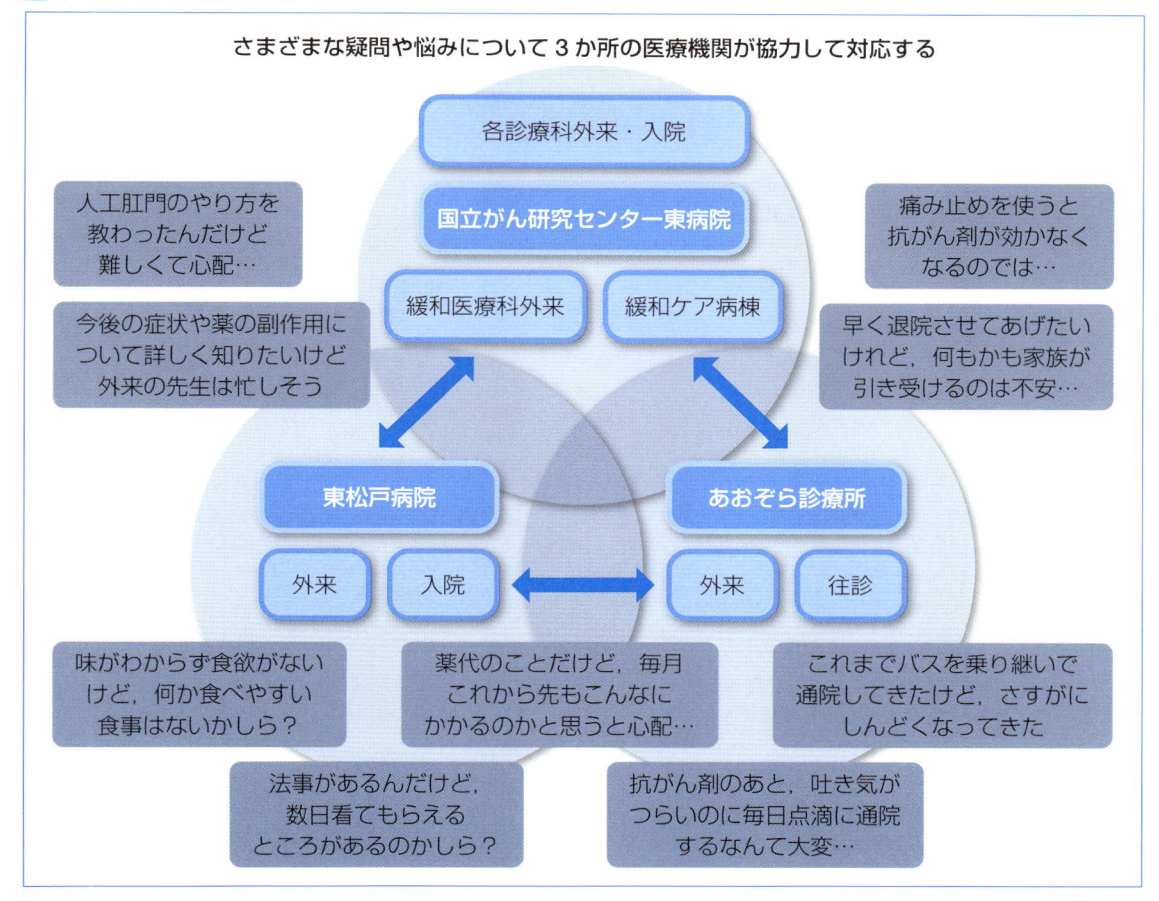

さまざまな疑問や悩みについて3か所の医療機関が協力して対応する

- 各診療科外来・入院
- 国立がん研究センター東病院
  - 緩和医療科外来
  - 緩和ケア病棟
- 東松戸病院
  - 外来
  - 入院
- あおぞら診療所
  - 外来
  - 往診

患者・家族の疑問や悩みの例：
- 人工肛門のやり方を教わったんだけど難しくて心配…
- 今後の症状や薬の副作用について詳しく知りたいけど外来の先生は忙しそう
- 痛み止めを使うと抗がん剤が効かなくなるのでは…
- 早く退院させてあげたいけれど，何もかも家族が引き受けるのは不安…
- 味がわからず食欲がないけど，何か食べやすい食事はないかしら？
- 薬代のことだけど，毎月これから先もこんなにかかるのかと思うと心配…
- これまでバスを乗り継いで通院してきたけど，さすがにしんどくなってきた
- 法事があるんだけど，数日看てもらえるところがあるのかしら？
- 抗がん剤のあと，吐き気がつらいのに毎日点滴に通院するなんて大変…

▶ 導入面接から20日後，カンファレンス

主な内容は以下の通り．

- 家族に電話で病状の進行が早い旨伝え，日中家族がいる体制を整えるように説明を行った
- ポータブルトイレ，酸素濃縮器を寝室に設置した
- 便秘が呼吸苦増悪の大きな要素となっているため，下剤の調節や看護師による浣腸・摘便など行った
- 食事量が落ちているのは，口腔ケアの問題の可能性あり．連携実績のある歯科医師に往診を依頼した．口腔内汚染があり，口腔ケアや食形態の変更を指導した
- 「看取りパンフレット」を用いた説明を行った
  ※当院では第3次対がん総合戦略研究事業「緩和ケア普及のための地域プロジェクト」〔OP-TIM（Outreach Palliative care Trial of Integrated regional Model）〕で作成されたパンフレット（Ⅷ）を使用して説明を行っている
- 車で10分ほどの距離の病院へ連絡し，状態急変時にはすぐに受診できるように調整した

症例14　終末期のケア

Ⅷ　パンフレット「これからの過ごし方について」

これからの過ごし方について

今、どのようなことがご心配ですか？

■患者さん・ご家族の心配・不安

（吹き出し）
- 苦しそうにしている…
- 意識がぼんやりしている
- 少しの水しか飲めない…

- ☐ これからどのようになっていくのでしょうか？ → 【これからどうなるのでしょうか】　P3
- ☐ 苦しさは増えていくのでしょうか？苦しさを和らげてもらえるのでしょうか？ → 【苦しさは増すのでしょうか】　P5
- ☐ つじつまの合わないことを言ったり手足を動かして落ち着きません。 → 【つじつまが合わず、いつもと違う行動をとるとき】　P7
- ☐ のどがゴロゴロしていて苦しそうです。 → 【のどが「ゴロゴロ」するとき】　P9
- ☐ 食べられないし水も飲めないので衰弱していくのではないかと心配です。 → 【点滴について考えるとき】　P11

これからどこでどのように過ごしていきたいですか

※患者さんがお話できないときは、以前の意思をお知らせください

- ☐ できるだけ苦しくなく穏やかに過ごしたい
- ☐ ご家族に囲まれた中で過ごしたい
- ☐ できるだけ家族でみてあげたい
- ☐ （　　　　）

■過ごしたい場所
- ☐ 病　　院
- ☐ 介護施設
- ☐ 自　　宅
- ☐ そ の 他
（　　　　　　　）

■付きそいをしたい・一緒にいてあげたい人

- ●できるだけご希望に沿って過ごせるようにサポートしていきます。
- ●患者さんのお体の状態によっては、ご希望の療養場所への移動が負担となることもあります。

1

（第3次対がん総合戦略研究事業「緩和ケア普及のための地域プロジェクト」．これからの過ごし方について．）

症例の経過

呼吸苦は完全にはなくならなかったものの，その程度はかなり減少した．食事をゼリーのような形態にし，口腔ケアをこまめに行うことで，少量ながら口に合う食事を摂ることができるようになった．病状の進行が早く，急変の可能性が急迫しつつあることを家族に繰り返し説明した結果，息子・娘と妹が交代で仕事を休み常に誰かが家にいるようになった．当初は急変時の対応を自宅か病院かで迷っていたようだが，家族が交代で患者と過ごすうちに自宅で最期を迎えることに気持ちが固まっていった．導入面接より43日目に家族から亡くなったとの連絡があり，看取りに至り，患者は穏やかに最後を迎えられることができた．

復習のポイント

Q1 がん患者の病状の進行とADLの関係は？
Q2 「呼吸困難」と「呼吸不全」の違いと対処法は？

終末期のケア症例を見つけるコツ

がんなどの終末期にある患者の苦痛は多岐にわたり，医学的治療では改善しない場面によく遭遇する．医学的治療だけにこだわらず，視野を広げて他の職種とともに問題点を探してほしい．解決の糸口がみえてくるだろう．

● 文献

[1] PEACE (Palliative care Emphasis program on symptom management and Assessment for Continuous medical Education 緩和ケア研修会)
日本緩和医療学会が定期的に開催している．医師だけでなく，看護師・薬剤師・ケアマネジャーといった多くの職種が参加できる．講義からロールプレイまで内容が盛りだくさんで，緩和ケアを初めて学ぶ人はとても勉強になる．ぜひ受講してみてほしい．
 おススメ！ 難易度★☆☆
[2] 木澤義之ほか編．3ステップ 実践緩和ケア．東京：青梅社；2013．
医療福祉従事者がすぐに使えることを目的に作成されている．処方が具体的で示されていて，白衣に入るくらいコンパクトで多色刷りなので見やすい．
 おススメ！ 難易度★☆☆
[3] Lynn J. Serving patients who may die soon and their families. JAMA 2001；285.
[4] Morita T, et al. The Palliative Prognostic Index: a scoring system for survival prediction of terminally ill cancer patients. Support Care Cancer 1999；7：128-33.
[5] 第3次対がん総合戦略研究事業「緩和ケア普及のための地域プロジェクト」．これからの過ごし方について．
http://gankanwa.umin.jp/pdf/mitori02.pdf

症例 15-1 ▶ 女性の健康問題（更年期障害）

不定愁訴の女性苦手です

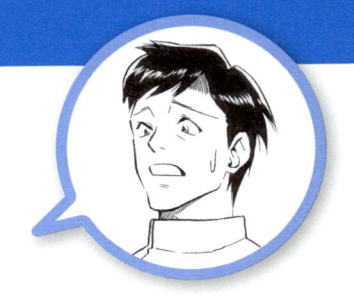

東京西部保健生協 上井草診療所　長尾智子

事例

患者46歳女性，4経妊3経産．この半年ほど，頭重感や不安感を認めるため，他院で鎮痛薬や抗不安薬を処方されていた．しかし一向に改善はなく，2か月ほど前からは不安感が増強し，動悸を認めるようになったため当院に来院した．患者は「このつらい症状をどうにかしてほしい！」という．初診時からこの患者を診察していた専攻医は各種検査を行ったが，特に異常を認めず，指導医に今後の方針と対応について相談にきた．

専攻医　あの患者さん，外来に来るたびにすごく長くて．「動悸がする．どうにかなりそうで不安．頭も重い」という主訴なので，検査は行いました．特に治療を要する原因もなさそうなので「大丈夫ですよ」と伝えても全然変わらないんです．何か思い当たることがないか聞いても「別に」と言われるし．どうしていいかわかりません．「いわゆる不定愁訴か．またこの鬱々とした患者さんか」ってこっちが憂鬱になります．

指導医　（目の前の多彩な訴えばかりに目がいってしまって，ライフステージを意識したアプローチができなくなっているのかな？）

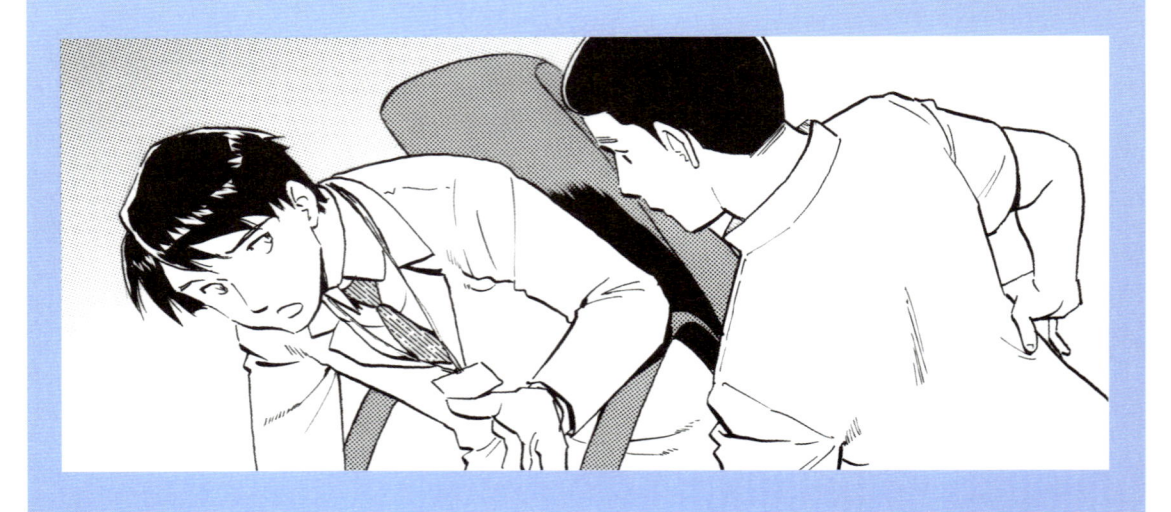

▶ 指導医の先生，こんな事例にはどのように対処したらよいですか？

攻略法

A₁　ライフステージにおける健康問題に取り組む
A₂　生物心理社会モデルを用いて解決を試みる

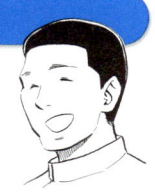

A₁ の場合

エントリー項目：女性の健康問題に該当

　更年期（閉経の前後5年の計10年間）は身体的，社会的に大きな変化が訪れる時期である．その変化を捉え，適切な介入および治療が必要となる．このライフステージに認められる健康問題としては，更年期障害，うつ病，骨粗鬆症，悪性新生物（乳癌，子宮体癌を含む），生活習慣病などがある．不定愁訴の場合には，うつ病や甲状腺機能低下症などの基礎疾患を除外するとともに，月経歴を聴取し，更年期障害の可能性について検討する．健診や癌検診について確認し，受診していなければ必要性について情報提供する．そして，このようなライフステージに特徴的な健康問題について介入したことをまとめる．ただ，この症例のように不定愁訴で受診するケースは少なくないため，生物心理社会モデルを用いてのアプローチで取り組んだことについても言及する．

A₂ の場合

エントリー項目：生物心理社会モデルに該当

　更年期は身体的・社会的な変化を迎える時期である．身体的変化としては女性ホルモンの低下や閉経が訪れ，社会的変化としては子どもの巣立ちや親の介護などが訪れる時期である．

　ある報告[1]では，更年期不定愁訴例の約7割に何らかのストレス因子を認めたとある．ストレス因子としては「自分自身の健康問題」「夫との関係」「子どもの生活態度，受験，将来などの問題」「両親の他界や介護」といったものが挙げられている（ I ）．実際，生物学的に説明のつかないケースにも遭遇する．患者にとっての病い（illness）を明らかにし，家族の状況などを確認していく．得た情報を踏まえ，生物・心理・社会の各領域を確認し，介入点を探っていく．その介入の結果，各領域を含む全体が変化していく様子をまとめる．

症例15-1 女性の健康問題（更年期障害）

I 更年期不定愁訴例における主なストレス因子（475例）

ストレス因子あり　338例（71.2%）			
ストレス因子なし　137例（28.8%）			
因子分類　自分自身に関する事項　228例（67.5%）上位6項目			
現在の病気のこと	126例	職場の人間関係	18例
仕事のこと	31例	失業	9例
家事のこと	20例	近所付き合い	8例
夫に関する事項　91例（26.9%）			
夫との人間関係	42例	夫の生活態度	9例
夫の仕事のこと	18例	夫の死	7例
夫の病気のこと	14例		
子供に関する事項　84例（24.9%）			
子供の生活態度	23例	子供の将来	11例
子供の結婚関連事	18例	子供の病気	7例
子供の受験	13例	子供の仕事	6例
両親に関する事項　67例（19.8%）			
両親の介護	37例	両親の死	13例
両親との人間関係	17例		

（後山尚久．女性の健康管理と心身症　更年期女性への心身医学的アプローチ．
日本産婦人科学会雑誌 2001；53：182-5.）

指導医からのアドバイス

❶ 月経に関する問題はないかを聞こう！

女性の診察で配慮すること[2]を一緒に確認していこう．まずは，月経に関する問題から．月経にまつわるトラブルには月経困難症，月経前症候群，月経不順，過多月経などがある．更年期の女性の月経不順があれば，更年期症状の有無についてみることが大切なんだ．

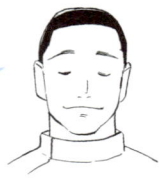

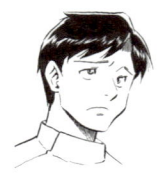

月経に関する健康問題が多いのはわかりますが，なんとなく聞き出しにくい感じがしてしまいます．

> 聞く習慣がないとハードルが高いと感じるかもしれないね．でも最終月経を聞くのを習慣づけることが大切なんだ．妊娠可能年齢の女性であれば妊娠の可能性があるしね．最終月経について聞くとともに「月経について困っていることはないですか？」と聞くことで，問題点がないかをチェックすることができるよ．

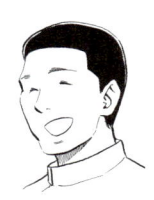

❷ 家族関連での健康問題を意識したアプローチをしよう！

　女性の一生には小児期，思春期，性成熟期，更年期，老年期といったステージがある．更年期の時期はⅡに示されるように役割の変化する時期である．子育てが終わり，子どもが巣立った時期に抑うつ状態を呈する「空の巣症候群」や，夫が定年して常に家にいるようになったことでストレスから心身の不調を訴える「夫在宅ストレス症候群」などを認めることがある．それ以外にも親の介護負担や死別などを経験する時期である．ライフステージに変化がなかったか確認することが大切である．

Ⅱ 更年期～閉経期婦人の社会・文化的背景

一般的な更年期女性のストレス要因	
子供の成長による母親としての役割の終了	虚脱感
子供の進学，就職による心配からの解放	荷おろし
子供に対する分離体験	Empty Nest（空の巣症候群）
両親，近親者，友人との分離体験	孤独感
夫の定年後の経済的問題	現実的不安
夫や子供との人間関係	葛藤
癌や成人病に対する不安	Mid-life Crisis（中年の危機）
家の新築，増改築	荷おろし
地区やサークルでの立場	精神的負担（マネージャー症候群）
有職婦人では管理職	精神的，肉体的負担（サンドイッチ症候群）
現代社会特有の更年期女性のストレス要因	
高齢化社会となり，老人を介護する役割を担う．場合によっては夫と自分の両親の両方を同時期に長期間介護することになる	
晩婚化が進み，出産年齢が高くなり，女性が更年期の年代には子供は中学受験，高校受験，大学受験が重なる	
核家族化がさらに進み，更年期女性は家庭内で孤独な時間を過ごす頻度が高くなる	
少子化により一人っ子への愛情が強く，子離れできない更年期女性が増加する	

（後山尚久．女性の健康管理と心身症　更年期女性への心身医学的アプローチ．日本産婦人科学会雑誌 2001；53：182-5．）

症例15-1 女性の健康問題(更年期障害)

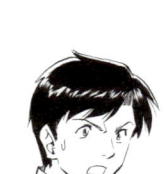

そもそも更年期とは閉経の前後の10年間を指すと理解しているのですが，いつ閉経が起こるかは人によって異なりますし，未来（いつ閉経するか）はわからない以上，「更年期」と定義するのは難しいように思います．

いいところに気づいたね．たしかに，日本ではそのように更年期を定義している．しかし日本人の平均閉経年齢が50歳であっても，いつがその人にとっての更年期であるかはこの定義では判定しにくいよね．the STRAW staging system（Ⅲ）という閉経を基準としたステージングを用いると，その患者さんがどこにいるのかがわかりやすいと思う．月経についての問診が大切なことがわかるだろう．

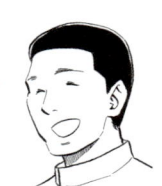

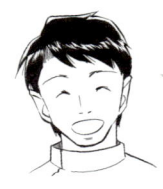

本当だ，これなら明確になりますね．更年期が女性の人生において大きな変化が訪れる時期であることがわかりました．もう一つ教えてください．それ以外のステージで起こりうる健康問題にはどのようなものがありますか？ 妊娠とか出産とか性感染症とか漠然とは思いつくのですが……．

Ⅲ the STRAW staging system

	\-5	\-4	\-3	\-2	\-1	0	＋1	＋2
ステージ						最終月経		
用語	出産可能時期			閉経移行期			閉経後	
	初期	成熟期	後期	初期	後期*		初期*	後期
				周閉経期				
期間	個体差がある			個体差がある		1年	4年	亡くなるまで
月経周期	変則〜規則的	規則的		不順（通常より7日以上ずれる）	2周期以上の無月経（60日以上）	12か月の無月経	なし	
ホルモン	FSH 正常	FSH 上昇	FSH 上昇				FSH 上昇	

＊血管運動症状が特徴的な時期

（参考：Danielle Mazza. Women's Health in general practice SECOND EDITION. Australia: Churchill Livingstone；2011.）
（参考：Michael RS, et al. Executive summary of the Stages of Reproductive Aging Workshop (STRAW). Fertil Steril 2001；76 (5)：874-8.）

IV 女性のライフステージごとの健康問題・課題

	健康問題・課題
小児期	二次性徴，虐待，学校生活（いじめや学習）
思春期	性の問題（性感染症，若年妊娠や望まない妊娠），月経の問題（月経困難症，月経不順など），喫煙，飲酒やその他の違法薬物，ドメスティックバイオレンス（デートDVも含む），摂食障害
性成熟期	性感染症，月経の問題（月経困難症，月経不順，月経前症候群），子宮頸癌，生活習慣病，妊娠〜出産〜産褥の問題（不妊症，合併症妊娠，乳腺炎，産後うつ），育児に関する悩み
更年期	更年期障害，うつ病，骨粗鬆症，悪性新生物（乳癌，子宮体癌を含む），生活習慣病
老年期	排尿に関するトラブル（頻尿，尿失禁），骨盤臓器脱，萎縮性腟炎，骨粗鬆症，認知症，転倒（筋力低下），生活習慣病

（参考：長尾智子，安来志保．Women's Healthと家庭医．藤沼康樹編．新・総合診療医学 家庭医療学編 第2版．東京：カイ書林；2015．）

その疑問を解消してくれる表が IV だ．ライフステージごとの特徴と健康問題や課題が記されているのがわかるかな．

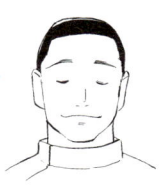

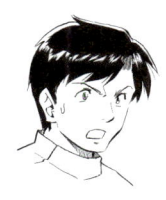

おお…漠然としていたものがライフステージごとに整理されてきました．

たとえば同じ性成熟期であっても，妊娠期なのか産褥期なのかなどよっても起こりうる問題が異なってくることもわかるでしょ．

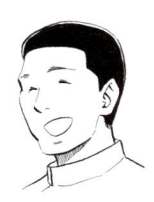

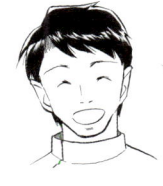

今度から女性患者さんを診たら，これを意識してみたいと思います．では，実際に私たちができることにはどんなことがあるでしょうか？

じゃあ，診療所や総合診療でできる女性の健康問題に特化したケアやヘルスプロモーションの例（V）を挙げてみるね．

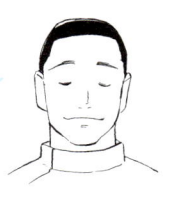

Ⅴ 女性の健康問題に対するケアやヘルスプロモーションの例

1. 妊娠前ケア
    - 併存疾患のコントロール
    - 喫煙，アルコールへの介入
    - 風疹抗体価のチェックや風疹もしくは MR ワクチンの接種（接種後 2 か月は避妊の指導）
    - 子宮頸癌検診
    - 性感染症チェック
    - 歯科治療
    - 予防接種（インフルエンザ等）
    - 葉酸摂取
2. セーフティーセックスの教育
3. 低用量ピルやモーニングアフターピルの処方
4. 月経に関するケア（月経困難症，月経前症候群，月経移動など）
5. 妊娠高血圧症候群や妊娠糖尿病を指摘された女性への介入
6. 妊娠期や授乳期の処方
7. 更年期障害の治療〔ホルモン補充療法（hormone replacement therapy；HRT）や漢方〕
8. 排尿のトラブルに対するケア
9. 骨盤内臓器脱への対応（生活指導，ペッサリー装着など）

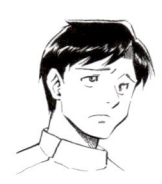

> 女性の健康問題というと，クスコがないとできないことが多いような気がしていましたが，自分たちにもできそうなことが多くありますね．

> 私たち家庭医は日々さまざまな年代の女性の健康問題に直面している．ステージごとに変化する身体的・社会的・心理的状況を理解して健康問題，予防，健康増進に取り組んでいくことが求められているんだ．

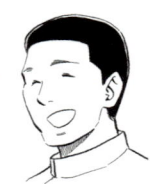

❸ 生物心理社会モデルを使おう！

　不定愁訴の女性患者に出会うことは少なくない．しかし「更年期の女性の訴えだから仕方ない」と最初から決めてかかることは危険である．たしかにライフステージの変化によるストレスによりそれらの訴えが生じていることもあるが，うつ病や甲状腺機能低下症などの疾患（disease）が存在している可能性を考慮しなくてはならない．そのような疾患（disease）としての説明がつかない場合には生物心理社会モデルによるアプローチをしてみてほしい．

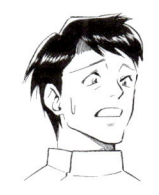

> 不定愁訴と聞くと，今回の患者さんみたいに，それだけで尻込みしてしまいます．たしかに何か疾患が隠れているかもしれないけれど，目の前の訴えの多さに辟易してしまうというか．時間だけがどんどん経過してしまい，焦ってしまうのもあります．どうやってかかわっていけばいいのでしょうか？

> まずはその訴えが疾患によるものではないか鑑別することが大切だ．解剖学的など生物学的に説明がつかず，一元的に患者さんの訴えが説明のつかない場合などには不定愁訴の可能性があるけど，それでもうつ病などの精神的疾患の除外が必要になる．
> いよいよ不定愁訴らしいと思ったら，生物心理社会モデルを用いつつ，次のようにアプローチしていこう．
> 不定愁訴の患者さんは「こんなにつらいのだから何か原因があるはずだ」と思って，病院を訪れる．そこで医師から「何もない」と言われることで，「調べ方が悪い」と考え，ドクターショッピングに陥ってしまうことが少なくない．そこで私たち総合診療医は患者にとっての病い（illness）を明らかにし，現在患者さんが困っている症状を改善することを当座の目標にする．ただその際，医師の側もストレスをためないようにすることが大切だ．私たちの強みは継続性だ．急がずに取り組むとともに，時間はきちんと決めて対応していこう．

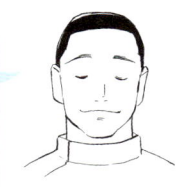

その後，指導医とディスカッションした専攻医は，翌月の外来でこの女性患者に指導を受けた方法でのアプローチを試みた．

症例の経過

最終月経は2か月前の4日間，初経は12歳，周期は28日周期だったが，ここ1年は不順な状態が続いているとのことであった．経血量は少なく，不正出血は認めない．月経不順になってきた頃から，不安感や頭重感の増強を認めるようになっていたとのことであった．

さらに詳しく聞いてみると，2か月前に父親を亡くしており，その頃から漠然とした不安感や動悸を強く認めるようになっていたことがわかった．先月までの外来での精査で，甲状腺機能の逸脱を認めず，うつのスクリーニングでも抑うつ状態ではないと考えられていた．月経不順になっており，この半年認めていた更年期症状が父親との死別により増強したものと考えられた．

そこでその可能性を患者に伝えるとともに，以前指導医に教えてもらった簡略更年期指数

（simplified menopausal index；SMI）*を用いて，更年期症状の程度を評価すると，52点（Ⅵ）であった．患者と相談し，漢方薬による加療を開始した．内服は「証決定の問診票」による評価で虚証であったため，加味逍遙散を用いた．1か月ごとに，時に父親に対する思いや家族の状況を聞きつつ経過をみているが，内服開始後より症状の軽減を認めるようになり，内服を継続している．

また予防医学の点から状況を確認したところ，毎年健診は受けており，特に異常を認めていないとのことであった．しかし子宮頸癌検診や乳癌検診は数年来受けておらず，また乳癌の家族歴があることから定期的な受診を促した．その後，女性は早速自治体に申し込んで検診を受けることにしたとのことであった．また今後閉経を迎えるにあたり，骨粗鬆症等の予防のために食事や運動についても情報提供を行っている．

> *更年期障害で起こりうる症状の程度を評価する問診票で，日本人の症状に合わせ，1992年に小山嵩夫医師により開発された．点数により今後の方針が異なる．この症例の52点であれば「婦人科などの診察を受け，薬物療法，生活指導，カウンセリングを受けたほうがよい」とされている．

復習のポイント

Q1 女性の診察で必要な3つのポイントは何ですか？
Q2 各ライフステージにおける健康問題は何でしたか？ それぞれのステージでいくつか列挙できますか？

Ⅵ 本症例の簡略更年期指数（SMI）での評価

	症状	強	中	弱	無	点数
1	顔がほてる	10	6	③	0	3
2	汗をかきやすい	10	6	3	⓪	0
3	腰や手足が冷えやすい	14	⑨	5	0	9
4	息切れ，動悸がする	⑫	8	4	0	12
5	寝つきが悪い，または眠りが浅い	14	⑨	5	0	9
6	怒りやすく，すぐイライラする	12	8	4	⓪	0
7	くよくよしたり，憂うつになることがある	7	5	③	0	3
8	頭痛，めまい，吐き気がよくある	⑦	5	3	0	7
9	疲れやすい	7	④	2	0	4
10	肩こり，腰痛，手足の痛みがある	7	⑤	3	0	5
合計点						52点

ポートフォリオ症例を見つけるコツ

「女性の健康問題」で扱うのは婦人科疾患だけではない．患者が私たち総合診療医のもとを訪れる理由は「産婦人科は受診しにくいから」「産婦人科に受診するほどではないと思った」「歳だから相談しても仕方ないと思っていた」など多彩である．なかには尿失禁など意識的に聞かなくてはわかり得ない健康問題もある．女性患者は必ずどこかのライフステージに属しているので，前述したような健康問題や課題を意識すれば，すべての患者が症例になりうるといえる．ただ，ある程度継続してかかわることのできるケースのほうが，総合診療医としてのパフォーマンスを示すポートフォリオにはよいかもしれない．周囲の状況が症状に関与しうる更年期障害，生活指導や行動療法も大切な排尿のトラブル，薬物療法を行いつつも産婦人科に紹介すべきものをきちんと理解しておく必要のある月経困難症，症状により対応も異なる月経前症候群などはエントリーとなりやすい可能性があるので，「不定愁訴だから……」「月経はよくわからない」などといって回避せずに，積極的に取り組んでいってもらいたい．

● 文献

[1] 後山尚久．女性の健康管理と心身症 更年期女性への心身医学的アプローチ．日本産婦人科学会雑誌 2001；53：182-185．
[2] 西村真紀．女性の健康問題．日本プライマリ・ケア連合学会編．日本プライマリ・ケア連合学会 基本研修ハンドブック．東京：南山堂；2012．
　女性の健康問題（ウィメンズヘルス）とは何か，何をどのように研修すべきか，その大枠について触れられている．
　必須　難易度★☆☆
[3] Danielle Mazza. Women's Health in general practice SECOND EDITION. Australia：Churchill Livingstone；2011.
　the STRAW staging system ほか，プライマリ・ケア医が直面しうる女性の健康問題を広く取り上げている．英文だが勉強になる．
　おススメ！　難易度★★★
[4] Michael RS, et al. Executive summary of the Stages of Reproductive Aging Workshop (STRAW). Fertil Steril 2001；76 (5)：874-8.
　the STRAW staging system の概念について触れられている．
　難易度★★★
[5] 長尾智子，安来志保．Women's Health と家庭医．藤沼康樹編．新・総合診療医学 家庭医療学編 第2版．東京：カイ書林；2015．
　女性によくみられる健康問題について家庭医としてどうアプローチしていくかについて触れている．
　おススメ！　難易度★★☆

症例 15-2 ▶ 男性の健康問題

診たことがないので紹介してもいいでしょうか…

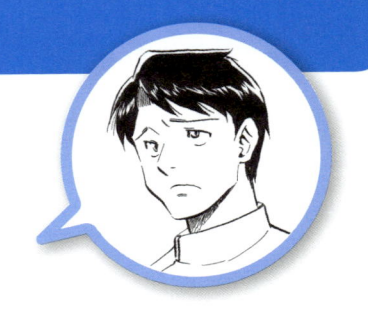

東京ほくと医療生協 荒川生協診療所　菅野哲也

事例

患者40歳男性．会社員．なんとなくだるさを感じていたが仕事が忙しいため放置していた．昨晩から左の陰嚢の痛みを自覚．触ると痛いため心配になり，診療所を受診した．全身状態良好，血圧120/70，体温37.0℃，脈拍60/整，呼吸数12，腹部所見では特に圧痛を認めず，睾丸上部に把握痛を認めた．発赤，腫脹なし．専攻医が初診を担当し，その後，指導医に報告に来た．

専攻医　睾丸が痛いと言っているんですけど，診たことがありません．泌尿器科に紹介していいでしょうか．結構たばこ臭いし，禁煙もしたほうがよさそうですけど．

指導医　（まいったな，もう諦めちゃったのか．紹介してって言っちゃおうかな…）

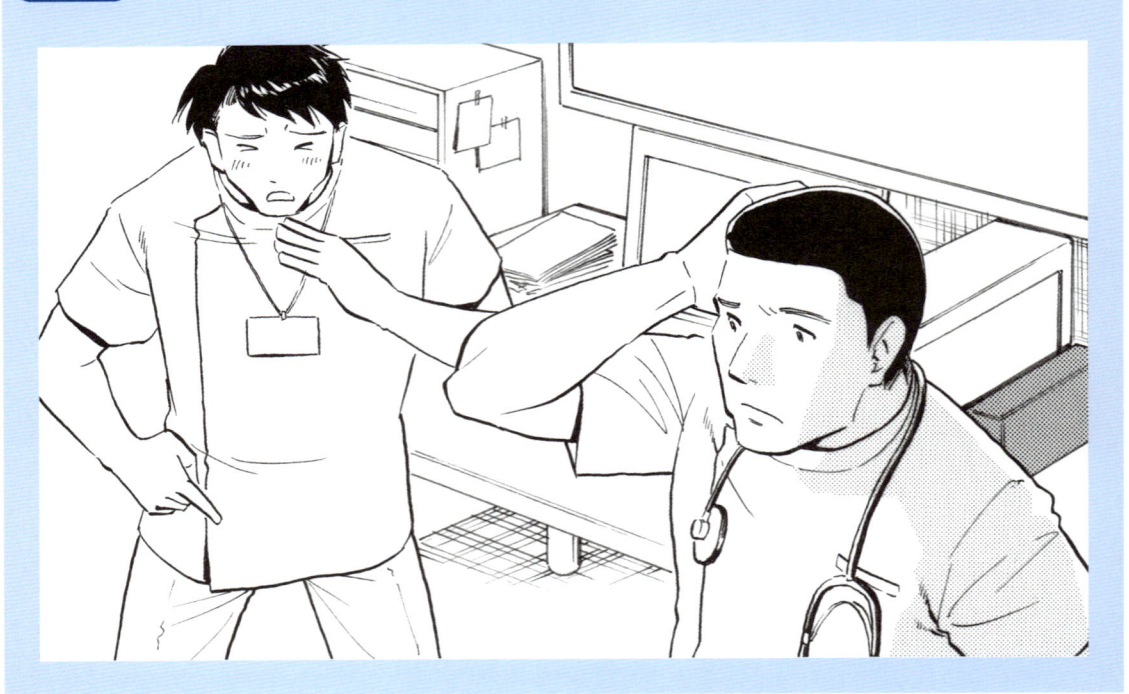

▶ 指導医の先生，こんな事例にはどのように対処したらよいですか？

攻略法

A₁　医学的問題へのアプローチを行う
A₂　ヘルスプロモーションと疾病予防の観点からのアプローチを検討する

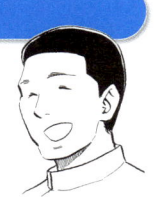

A₁ の場合　医学的問題へのアプローチを行う

エントリー項目：男性の健康問題に相当

　　問診，身体所見（睾丸，前立腺の診察を含む），鑑別診断（精巣上体炎，睾丸腫瘍，精索茎捻転），検査や治療についていえる．泌尿器科紹介の適応について理解しておいてほしい．

A₂ の場合　ヘルスプロモーションと疾病予防の観点からのアプローチを検討する

エントリー項目：ヘルスプロモーションと疾病予防に相当

　　40歳という年齢を考えると働き盛りで健康に無頓着になりがちである．年1回の健康診断だけではカバーできない部分に対して啓蒙する機会として考えたい．エビデンスに基づく適切な疾病予防ができ，ライフステージに合わせたヘルスプロモーションができれば，家庭医として合格点である．

指導医からのアドバイス

❶ 紹介前にできることはないか検討しよう！

> 君の診断は何かな？　いくつか鑑別は挙げられるかい？

> 睾丸の少し上を痛がっていることから，精巣上体炎を疑います（ **I** ）．尿所見を確認しなければと思っています．

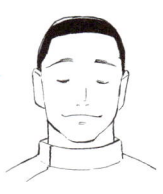

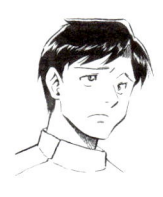

1 精巣の解剖

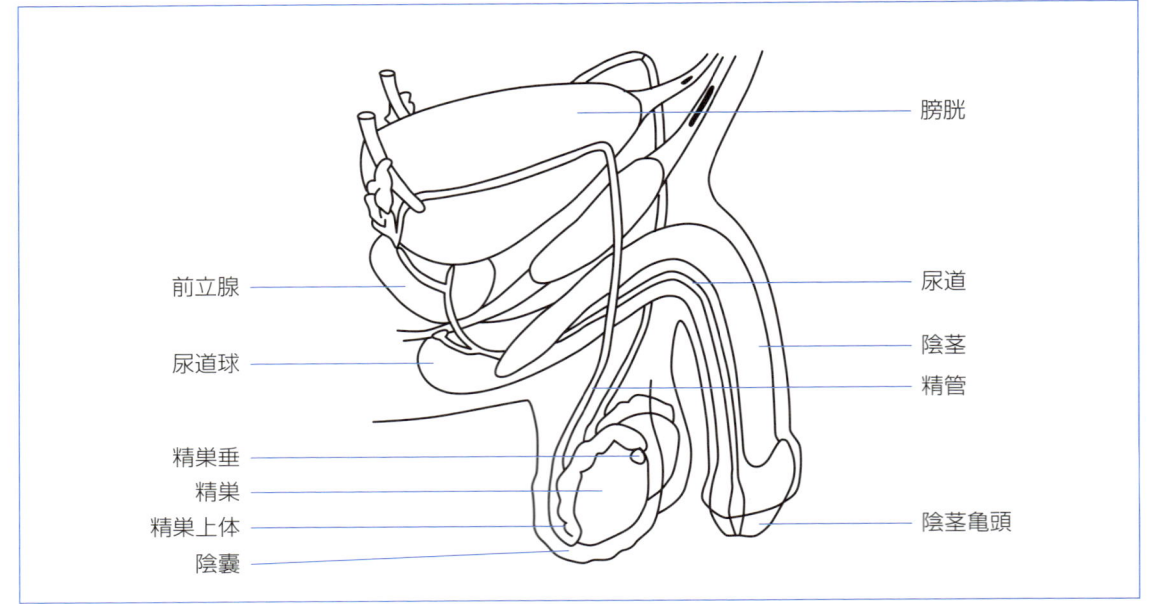

図中ラベル：膀胱／尿道／陰茎／精管／陰茎亀頭／前立腺／尿道球／精巣垂／精巣／精巣上体／陰囊

（山下大輔．初期対応と専門医への紹介のタイミング　陰囊の腫脹・疼痛．JIM 2008；18：122-5．）

> ほかには？

> 年齢的には腫瘍なども考える必要があります．茎捻転などは症状の程度から違うと思うので除外したいところです．

> いいね．診断はそれでいいんじゃないかな．

> 症状も軽いので抗生物質の内服で様子をみてもよいかと思うのですが，泌尿器科へ紹介したほうがよいでしょうか．

> そうだね……そもそもこの患者さんはなぜ泌尿器科ではなく，先生を受診したのだろう？　何か理由があったのかな？

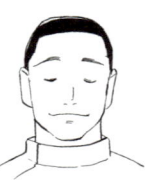

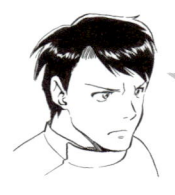

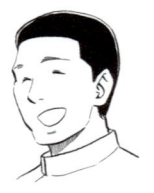

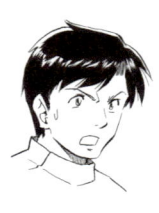

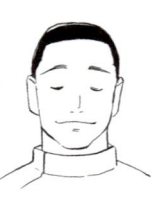

II 鑑別診断と専門家への紹介のピットフォール

(急性)精巣捻転	現病歴と診察により強く疑う場合には紹介する 精巣の位置異常　positive LR 46 精巣挙筋反射（大腿内側を刺激することで睾丸が挙上する．5mm 以上で正常）の消失
精巣上体炎	精巣上体に一致する圧痛と腫脹 精巣挙筋反射は保たれる 尿沈渣，クラミジア DNA・淋菌 PCR などの検査
(慢性経過)精巣腫瘍	丁寧な診察，尿検査，尿培養，エコーにより疑わしい場合は紹介

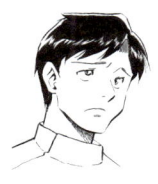

うーん，何でしょう．たまたま近かったからとか．

泌尿器科を受診することに少し抵抗があったのかもしれないね．日本の場合，フリーアクセスで受診できるわけだけど，いきなり泌尿器科を受診するのは少し恥ずかしい気がする．性病ではないかと思われたら嫌だとか．というより性病を心配しているのかもしれないね．

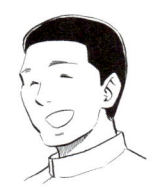

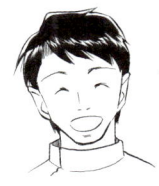

ああ，そうかもしれません．

診療所でできることはしてあげるべきだと思うよ．最初から紹介では患者さんも困ってしまうだろうし．尿検査は定性はできるし，尿沈渣だけでも感染かどうかはわかる．そのうえで専門医を希望するのなら，迅速に紹介すべきだね（II）．

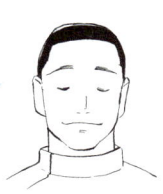

❷ ライフステージに合ったヘルスプロモーションをしよう！

一般的に男性は，III のような傾向があるといわれている．

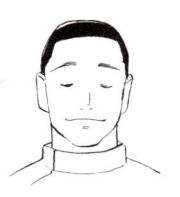

Ⅲ 男性の受診傾向および健康指標の傾向

1. 医療機関を受診する傾向が低く，特に若い男性で傾向が顕著
2. 健康指標が女性より悪い傾向にある
   ① 平均寿命が女性より短い
   ② 心疾患と癌による死亡率が女性より高い
   ③ 職場事故や自動車事故による死傷率が女性より高い
   ④ 自殺や殺人による死亡率が女性より高い
   ⑤ 喫煙，飲酒，麻薬使用の率が女性より高い

Ⅳ 外来で推奨される予防的ケア（40歳代男性）

うつのスクリーニング
HIV検査
禁煙
節酒
食事療法
事故防止（自動車，自転車などの安全確認，ヘルメットなど）
性病の一次予防

（参考：神保真人．プライマリ・ケアの現場で男性の予防的ケアを実践するために．JIM 2008；18：116．）
（参考：米国予防医学専門委員会（the U.S. Preventive Services Task Force；USPSTF）．http://www.uspreventiveservicestaskforce.org/）

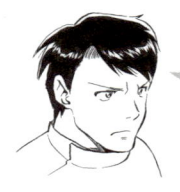

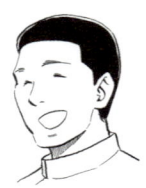

> たしかにあまり健康には興味がない人が多いかもしれません．せっかく来ていただいたので何か指導したいのですが，どのようにしたらよいでしょうか．

> やはり生活習慣病や癌予防などを重点的に行いたいね．加えて，今回のような泌尿器の問題が起こった際には性病の予防への関心も高いと思うのでそのあたりも行いたい．40歳代ではうつ病や家族との関係なども気になるところだ．私は普段，米国予防医学専門委員会（U.S. Preventive Services Task Force；USPSTF）を参考にしている（Ⅳ）．もちろん日米の違いは考慮する必要があるけど，有効性がきちんと評価されているから，十分参考になるよ．

> 診たことがないので紹介してもいいでしょうか…

> せっかくだからいろいろと聞いてみようか．ご家族はどんな構成なの？　ご結婚は？

> 結婚していますが子どもはいないようです．そういえば，「睾丸が腫れたら子どもができなくなったりしますか？」とおっしゃっていました．

> ムンプス精巣炎のことだろうね．生殖能力には影響がないといわれているよ．じゃあ，性病の予防についてはどうなんだろう？　奥さん以外とのパートナーがいるかどうかや性病の既往などはなかなか聞きにくいけど……

> じつはこの前，出張の際に性風俗のお店に行ったそうです．これは自分から答えてくれました．それでこんなことになったんじゃないかと落ち込んでいました．

> それは重要な情報だよ．よく聞けたね．

> ありがとうございます．でも奥さん以外のパートナーがいるかどうかはほとんど聞けたことがありません．

> たしかに難しいけど，「何か心当たりがありますか？」と聞いたり，夫婦関係を聞くことで間接的にわかる場合が多いよ．

> なるほど．ただ，診療中は忙しくて，なかなか疾患以外のことに頭が回りません．

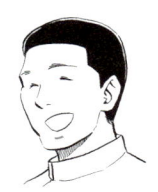

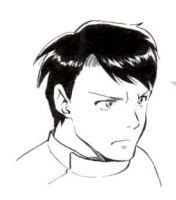

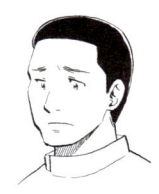

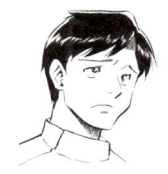

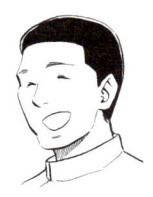

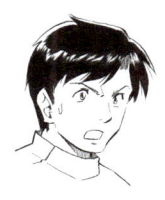

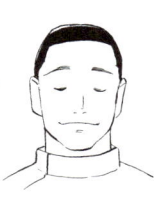

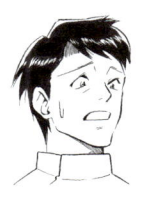

Ⅴ ライフステージに合わせた代表的な介入項目

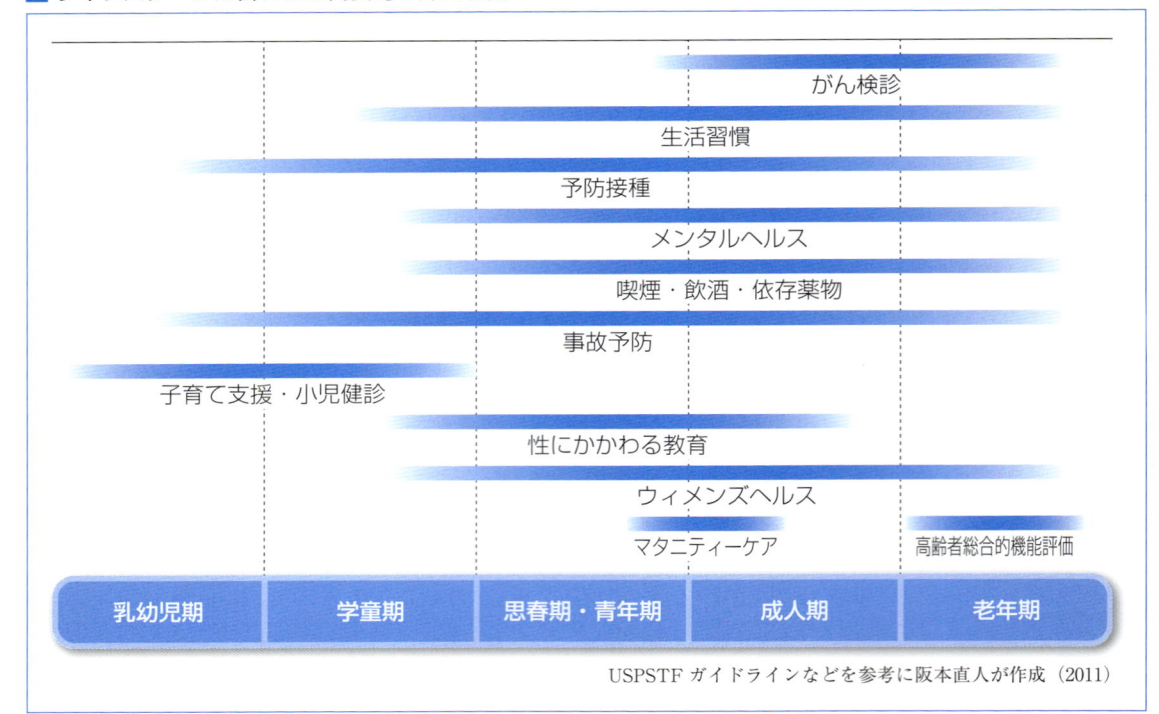

	乳幼児期	学童期	思春期・青年期	成人期	老年期
がん検診					●
生活習慣				●	
予防接種			●		
メンタルヘルス			●		
喫煙・飲酒・依存薬物			●		
事故予防		●			
子育て支援・小児健診	●				
性にかかわる教育			●		
ウィメンズヘルス				●	
マタニティーケア			●		
高齢者総合的機能評価					●

USPSTFガイドラインなどを参考に阪本直人が作成（2011）

（阪本直人．ヘルスプロモーションと疾病予防．日本プライマリ・ケア連合学会編．日本プライマリ・ケア連合学会基本研修ハンドブック．東京：南山堂；2012．）

> それぞれのライフステージに合わせた介入方法（Ⅴ）を覚えておくと役に立つよ．外来で少し声をかけるだけでも，ヘルスプロモーションとしてよいと思う．

> 外国のデータはそのまま日本で利用できるのでしょうか．日本のデータを探すのですがあまり書いていないことが多くて……

> 日本のデータについては，がん情報センターのサイトに公開されているよ（参考：http://ganjoho.jp/public/pre_scr/prevention/evidence_based.html#prg4_1）．そこでもやはり喫煙が第一に挙げられている．簡単な声掛けからでいいから始めてみよう．

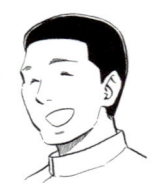

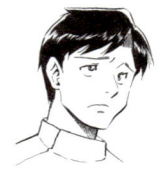

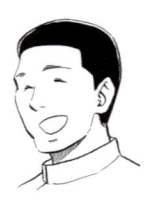

症例の経過

　本人の希望もあり泌尿器科に紹介．特に問題なく，尿所見も正常．ウイルス性尿道炎と診断されたが念のため抗生物質が処方された．クラミジア DNA 陰性，淋菌 PCR 陰性と軽快した．1 週間後再診としたが，症状は改善していた．性病予防についても関心を示し，HIV 検査を保健所で行うことになった．禁煙をすすめたところ，患者本人もやる気になり，禁煙外来を行うことになった．専攻医はそれまで禁煙外来を受け持った経験はなかったが，すでに行っている指導医のサポートを得て開始することになった．

復習のポイント

Q1　陰嚢の痛みの際に専門医（泌尿器科）に紹介すべきポイントは？
Q2　男性に対して行うべきヘルスプロモーションは？

男性の健康問題のポートフォリオ症例を見つけるコツ

　身体症状の受診を契機に問題が見つかることが多いのが男性の特徴である．普段働き詰めの生活を送っているため，外来にたまたま風邪などで受診した際しか介入の機会はないといってよい．喫煙や飲酒など行動変容が必要な場合にうまく介入すれば，ポートフォリオになりやすい．

● 文献

[1] 山下大輔．初期対応と専門医への紹介のタイミング　陰嚢の腫脹・疼痛．家庭医のためのメンズ・ヘルス読本．JIM 2008；18：122-5.
　　おススメ！　難易度★☆☆
[2] 神保真人．男性の健康問題．日本プライマリ・ケア連合学会編．日本プライマリ・ケア連合学会 基本研修ハンドブック．東京：南山堂；2012.
　　おススメ！　難易度★☆☆
[3] 神保真人．プライマリ・ケアの現場で男性の予防的ケアを実践するために．家庭医のためのメンズ・ヘルス読本．JIM 2008；18：114-7.
　　USPSTF が推奨する予防的ケアが表にまとめられていて参照するのに便利．2008 年発行だが，基本的な考え方など十分参考になる．
　　おススメ！　難易度★★☆
[4] 阪本直人．ヘルスプロモーションと疾病予防．日本プライマリ・ケア連合学会編．日本プライマリ・ケア連合学会基本研修ハンドブック．東京：南山堂；2012.
　　おススメ！　難易度★★☆

症例 16 ▶ リハビリテーション

病気は治っても「手がかかるのは困る」って言われそうで…

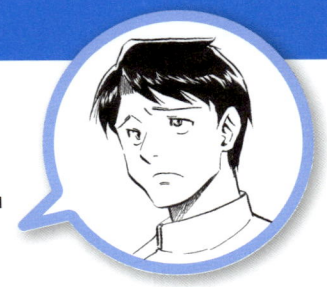

Healthway Japanese Medical Centre　佐藤健一

事例

患者86歳女性．退職後は自宅で趣味の庭いじりをしながら過ごしていた．数日前から発熱し，元気もないとのことで家族に連れられて車いすで外来受診．採血と胸部X線にて肺炎の診断がつき入院となる．専攻医が主治医として受け持つこととなったが，今までの入院受け持ち時に比べ表情が暗い．

指導医　いつものような入院指示を出すときの元気がないけど何かあった？
専攻医　はい．患者さんの入院はまったく問題ないのですが…じつは，以前に研修していた病棟で同じような経緯の方を受け持ったことがあって．しっかり治療して，さあ自宅に帰れるようになった！！　と思ったら家族から「こんな足腰が弱くなって手がかかると家では面倒みれない」って言われたんです…結局その方は施設に入所してしまいました．それ以来高齢者の入院管理は苦手になってしまって．
指導医　そうか．そんな経験をしていたんだね．
専攻医　はい．この方も同じような経過になったらどうしようかと今から心配なんです．

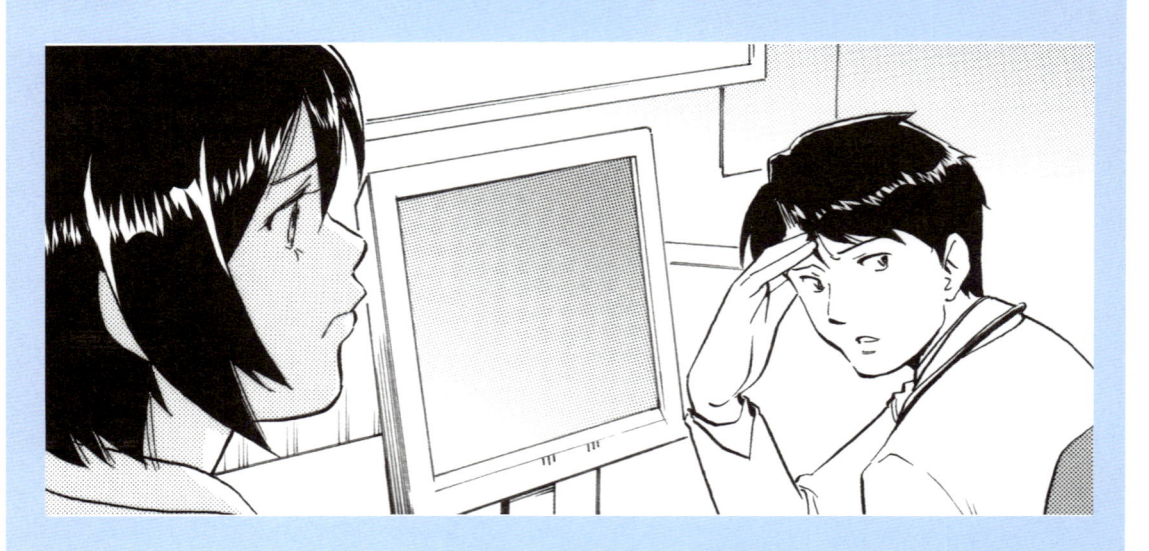

指導医の先生，こんな事例にはどのように対処したらよいですか？

攻略法

　若者と異なり，高齢者の健康問題介入には注意が必要である．というのも，疾患治療中の安静により，潜在的に存在していた廃用症候群が加速し，あっという間に日常生活に介助が必要となることが多いからだ．廃用症候群の影響を最小限にするためには，患者の状況を国際生活機能分類（international classification of functioning, disability and health；ICF）の3つのレベルと2因子をもとに分析し，他職種と連携して疾患治療中から予防的に介入していく視点が家庭医にも重要である．

指導医からのアドバイス

❶ frail elderly（虚弱高齢者）の安静による廃用症候群の影響を知ろう！

　まず「廃用症候群」という言葉は大丈夫かな？　簡単にいうと「身体の一部や全部を使用しないことで，全身に限らず局所においても身体的・形態的・精神機能的な低下が生じる病態の総称」よ[1]．廃用症候群ではさまざまな症状がみられるの．よく遭遇するのは筋力低下，関節拘縮，持久力低下，認知能力低下などね[2-4]．ここで注意が必要なのは生理的老化（加齢に伴う生理的な機能低下）との鑑別．高齢者が入院して身体能力が落ちたときによく「歳だから……」と説明するかもしれないけど，じつはそれには廃用症候群による病的老化の影響が大きくて，生理的老化とは異なることを忘れてはいけないの[5-7]．

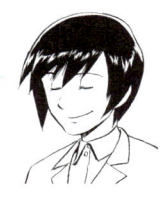

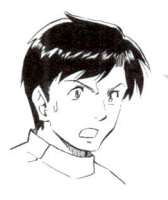

　そうなんですか！　てっきり入院中に動けなくなった方々は老化だと思って，家族にもそう説明していました．たしかに入院する前までは普通に生活していたのに，入院して動けなくなった途端に「老化」って言うのはおかしいですね！　これからは気をつけます．

I 日常活動強度と筋力維持・低下の関係

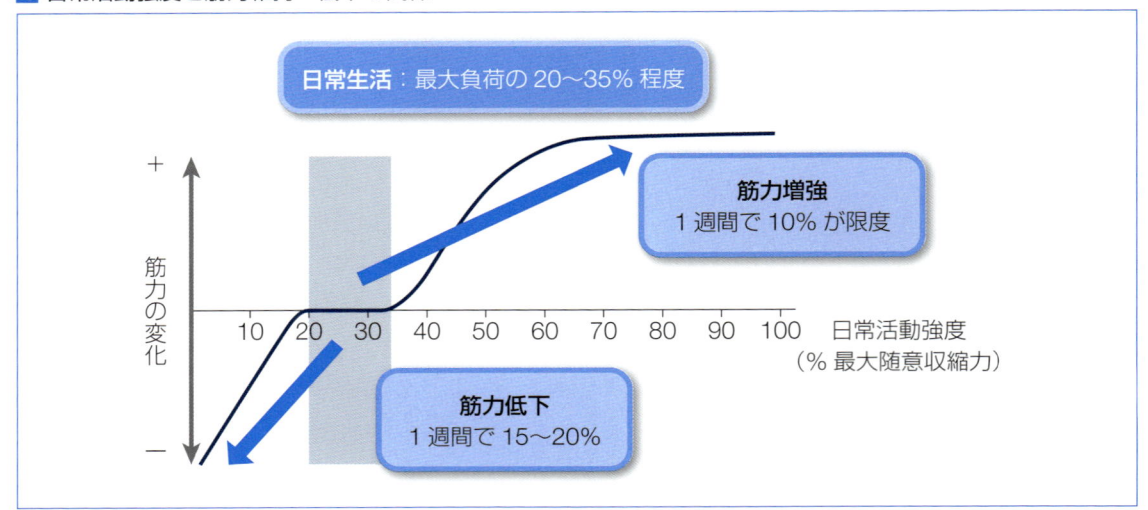

日常生活：最大負荷の 20～35% 程度

筋力増強
1 週間で 10% が限度

筋力低下
1 週間で 15～20%

筋力の変化

日常活動強度
（% 最大随意収縮力）

（参考：佐藤健一．どうする？　家庭医のための"在宅リハ"．東京：医学書院．; 2012．）

廃用症候群の症状のうち，特に問題となりやすい筋力低下と関節拘縮と，家庭医が注目すべき点について次のようにまとめたので確認しておいてね．

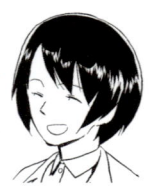

▶ 筋力低下（I）

　人間は 1 週間安静にするだけで筋力が 15 ～ 20% も低下する[8, 9]ことを考えると，予備力の乏しい高齢者であればそれ以上の速さで低下することは理解できるだろう．その一方で，筋力は負荷を最大限にかけても 1 週間で 10% 程度しか増加しない[4, 10]．一般的に体力の回復には，安静にしていた期間の 3 倍の時間を要するといわれているが，予備力の乏しい高齢者では，最大負荷をかけての運動が困難であったり，疲労が蓄積して逆に臥床しかねないため，3 倍以上の期間を要することは容易に想像できるのではないだろうか．

　しかし皆さんが普通に生活をしているとき，廃用症候群に陥ることはない．我々の日常生活は日常生活強度において 20 ～ 35% 程度といわれている[10, 11]．この程度の動きがあれば筋力は維持できるのである．つまり，完全に安静にするのではなく，ある程度日常生活に近い形での行動を心がけてもらうと，完全ではないものの廃用症候群をきたす可能性は減らせるのである[12]．

▶ 関節拘縮

　関節拘縮も日常生活に影響を及ぼす．たとえば，4日間関節を固定すると自動的・他動的に可動域制限が発生し，4週間の固定で結合組織増殖と癒着によってさらに可動域制限が進行していく[13]．ここまでは可逆性の変化で，再び動かすことによって元の状態に戻るとされている．しかし8週間もの間，関節を動かさないでいると，関節内で線維素や潰瘍が発生してしまい，不可逆的な変化が起こって関節の動く範囲が狭いままとなる．関節が伸びた状態であれば伸展拘縮，曲がった状態であれば屈曲拘縮といわれる状態になる．

　なかでも，下肢の3関節（股関節，膝関節，足関節）のいずれか，もしくはすべてに関節拘縮ができると，日常生活を送るには大きな支障が生じ，家族の介護負担は著しく増えていく．たとえば，座位姿勢を保つのが困難になる，立位時の足底の接地面が減って全身のアライメントが崩れて安定性が低下する，さらに歩行に支障をきたす，疲労が強くなる，疼痛の訴えが増えてくることもよく経験するだろう．

▶ 家庭医が注目すべき点

　医療者として患者が転倒・転落することは非常にショックが大きいのも事実である．転倒・転落のリスクを考えて歩き回らないように治療中の安静を求めるのも理解できる．しかし，安静臥床が廃用症候群を進行させているという事実を知ると，その安静が本当に必要なものか立ち止まって考える必要があることがわかるだろう．前述のように，高齢者に生じた廃用症候群を改善させるのには非常に大きな努力が必要になるうえ，治療期間よりも廃用の改善に要する期間のほうが長くなってしまうことが大部分だからである．

　その一方で，廃用症候群の進行は，今までの生活に近い動きを続けてもらうことで少なくとも遅らせることができることを忘れてはいけない．治療中の安静は最小限とし，できる範囲で自分の力で身体（筋肉や関節）を動かすことを心がけてもらうこと，長期安静臥床による廃用症候群のリスクを繰り返し伝え，本人のみならず家族にも理解してもらうことが重要となる．なぜなら，自分で動いてもらうことの重要性をみんなに理解してもらわないと「辛いのに何も手伝ってもらえない」という不満が出てきかねないからだ．医療職側も廃用させないために，少しでも自分の力を使って動いてもらうことで筋肉の収縮と関節の動きを促す，という意識の統一が重要になる．

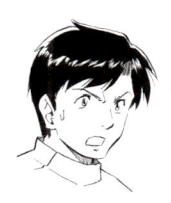

> あ，今までは漫然と「安静」って指示を出していました（汗）．これからはどの程度動いてもらうかを念頭に置いて指示を出すように心がけます！

❷ 各リハビリテーションの特徴を知り，多職種チームとして取り組む

　リハビリテーションには理学療法（physiotherapy；PT），（機能的）作業療法〔(functional) occcupational therapy；OT〕，言語聴覚療法（speech-language-hearing therapy；ST）がある（作業療法は，精神心理的作業療法・職業前作業療法など範囲が広いため，今回は身体面への介入を中心とした機能的作業療法を対象とする[14]）．また，各々の効果を高める補助的役割として物理療法が利用される．つまり，診療所でよく行われている牽引や赤外線治療，温熱療法などはあくまでも物理療法の一つであり，それのみを行っていることをリハとはいわないことを覚えておきたい．

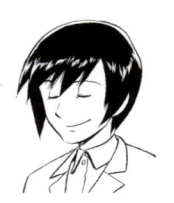

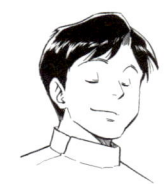

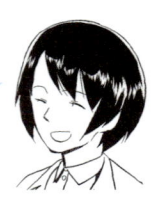

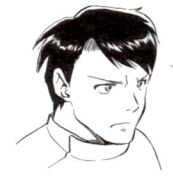

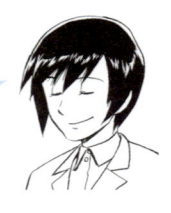

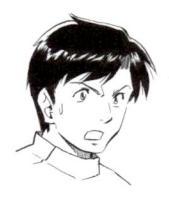

> PTとOTの違いはわかるかな？

> 上肢を担当するのがOT，下肢がPTですよね？

> そう思われがちなんだけど，じつは必ずしもそのように分かれるのではなくて，PTが上肢にアプローチすることやOTが下肢にアプローチすることもあるんだよ．

> では違いは何なんですか？

> PTでは「身体の機能障害に対し，部分的・断片的に集中してアプローチ」していくのに対して，OTでは「身体の機能障害に対し，一連の動作のなかで同時にアプローチ」していくの．アプローチの際，PTでは「訓練する部位に意識を集中していく（意図運動）」のに対して，OTでは「注意をわざと分散させる（随意運動）」ように行っていく．このように同じ部分を訓練するにしてもそのアプローチ方法が異なるのよ．

> ではPT，OTがいない環境ではリハが行えないので諦めるしかないのでしょうか？

> そんなことはないよ．PTやOTなどのセラピストがリハを実施する場合には診療報酬上は一部の疾患・状態を除き1日最大2時間（20分の訓練時間を1単位として1日あたり6単位）が上限とされている．ということは，脳卒中や骨折などの急性期の状態でない限り，最大でも1時間程度でしかないよね．それ以外の23時間をいかに有効かつ効率的に使えるかが重要というわけ（後述）．

> なるほど．リハ室でセラピストがリハをやっているのを見ていても，セラピストの行っている内容の違いがはっきりとわからなかったんです．PTなのに上肢のリハをしていたり，OTなのに歩く動作にかかわっていたりで……．訓練がこのように分かれると理解していると，訓練の様子を見ていてもその目的がわかりやすくなりますね．

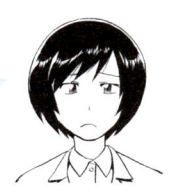

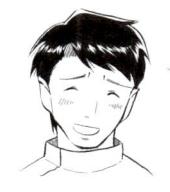

❸ ICFの流れとともに，患者がどの状態にあるか見極める

　リハの介入では「医師，看護師，セラピストが本人の能力を個別に評価した後に，本人にどのような訓練をどのような順番でどの程度実施するとよいかを話し合って（P），実際に訓練を行い（D），結果を再び評価して適切な介入だったか改善すべき点があったかを振り返り（C），次回のリハに適応する（A）」というサイクルを繰り返すことが多くなる．いわゆるビジネススキルでいうPDCAサイクル（Plan-Do-Check-Actサイクル）である．そのため，評価すべき点の指標が重要となる．なぜなら職種によって評価方法が異なったり，異なる内容を評価しても意味のある話し合いにはならないからである．

　在宅までの流れを考慮すると，ICFを念頭に思い浮かべながら患者を評価するとよいだろう（Ⅱ）[15]．ICFは2001年にWHOによって採択された概念で，「生活機能（日常生活を営むための能力や働き）」をプラス面・マイナス面の両方を含めて"総合的に把握する"ためのツールとして使用されている．リハ医学では機能的自立度評価法（functional independence measure；FIM）もしくはBarthel Indexが用いられているが，日常生活動作（activities of daily living；ADL）の能力を点数化すること，そしてその点数の変化を追うことで本人の能力がどの程度向上したかを評価することに主眼が置かれており[16]，ICFと併用することも可能である．ICFでは各項目にコードが振られているものの，全部で1,500以上あるためコード記載が煩雑という問題があり，大部分はⅡの概念図を用いて説明されていた[17]．しかし，最近ではICFコアセットという形で，疾患ごとに評価するコードを決め，その項目を評価していくという動きも出ている[18]．ICF自体はICDと併用することができるが[19]，今までに作成

Ⅱ ICFの概略図

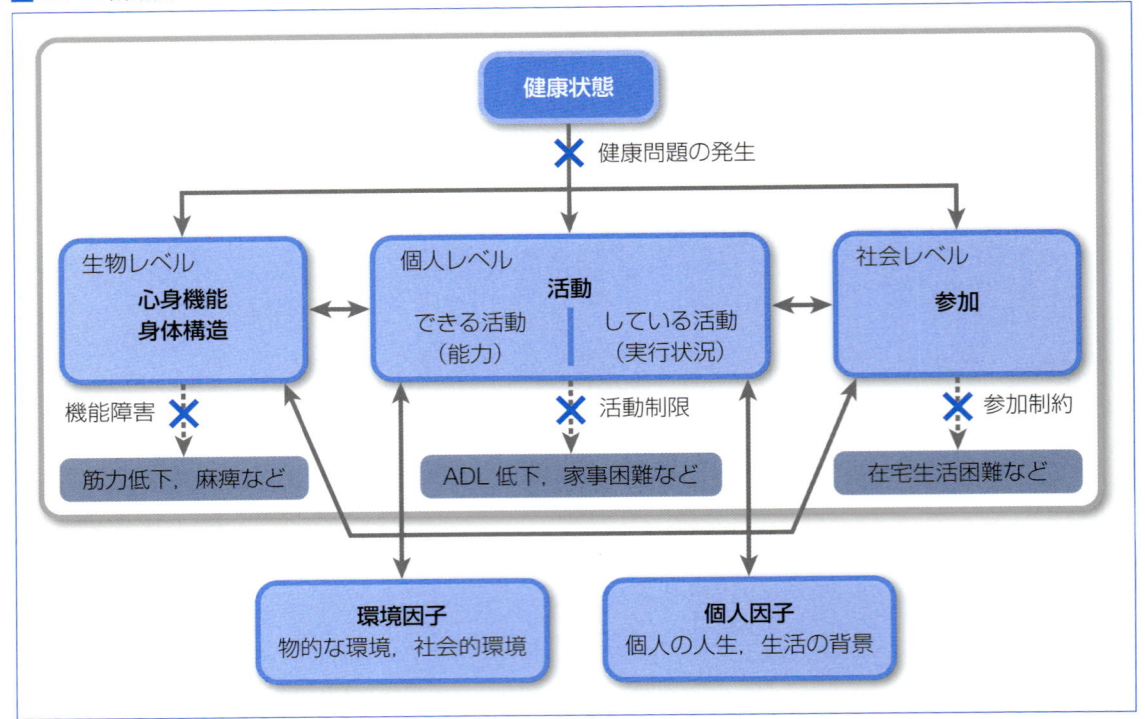

(参考：大川弥生. 介護保険サービスとリハビリテーション ICFに立った自立支援の理念と技法. 東京：中央法規出版：2004.)

されたコアセットがまだ少ないこと，作成されたコアセットも急性期のリハに用いられる項目が多いことにより，現時点では家庭医の領域ではまだ使うことは少ないと思われる．今後拡充されていくとともに利用することになるかもしれない．

その一方で，わが国ではICFの概念に基づいた評価はすでに使用されている．「リハビリテーション総合実施計画書」である[20]．これは病院でリハを行う際に記載が求められ，家族へのリハの状況説明に使用されるが，記載する各項目はこのICFに対応する形で構成されている．ICFでは本人の生活機能を，互いに独立した「心身機能・身体構造（生物レベル）」「活動（個人レベル）」「参加（社会レベル）」の3レベルに分け，個々のレベルには「環境因子」と「個人因子」が背景因子として影響が及ぼされるとしている（Ⅱ）．

では実際に健康問題，そのなかでも家庭医が遭遇することの多い廃用症候群が起きたときにどのように考えるのだろうか．高齢者の場合，元気に生活していて身体機能に問題がないと思われていても，潜在的に筋力や活動量が低下していて身体の生活機能や予備能が落ちていることが多いのが実情である．この「潜在的に低下した健康状態」のときに別の健康問題が発生すると，さらに運動量が低下し，「心身機能・身体構造」へ影響が及ぶ．十分に動けないことで同時に「活動」も制限されてADLが低下し，生活に支障をきたすようになり，その結果，「参加」もままならない状態にまで一気に進行してしまうのである．

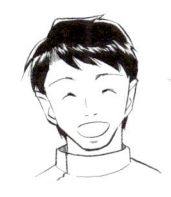

病気は治っても「手がかかるのは困る」って言われそうで…

ICFに基づいて評価するということは聞いていたのですが，現実に目の前の患者さんに起こっている状態をICFの図（**Ⅱ**）とどのように照らし合わせていくのかがわからなかったんです．リハの総合実地計画書もいろいろと書く場所があって，正直なんでこんなに書かないといけないのかと不満だったのですが，患者さんの状態をICFで分類して各項目を埋めていくようにすると，できてくるんですね．これからは書くことが苦ではなくなりそうです．

❹ 適切なタイミングでリハビリテーションの介入の機会を提供する

　ここまでみてきたように，高齢者では健康状態に問題が起きると「心身機能・身体構造（生物レベル）」「活動（個人レベル）」「参加（社会レベル）」の3レベルが一気に低下していく．その一方で回復にはかなりの時間を要し，なおかつ，各レベルへの介入のタイミング・頻度・時間は同じではなく実際には少しずつずれる．ICFの図（**Ⅱ**）ではその関係がわかりにくいが，実際の介入は**Ⅲ**，**Ⅳ**のようにイメージするとよいだろう．

　まず短期的な視点である（**Ⅲ**）．本人の能力を上げるために生物レベル，個人レベル，社会レベルについて介入が行われていくが，その到達しうる能力はすべての患者で一定ではなく，**Ⅲ**のように各レベルがもつ3つのベクトルで囲まれた「到達しうる範囲」のようになる．なぜなら受けた障害の程度，対象者の残存能力，リハ介入のタイミング，提供できるリハの内容と時間，家族の協力度・理解度，周辺で利用できるサービスなどが相互に影響し合いながら時間の経過とともに生活機能の向上に結びつくからである．より短期間で生活機能を向上させていくことが第一の目標だが，3つのレベルごとの介入の割合によってその到達までの時間は変わる．そのなかでも最短で生活機能を向上させるためには各職種が情報を交換してPDCAサイクルを回していくことが重要となる．

　次に中長期的な視点である（**Ⅳ**）．基本的には短期的な視点の繰り返しなのだが，3つのレベルのうちどのレベルに重きが置かれたかによって「到達しうる範囲」の形が異なる．まず，機能低下状態からの回復には生物レベル，つまり「心身機能・身体構造」中心のアプローチが一番最初に行われ，この能力が回復して安定していくとともに，「個人レベル」つまりADLを向上させるための介入が中心となっていく．そして，ADLの安定性が向上していくと本人や家族の希望，本人の性格，近隣で利用できる介護サービスも念頭に置きながら行動範囲・活動範囲を広げ，主に「社会レベル」へのアプローチへと進んでいくようになる．

　もし，このような段階を踏まずにいきなり「参加」を促しても，「心身機能・身体構造」，「活動」を続けるだけの能力が十分に伴っていないと，本人の生物レベルや個人レベルを向上させないどころか，動けないことへの周囲の視線を感じて逆に動こうとしなくなる可能性もあるので注意が必要となる．

III 3レベルの介入割合の変化による能力の範囲

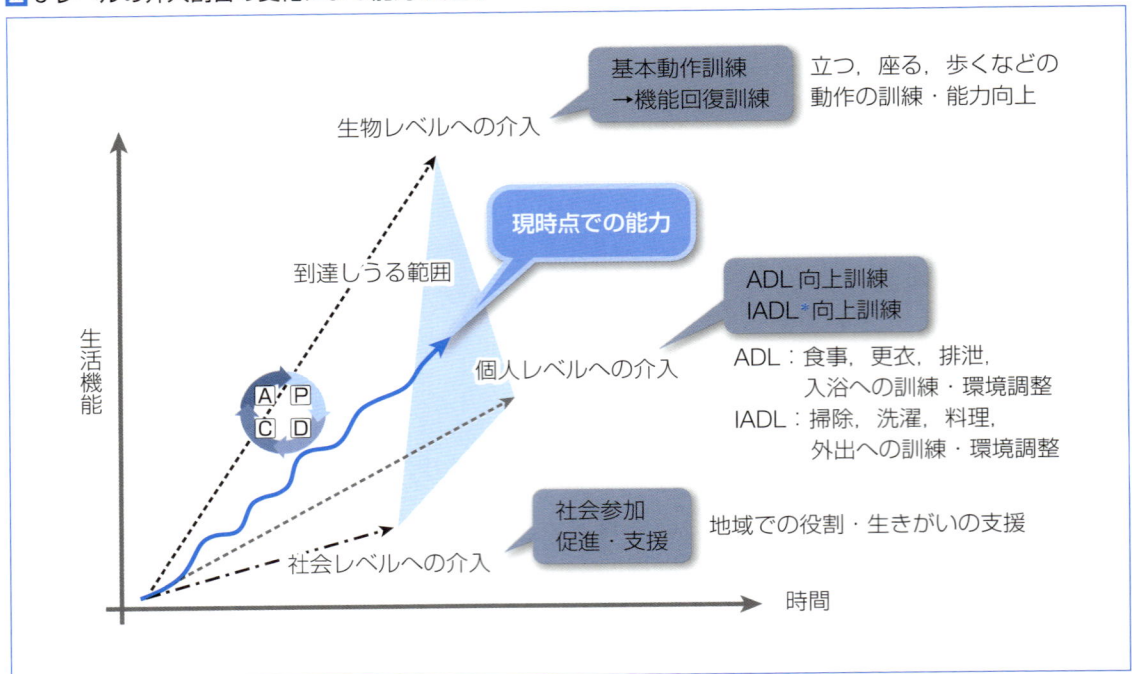

立つ，座る，歩くなどの動作の訓練・能力向上 — 基本動作訓練→機能回復訓練（生物レベルへの介入）

現時点での能力

ADL向上訓練
IADL*向上訓練（個人レベルへの介入）
- ADL：食事，更衣，排泄，入浴への訓練・環境調整
- IADL：掃除，洗濯，料理，外出への訓練・環境調整

社会参加促進・支援（社会レベルへの介入）地域での役割・生きがいの支援

縦軸：生活機能　横軸：時間
到達しうる範囲

＊手段的日常生活動作（instrumental activities of daily living）

IV 中長期的な生活機能の変化

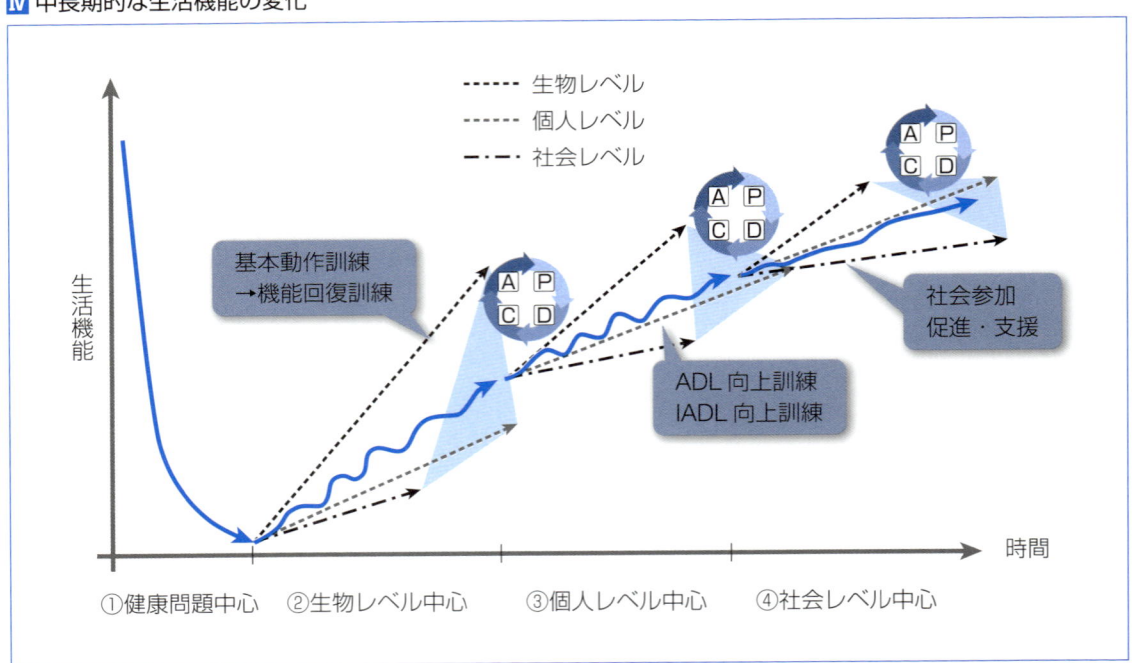

凡例：
- ------- 生物レベル
- ------- 個人レベル
- —·—·— 社会レベル

基本動作訓練→機能回復訓練
ADL向上訓練　IADL向上訓練
社会参加促進・支援

縦軸：生活機能　横軸：時間

①健康問題中心　②生物レベル中心　③個人レベル中心　④社会レベル中心

身体能力を向上させるために介入する場合，本人の能力の段階によってアプローチすべき点とその内容が異なるから，各段階で中心となって介入する職種も違ってくるのがわかるよね．当然一人ですべてに対応することは不可能．だから，リハ介入の際は多職種連携で行って，さらにお互いに情報を密に交換することが重要なのよ．
それでは，この中長期的な視点でみた場合の介入について詳細にみていこう．

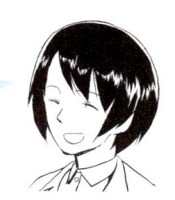

▶「健康問題」への介入

「健康問題」には医師が中心となってかかわって治療が行われる．その一方で，この期間に安易に安静を続けると廃用症候群がさらに進行するリスクが高くなる．そのため，医療機関によっては急性期からセラピストがかかわることもある．

▶「心身機能・身体構造（生物レベル）」への介入

生物レベルでは，セラピストが中心となる．その際も前述のようにPTとOTが目標に対して異なるアプローチで行うが，全体として目指す方向性，介入の優先順位などはチームで相談しながらPDCAサイクルに則って進める．そして，看護師は医師による健康問題管理へのサポートと看護診断に基づいたケアを行うと同時に，PT・OTによるリハを支援する役割を果たす．

リハを行うことで身体機能は向上するが，1日に占める訓練時間の割合は少ないため，「活動」能力を高め「参加」を促すまでの身体能力に戻すのは困難である．そこで病棟での時間を有効活用して本人の「活動」能力を向上させていくことが次のレベルに向けて求められる．

▶「活動（個人レベル）」への介入

このレベルではセラピストとともに看護師の役割が大きくなる．今までの看護師の役割としては健康問題の治療中にケアの視点からかかわることが多かった．しかし，ケアだけでは必ずしも身体機能の向上をもたらすことはできない．「活動」能力をさらに向上させるにはどのようにアプローチするかをリハスタッフを含めて話し合い，訓練外の時間で本人にどのような自主訓練を行ってもらうか，看護師がどのように訓練を促しサポートしていくか，家族にも自分で動くことの重要性を理解してもらい，本人が自ら訓練をしていくことに協力してもらうかが重要となる．

このように，セラピストによるリハ以外を充実させていくことに主眼が置かれる．そして，病棟スタッフによる「心身機能・身体構造」「活動」能力へのアプローチと並行して，「参加」へのアプローチも行っていく．

▶「参加（社会レベル）」への介入

　同じ健康問題であっても，本人の性格や意欲，家族の協力度や理解度によってアプローチ方法が異なり，さらに利用できる介護関連サービス，家屋状況によっても変わってくる．身体能力の衰えを感じている本人や家族にとっては，慣れている環境であっても今までのような生活ができるか不安で一杯と思われるし，日中一人で過ごすことを不安に思う家族もいるかもしれない．その一方で，デイケアやデイサービスを利用することがなかった患者は，どのようなところか想像ができないために行きたがらないこともよくある．

　「参加」を促すには，本人を連れて退院後の環境で本人の動作を確認したり，主に過ごす場所を中心に「環境因子」である家屋の改修を行ったり，入院中から利用予定のデイサービスを家族とともに見学に行ってもらう機会を設けたり，退院後にかかわる人たちも参加したカンファレンスを開催することが望ましい．

残念ながら，急性期病院では「健康問題」へのアプローチ（治療）が中心となって，リハは治療に悪影響を及ぼすと考えられて積極的にされていないこともあるの．入院中は暗黙的に安静を求めて「安静度」を設定することもみられる．だけど，「安静」は一見安全のようにみえて本人の能力を落とすための介入にもなりうることを肝に銘じる必要があるのよ．

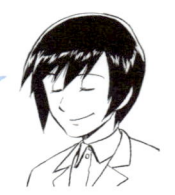

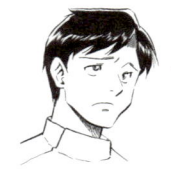

でも，どうやって「安静」の良し悪しを判断すればいいんですか？

「安静」による悪影響を少しでも減らすには「活動度」，つまり「どの程度動くようにするか」を設定して，安全面への配慮とともに身体能力の低下を少しでも抑える視点が重要なの．病院によっては多少「心身機能・身体構造」へアプローチがなされることもあるわ．だけど，原疾患の治療が終わったら「入院の必要性がない」と判断されて退院となるせいで，「活動」「参加」へのアプローチが不十分となることもよく起こるの．退院前の本人や家族の不安を軽減させ，退院後の苦労を少しでも取り除けるように介入することは，退院後の生活を安定させ，短期間での再入院を減らすためには重要な手段でもあるのよ．

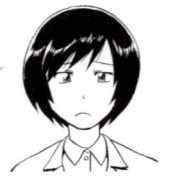

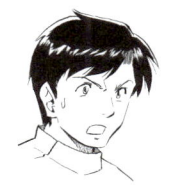

では，実際にリハをしてもらうにはどうすればいいでしょうか．

リハをするにはリハ処方箋を書く必要があることは知ってるかな？　リハ処方箋の形式は各医療機関によって異なるけど，現時点での本人の身体能力・機能障害の程度，この先どのようなゴールを目指しているかなどを書くの．じゃあ，あとはリハスタッフや看護師と相談し，自宅に帰るにはどのように進めていくとよいかを一緒に検討して，本人の状態の変化に応じて指示を変更していけばいいよね．

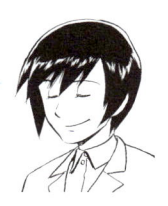

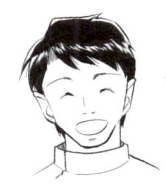

そうか．ICFの3レベルにはリハによって同時に介入が始まるのではなく，患者さんのレベルに応じて段階的に進んでいくんですね！　そしてそのレベルによってかかわる職種も，その程度も変わってくる．だから多職種でかかわる必要があるし，定期的なカンファレンスや短時間の情報交換を行って患者さんの状態が早く元に近づいていくようにしているんですね．リハの処方箋も今まではどのように書いていいのか一人で悩んでいましたが，途中で変わって当然と思えば書くのが気楽になります．セラピストや看護師と話をしていると本人のよくなっている面や悩んでいることなどの情報も入るし，本人の状態をどのように評価していくとよいか，訓練にはどのような方法があるかがとても勉強になります．
これらの情報をもっていると，この患者さんの入院管理がうまくいきそうな気がします．幸い家族も協力的な印象なので，協力してもらえるように頼んでみます．

うん．じゃあ最後に，到達点の目安としてルーブリック案を示しておくね．早く合格ラインに到達できるようがんばってね！

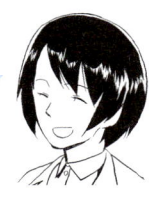

▶ ルーブリック案

1. 不合格
患者のもつ健康問題に対して，疾患（disease）面にのみアプローチを行う．ICFにおける生活機能の3つのレベル（心身機能・身体構造，活動，参加）と2つの因子（個人因子，環境因子）を念頭に置いたアプローチが実施できない．また，多職種チームの一員として動くことや，個々の職種の特徴を活かしたアプローチが実施できない．

2. 合否ライン
患者のもつ健康問題に対して，疾患（disease）面と病い（illness）面の両方から対応できるが，優先度を考慮して対応できない．ICFを用いて評価しているが，アプローチは不十分である．多職種チームの一員として動いているものの，受動的である．

3. 標準的合格
患者のもつ健康問題に対して，疾患（disease）面と病い（illness）面の両方を優先度を考慮して対応できる．また，ICFを用いて評価し，心身機能・身体構造の変化や活動能力への影響，家族や周囲への負担が発生した場合には対応できるが，予防的なアドバイスは不十分である．多職種チームの一員として，個々の特徴を理解しているものの自分が主に動いている．

4. 理想的家庭医
患者のもつ健康問題に対して，疾患（disease）面と病い（illness）面の両方から優先度を考慮して対応できる．また，ICFを用いて評価し，身体・心身機能面に介入するとともに，これから起こりうる変化やそれに伴う活動能力への影響に配慮でき，回避するための予防的なアドバイスができる．さらに，今後生じうる生活への影響，家族や周囲への負担にも配慮でき，環境整備を実施できる．そして，これらの内容を多職種の個々の特徴を考慮したうえでチームとしてアプローチしている．

事例の経過

　　入院直後から肺炎に対しての治療を開始するとともに，廃用症候群の危険性を本人と家族に説明し，極力本人がベッド上で不必要に安静にならないように活動度を設定して意識的に身体を動かすように促した．リハスタッフにも相談し，本人の身体能力を評価したうえで病棟で取り組むべき自主訓練を提供してもらい，看護師と家族の協力のもとで実施した．

　　その甲斐あって，治療前から生じていた廃用症候群のさらなる進行は最小限に抑えられ，「活動」制限に対してもアプローチすることで以前にもましてADL能力が向上していった．

　　家屋改修を行うことで環境因子による影響を減らし，「参加」を促すためにデイサービスの見学に行くことや，退院に向けて地域でフォローしてくれるケアマネジャーやヘルパーにも参加してもらったうえで退院時カンファレンスを開催して情報を共有することと，本人の身体能力や日々の訓練内容を実際に見学してもらう機会を設けた．このなかで家族や本人の不安とこの先の希望も共有することができ，どのようにするとその不安を少しでも減らし，希望を叶え

るかについて参加者みんなで共有し，解決することができた．

　通常よりも数日在院日数が伸びてしまったものの，本人のみならず，家族も自宅での生活に自信をもった状態で自宅へと退院となり，その後も元気に庭いじりを行い，時々元気に外来通院を行ってくれている．

復習のポイント

Q1 ICF を用いて評価する際の 3 つのレベルと 2 因子は何で，どのような時系列で考慮していくとよいですか？

Q2 廃用症候群による筋力低下からの回復にはどれくらいかかりますか？　また，その予防にはどの程度の負荷が必要ですか？

Q3 リハビリテーションの各職種の特徴は何ですか？

ポートフォリオ症例を見つけるコツ

　総合診療専門医は，リハに関してはリハ（専門）医とは異なり，脳卒中，骨折，神経筋疾患などのリハにかかわることは少ない．その代わり，内科疾患管理と平行する形でリハの視点をもった介入，在宅医療を行いながら限られた資源のなかで生活環境を整えたり，家族の協力のもとで本人の能力をできる限り維持・向上させていく介入が中心となってくる．このように考えると，疾患管理をしている人のなかに家庭医が対応すべきリハの問題を抱えた人が数多くいることに気づくと思われる．

　今まではリハの視点に気づいていなかっただけで，家庭医にとって重要な「リハの視点を加えたフレーム」から今までの疾患管理方法を見直すと新たな発見に気づくであろう．

　リハ的介入は医師単独では実施できず，理学療法士・作業療法士・言語聴覚士・看護師に加え，一番接する機会の多い家族にどのように協力してもらうかがカギとなる．チーム全体としてできる限りベストな状態になるように体制を整えていくことを心がけていくようにする．

● 文献

[1] WHO．http://www.who.int/topics/rehabilitation/en/
リハビリテーションについての総論が書かれている．WHO がリハをどのように捉えているかを知ることができる．
おススメ！ 難易度★☆☆

[2] 米本恭三監．最新リハビリテーション医学 第 2 版．東京：医歯薬出版；2005．
リハについて専門的に書かれている本の一つ．総合診療医が診ることが少ない疾患のリハについても書かれているが，リハの研修中には役に立つと思われる．
おススメ！ 難易度★★☆

[3] 折茂賢一郎ほか．別冊「総合ケア」廃用症候群とコミュニティケア．東京：医歯薬出版；2005．
廃用症候群についてわかりやすく書かれている本の代表．出版年が古いので入手が困難かもしれないが，非常に参考になる本の一つ．
おススメ！ 難易度☆☆☆

症例16 リハビリテーション

[4] 千野直一編．現代リハビリテーション医学 改訂第2版．東京：金原出版；2004．
リハについて専門的に書かれている本の一つ．総合診療医が診ることが少ない疾患のリハについても書かれているが，リハの研修中には役に立つと思われる．
おススメ！ 難易度★★☆

[5] 辻哲也．老化と廃用 総論．特集 老化と廃用―予防と治療．総合リハビリテーション 2006；34：623-8．
おススメ！ 難易度★☆☆

[6] 厚生労働省．高齢者リハビリテーションのあるべき方向．2004．
http://www.mhlw.go.jp/file/05-Shingikai-12301000-Roukenkyoku-Soumuka/0000059451.pdf
難易度★☆☆

[7] 大内尉義編．老年病のとらえかた 眼でみるベッドサイドの病態生理．東京：文光堂；2002．
難易度★☆☆

[8] 岡崎哲也．廃用性筋萎縮の病態と臨床．特集 廃用性筋萎縮を解明する．総合リハビリテーション 2002；30：107-12．
難易度★☆☆

[9] 青田安史．生活不活発病による運動器障害の予防ケアのポイント．臨床老年看護 2006；13：4-11．
難易度★☆☆

[10] Muller EA. Training muscle strength. Ergonomics 1959；2：216-22.
難易度★★★

[11] 岡島康友編．看護のための最新医学講座 第27巻 リハビリテーション・運動療法．東京：中山書店；2002．
おススメ！ 難易度★☆☆

[12] 佐藤健一．どうする？ 家庭医のための"在宅リハ"．東京：医学書院．；2012．
総合診療専門医に限らず，リハを必要とする患者を診る医師すべてを対象にしたリハに関する本．リハ医よりは総合診療医に向けて実践的な内容で書かれている．
おススメ！ 難易度★☆☆

[13] 山田拓実．拘縮と関節可動域訓練．Monthly Book Medical Rehabilitation 2001；10：14-20．
難易度★☆☆

[14] 椿原彰夫編．内科医のためのリハビリテーション．診断と治療 2002；90：診断と治療社．
内科医に向けて書かれた良書であるが，入手が困難．
おススメ！ 難易度★☆☆

[15] 大川弥生．介護保険サービスとリハビリテーション ICFに立った自立支援の理念と技法．東京：中央法規出版；2004．
ICFについて理解するのに有効な本．
難易度★☆☆

[16] 千野直一ほか編著．脳卒中の機能評価 SIASとFIM［基礎編］．東京：金原出版；2012．
ADL評価法であるFIMについて，その評価方法がわかりやすく記載されている本．
おススメ！ 難易度★☆☆

[17] 久田信行．国際生活機能分類（ICF）の基本的概念と評価の考え方―「生活機能」と「潜在能力」を中心に―．群馬大学教育実践研究 2011；28：179-91．
おススメ！ 難易度★☆☆

[18] ICF Research Branch. http://www.icf-research-branch.org
難易度★★★

[19] Selb M, et al. ICD-11：a comprehensive picture of health, an update on the ICD-ICF joint use initiative. J Rehabil Med 2015；47：2-8.
難易度★★★

[20] 厚生労働省．リハビリテーション総合実施計画書．
http://www.mhlw.go.jp/seisakunitsuite/bunya/kenkou_iryou/iryouhoken/iryouhoken15/dl/5-2-2-6.pdf
おススメ！ 難易度★☆☆

MEMO

症例 17 ▶ メンタルヘルス

うつ病だと思うんだけど診断に自信がないましてや治療できるだろうか？

多摩ファミリークリニック　大橋博樹

事例

患者41歳男性．営業での実績が認められて，2年前に新たに開設された地方の支店の支店長に抜擢された．部下とともに新規の顧客を獲得し，目標には達しないものの，まずまずの営業成績であった．半年ほど前から朝起きると，倦怠感が残っていて，肩こりがひどいという症状がでてきた．次第に，夜間の不眠も出現し，夜中に目が覚めてしまうようになった．同時に，会議中に頭が回らなくなり，計算がうまくできなかったり，決断ができなかったり，業務にも支障がでてきた．部下からは「疲れているのでは？」という言葉をもらったが，それが自分への評価のような気がして，落ち込んできた．支店の営業成績は変わらないが，なぜ目標に達しないのかを考えると，自分のせいなのではと感じ，焦ってしまう．今は肩こりと眠れないのがつらいとのことで，専攻医のいるクリニック（転勤前から家族でかかっている，家庭医のクリニック）を受診した．専攻医は，病歴を聴取して，「うつ病かな？」と感じたが，今まで自分で診断したことがなく不安である．もし，うつ病であったとしても，自分が担当してよいのかどうか自信がなく，指導医に相談に来た．

専攻医　病歴は自分でもうまく聴けたかなと思っています．そこから考えると，うつ病が疑われると思います．ただ，まだ自分で診断したことがなく，本当にうつ病でいいか不安です．精神科に紹介したほうがよいか考えてしまいます．

指導医　（まだ自信がないのだろうなあ．メンタルヘルス患者への接し方やケアの方法を学習するうえでも，この患者さんは専攻医にまずは担当してもらいたい）

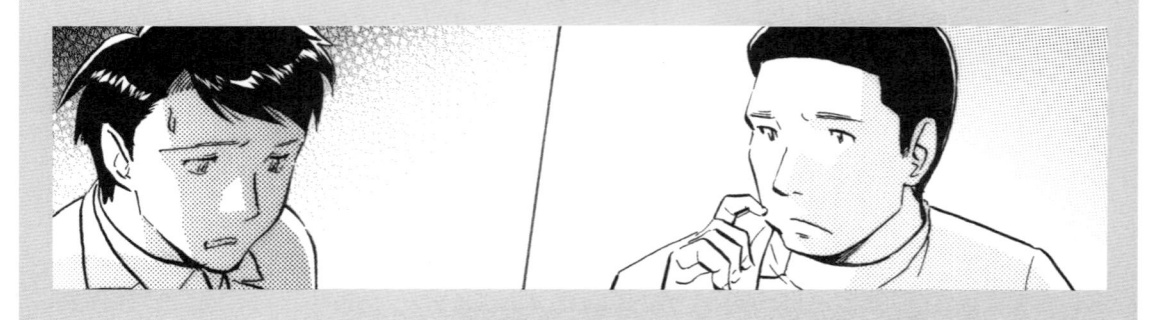

うつ病だと思うんだけど診断に自信がない　ましてや治療できるだろうか？

▶ 指導医の先生，こんな事例にはどのように対処したらよいですか？

攻略法

- A₁ うつ病の診断と治療について学習し，この患者を診断するにあたっての注意点や治療の方法について検討し，解決を試みる
- A₂ 患者の家族背景や社会的背景を考慮し，治療における環境の改善や家族のケアについても介入し，解決を試みる

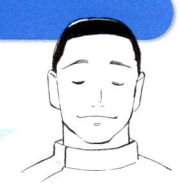

A₁ の場合

エントリー項目：メンタルヘルスに該当

　甲状腺機能低下症や膠原病などの内科的疾患の除外，ステロイドやインターフェロンなどの薬剤による抑うつ状態を除外，DSM-5 などの大うつ病性障害（major depressive disorder）の診断基準によりうつ病と診断．希死念慮がないことを確認し，焦燥感に対しては頓用の抗不安薬を処方し，選択的セロトニン再取込み阻害薬（selective serotonin reuptake inhibitor；SSRI）を開始したことをまとめる．また，薬物治療を開始し，症状の改善を確認した後に，外来での精神療法（認知行動療法など）を開始した．仕事についても，本人とも相談のうえで休職し，改善後は復帰プログラムを産業医とともに検討したことをまとめる．

A₂ の場合

エントリー項目：生物心理社会モデルに該当

　妻と 5 歳の長男との 3 人暮らしであったが，転勤を機に単身赴任となった．今までは営業職であり，仕事の後の宴席や家族との団らんで悩みを打ち明けたり相談できる環境はあったが，転勤後は宴席の回数も減り，支店長という立場上，悩みを相談する相手がいなくなってしまった．また，妻にも仕事の相談をする機会が減り，なんとなく話しづらくなってしまった．妻もそれには気がついていたものの，長男の子育てに悩んでおり（幼稚園で落ち着きがないといわれ，発達障害かもしれないと考えるようになった），夫の助けになる余裕がなかった．

　休職に伴い，本人は単身赴任先から自宅へ帰宅．家族との時間が増えた．長男もこのクリニックに通っているが，やや多動・多弁であるものの，ADHD などの診断には合致せず，定期的にフォローすれば大丈夫であることを話し安心してもらった．夫婦でお互いの悩みを共有しつつ，少しずつ前に進むことを提案し，これからも専攻医と指導医が協力して，この家族を支えていくことになった．これらについてまとめる．

症例17　メンタルヘルス

指導医からのアドバイス

❶ うつ病の診断についてまとめてみよう！

　うつ病は気分・感情の病であり，米国精神医学会の診断基準（DSM-5）では，抑うつ障害群として分類している．この内，大うつ病性障害が最も頻度が高く，いわゆる典型的なうつ病であるため，大うつ病性障害へのアプローチはきわめて重要である（ I ）．

> うつ病と鑑別すべき身体的疾患としては，膠原病の中枢神経症状による抑うつ状態や甲状腺機能低下症などの内分泌疾患，ステロイドやインターフェロンなどによる薬剤性抑うつ状態などが挙げられる．

> なるほど，先生はどういった場合にうつ病を鑑別に挙げますか？

> 「仮面うつ病」という用語があることからもわかるように，うつ病患者さんは必ずしも気分の変調を主訴に来院するとは限らない．私は問診票に①「2週間以上，1日中憂うつ（悲しい，空虚，泣くなど）な気分になったことはありましたか？」，②「2週間以上，1日中何に対しても興味や喜びを感じないということはありましたか？」という質問を入れ，すべての外来患者に対しスクリーニングを行っている．①，②に該当するのであれば，詳細な問診によりうつ病の診断を行うことが重要だ．何となく体調が悪いという自覚症状を訴えてはいるけど，検査をしても原因となる病気が見つからない患者さんに，漫然と抗うつ薬を出すことは避けたい．うつ病は，診断から除外していく病気ではなく，診断のなかに挙げていく病気なんだ．

> 初診時にどのように接したらいいか，よくわからないのですが……

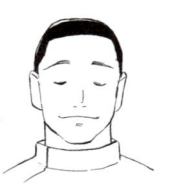

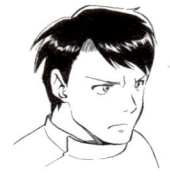

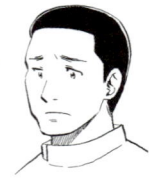

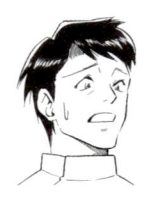

I 大うつ病性障害（major depressive disorder）の診断基準

以下の症状のうち少なくとも5つが，同じ2週間のエピソードの間に存在することが必要であり，これらの症状のうち少なくとも1つは，抑うつ気分あるいは興味または喜びの喪失（快感消失）のいずれかである．

1. ほとんど1日中続く抑うつ気分（すでに評価された）
2. 活動への興味または喜びの著しい減退（すでに評価された）
3. 有意の体重減少または体重増加
   →その期間中に，食欲の変化に気づきましたか？
   →体重の変化に気づきましたか？
4. 不眠または過眠
   →その期間中に，どれくらいの時間，どれくらいよく眠っていましたか？
5. 精神運動性の焦燥または制止
   →その期間中に，普段より動きが早い，あるいは遅いと，誰かに指摘されましたか？
6. 疲労感または気力の減退
   →その期間中に，あなたの気力はどうでしたか？
   →普段より疲れている，あるいは精力的でないと，誰かに指摘されましたか？
7. 無価値感または罪責感
   →その期間中に，現在または過去の出来事や人間関係について，非常に強い後悔や罪責感を感じましたか？
8. 集中力の減退
   →その期間中に，普段のように決断したり，集中することが難しいと感じましたか？
9. 死または自殺についての反復思考
   →その期間中に，普段以上に死について考えましたか？
   →自分自身を傷つけたり，自らの命を絶つことについて考えましたか？

（参考：髙橋三郎監訳，染矢俊幸，北村秀明訳，Abraham M. Nussbaum．DSM-5診断面接ポケットマニュアル．東京：医学書院：2015.）

うつ状態の患者さんに対しては，患者さんの苦しさを受け止め，共感的な態度で話を聞くことが重要だ．叱咤激励をしたり，正論を浴びせると，うつ状態をかえって悪化させてしまう．診断的には，話の内容がうつ病の特徴に合致するか見極めるとともに，焦燥感の有無もチェックしよう．家庭や職場での適応レベルなども確認が必要だ．自殺のリスクを常に想定しておくことも重要．現時点で希死念慮があったり，焦燥感が強い場合は，早急に精神科に紹介する必要がある．

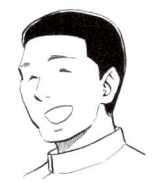

❷ うつ病の薬物治療は喘息の治療と似ている!?

うつ病の薬物治療で最も一般的なものはSSRIまたはセロトニン・ノルアドレナリン再取込み阻害薬（serotonin noradrenaline reuptake inhibitor；SNRI）である．これらの抗うつ薬は，今までの三環系抗うつ薬とほぼ同等の有効性を示し，副作用も少ないことから，精神科以外の医師にも多く用いられるようになった．ただし，使用法のポイントを理解しないと，効果が十分に現れないなど問題も出てくることから注意が必要である．

> うつ病の薬物治療で注意すべきポイントは以下の通りだ．

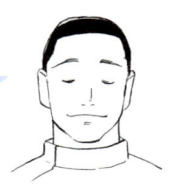

- 抗うつ薬は単剤使用を原則とする
- 抗うつ薬には即効性はないので，効果が出るのには数週間かかることを患者によく説明する．また，副作用は服用してすぐに現れることが多いので，副作用に対応した薬剤（制吐薬や頭痛薬など）も必要に応じて処方しておく
- 焦燥感があるときは抗不安薬を，不眠があるときは睡眠導入剤を，病初期には積極的に併用する．また，抗うつ薬の効果が現れ，症状が改善したら，すみやかに抗不安薬や睡眠導入剤は頓用に切り替える
- 改善した場合には，再燃防止のため，少なくとも半年間は同じ投与量で服薬を勧める
- 抗うつ薬を中止するときには1か月以上かけて漸減する

> うつ病の薬物治療は気管支喘息に似ていると思わないかい？

> いや〜よくわかりません．

> 抗うつ薬が吸入ステロイド，抗不安薬が短時間作用型の気管支拡張薬（吸入薬）と考えると？

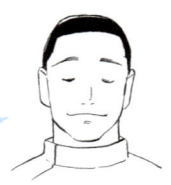

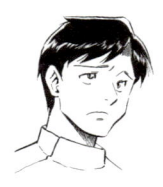

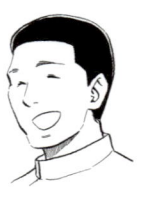

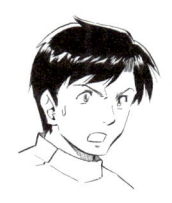

そうですね……あっ，はじめは吸入ステロイドの効果が出るまで，気管支拡張薬をたびたび頓用で使いますが，効果が出れば，頓用の回数が減っていく！

その通り！　抗うつ薬が効くまでは，抗不安薬などの使用もやむを得ないけど，依存の問題を考えると漫然とした長期使用は避けたいし，抗不安薬使用の頻度が抗うつ薬の効果判定における1つの指標になるんだ．

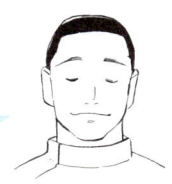

❸ 非精神科医でもできる精神療法にはどんなものがある？

　コラム法を用いた認知行動療法（Ⅱ）は，非精神科医でも用いることができる方法である．うつ病患者では，自動的に脳裏にふっと浮かぶ思考やイメージがあり，その人にとって習慣化したものを自動思考と呼んでいる．うつ病患者では，この自動思考が否定的で，論理的に考えても不合理なことが多い．この論理的な誤りを認知の歪みという．さらに，自動思考の根底にある，患者の潜在的な考えの癖（過去の体験により作り上げられるといわれている）をスキーマと呼んでいる．

　コラム法を用いた認知行動療法では，①不快な感情を引き起こした状況，②そのときの気分，③自動思考，④その根拠，⑤反証，⑥適応的思考，⑦今の気分をそれぞれ記録表に記載し，自分の考えを振り返ることで，認知の歪みを治していくことができる．この方法は，誰かに相談をして気持ちが軽くなるときの会話の流れと同じで，このスキルが身につけば，自分自身でカウンセリングしているような効果が期待できる．

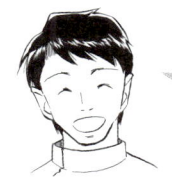

このような方法があるのですね．どの患者さんでもこの方法は用いることができるのですか？

病初期や治療に反応の乏しい抑うつ傾向の強い患者さんの場合，そもそも記入することすら難しいこともあるので，薬物療法である程度改善が診られた患者さんや，軽症の患者さんに適しているね．

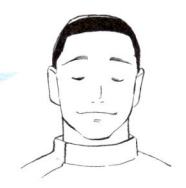

■ 7つのコラム（記入例）

①状況	どのようなことが起こりましたか？	
	旅行の計画をしているときに友達とケンカした.	
②気分（%）	どのような気持ちですか？	
	落ち込み（85%），不安（70%）	
③自動思考	どのような考えが頭に浮かびましたか？	
	友達を怒らせてしまった. もう仲直りできない.	
④根拠	考えを裏付ける事実は何ですか？	
	友達は怒った. しばらく連絡がない.	
⑤反証	反対の事実はありますか？	
	友達は言いすぎたと言っていた．以前にケンカをしたときには，後で話し合って，お互いの気持ちを伝え合うことができて，仲直りした.	
⑥適応的思考	しなやかに考えると？	
	友達が怒ったのは事実だ．しかし，言いすぎたと言ってくれた．それに，以前には仲直りができた. だから，一方的に自分を責めなくてもいいし，もう仲直りできないというのは考えすぎだ．よく話し合って，わかり合うきっかけにできるといいだろう.	
⑦いまの気分（%）	気分は変わりましたか？	
	落ち込み（30%），不安（10%）	

（うつ・不安ネット．http://www.cbtjp.net）

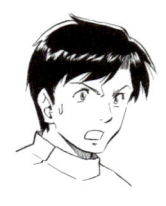

主治医がアドバイスする際のポイントはありますか？

はじめはなかなか反証の部分がうまく書けず，前に進まないこともある．その際に「少し角度を変えてみてみましょう」「こんな考え方はどうですか」などの押しつけにならない助言をしてみると効果的だよ．あと，「病気になる前のあなたであれば，どう感じたでしょうか？」と聞くことで，自分自身の認知の歪みを認識する患者さんもいる.

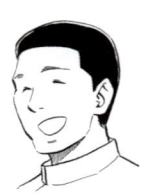

❹ 精神科に紹介するタイミングは？

　前述のように，現状で希死念慮のある患者や躁症状を合併した患者は，すぐに精神科に紹介すべきである．また，焦燥感が強く，診察室でも落ち着かない患者も，場合によっては入院適応もあるため，精神科紹介がよいだろう．はじめは自分が主治医で診ていたものの，改善に乏しい場合，どこまで診てよいか？　一定の基準はないものの，一般的にはSSRIなどの第1選択になる薬剤に反応しない場合は，精神科への紹介は検討すべきであろう．

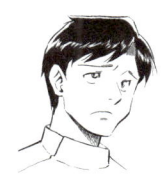

> 精神科への紹介となった場合に注意すべき点はありますか？

> 患者さんは精神科に対する抵抗感がある場合も多い．きちんとした説明と同意がないままの紹介は，かえってうつ状態の患者の不安を増すだけになってしまう．また，見捨てられ感を抱く患者さんもいる．うつ病に関する治療は，精神科医に一任するとしても，今後もあらゆる健康相談に乗るという姿勢を伝えることで患者さんも安心するよ．

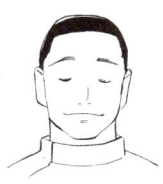

❺ 総合診療医らしいケアをうつ病患者さんとその家族に行おう！

　患者は家族や同僚など，家族背景や社会的背景を必ずもっている．そこに介入することで，うつ病克服へのきっかけとなることは数多くある．今回の事例でも，妻にも子育ての悩みがあり，夫を十分にサポートできないという問題があった．家族全体をケアする総合診療専門医の強みを活かすことで妻の不安も軽減し，夫婦の会話や相談の時間を増やすことができた．どんな患者でもそうだが，患者の家族構成や社会的背景を知ることで，当然その病態になるだろうという想像がつくことはよくある．今回の事例でも，単身赴任によって以前のような「飲み仲間」がいなくなり，支店長という立場では弱音も吐きづらい，という背景で，当然抑うつにもなるだろうということは理解できた．薬物療法だけでなく，より問題の上流に介入するアプローチこそが，総合診療医の醍醐味といえる．

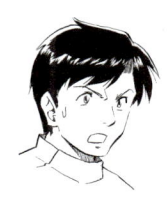

> 奥さんにも子育ての悩みがあったとは意外でした．

症例17　メンタルヘルス

> そうだね．いつもこの家族はうちのクリニックを受診してくれていたので，話してくれたのかも知れないね．普段からお子さんも診ている私たちが「大丈夫」と言うことで，安心も得られるだろう．それだけ私たちの責任も大きいということだね．

> どんな患者さんでも常に，家族関係と社会的背景を把握しておくことの大切さも学んだような気がします．

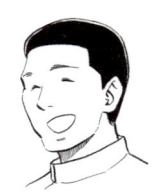

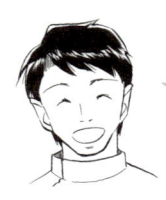

症例の経過

　SSRIと抗不安薬にて治療を開始．徐々に抑うつ気分と焦燥感，不眠の症状は改善した．妻の子育ての不安も，長男のADHDの可能性は低いとの評価を伝えたところ少しずつ解消された．夫も自宅にいることから，妻の子育ての負担も軽減された．長男が就寝した後に，夫婦でゆっくり話す時間もできた．本人曰く「今まで，妻に弱音を吐いたことはなかった」「妻が仕事の話をすると，『部外者なのに』とムッとくる自分がいたが，今は大切な存在だと感じている」．妻からも「夫がこんなに悩んでいたとは知りませんでした．いつも文句ばかり言っていたなあと反省しています」「息子のこともっと早く夫に話していればよかったかも，夫と2人で遊んでいる姿をみると，息子も大丈夫なんじゃないかと思えてきました」という発言がきかれた．コラム法による認知行動療法もすすめ，症状も安定してきたところで会社の上司，産業医とも相談，復帰プログラムを開始することとなった．

復習のポイント

Q1　うつ病の診断で，除外すべき身体的疾患は何ですか？
Q2　うつ病の薬物療法での気をつけるべき点はどのようなものですか？
Q3　認知行動療法におけるコラム法とは具体的にどのようなものですか？

総合診療医らしいメンタルヘルス患者へのアプローチ

　生涯で一度でもうつ病に罹患する人は全人口の15％にも達するといわれている．まさに，こころのcommon diseaseといえる．患者の気持ちとしては，いつも診てもらっている総合診療医に診てもらいたいという希望は至極自然なものといえる．しかし，メンタルヘルスの疾患は，はじめの一歩（1症例）の踏み出しが難しいのも事実である．ぜひ，指導医や精神科医の

サポートのもと，たくさん悩みながら，患者に寄り添う医療を実践してみてもらいたい．具体的な薬物療法の手順などは，経験で少しずつ身につく．また，悩んだ過程や学習した記録をポートフォリオに残してみてほしい．次の診療への貴重なバイブルになるだろう．

● 文献

[1] 髙橋三郎監訳，染矢俊幸，北村秀明訳，Abraham M. Nussbaum．DSM-5 診断面接ポケットマニュアル．東京：医学書院：2015.
米国精神医学会の診断基準をコンパクトにまとめた1冊．医療面接用に聞くべきコメントも具体的に記されており，実用的である．
難易度★★★

[2] 堀川直史，吉野相英，野村総一郎編．レジデントノート別冊 これだけは知っておきたい精神科の診かた，考え方．東京：羊土社：2014.
レジデントのみならず総合診療医にも過不足なく，メンタルヘルス領域の診療のポイントや薬剤の特徴，精神療法のまとめなどがわかりやすく解説されている．
必須 難易度★★☆

[3] 久保木富房，坪井康次，神庭重信編．「うつ」を見抜く！ 対処する！ プライマリケア医のためのうつ病診療．東京：メジカルビュー社：2009.
うつ病に特化しているものの，より深く診断から治療，そして精神科医との連携に至るまで詳細に解説されている．
おススメ！ 難易度★★☆

[4] 宮岡等．こころを診る技術．東京：医学書院：2014.
精神科医向けの書物だが，医療面接や初診時対応において，総合診療医のバイブルにしてもよい名著．情報収集の方法や傾聴するときの姿勢，患者さんや家族への伝え方まで，詳細に記されている．
必須 難易度★★☆

[5] 井原裕．プライマリケアの精神医学．東京：中外医学社：2013.
15症例を紹介し，それぞれの症例における判断と対応について，わかりやすく解説されている．特に患者とのやりとりを具体的に表記してあり，とても実践的な内容となっている．
おススメ！ 難易度★★☆

[6] うつ・不安ネット．http://www.cbtjp.net
大野裕先生監修の一般市民向けの認知療法活用サイト．7つのコラムやその活用法がわかりやすく紹介されている．

症例 18 ▶ 救急医療

病院へ搬送するの？しないの？その決断のプロセスは

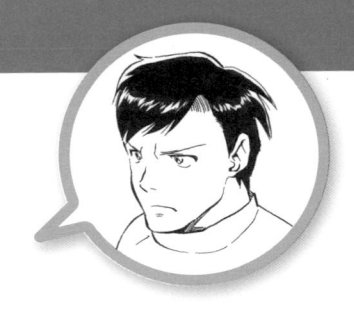

市立奈良病院 総合診療科　浅川麻里

事例

患者78歳女性．高血圧，糖尿病，変形性膝関節症があり日常生活動作（activities of daily living；ADL）は杖歩行．週2回デイサービスに通いながら独居の生活を続けている．ある金曜日の午後，かかりつけである診療所に「体がつらくて診療所に行けないので，往診してほしい」と電話があった．普段からこの患者の外来を担当していた専攻医は，何か嫌な予感がしながら往診車で自宅へ向かった．患者は意識清明であったがいつもの活気はなく「ひどい肩こりなので葛根湯を処方してくれ」と言う．詳しく問診すると「昨日から両肩に漬け物石が乗っているようなつらさで，こんなつらさは初めて」とのこと．バイタルは，血圧152/80mmHg，脈拍56回/分，呼吸回数20回/分，SpO_2 98％，診察では特に異常を認めなかった．
専攻医の脳裏に「心筋梗塞？」の4文字がよぎったが，胸痛はないと言う．どのくらい急性心筋梗塞の可能性があるのかとっさに判断できず，また次にとるべきアクションも思いつかなかった．患者に病院受診を提案してみたが「病院には行きたくない」と言われてしまい，ますます途方に暮れた．悩んだ末に，遠方にいる患者の家族に連絡し了承を得たうえで，不安げな表情の患者を後方病院の救急室へ搬送した．

専攻医　私も搬送に同乗したのですが，救急室の心電図でⅡ，Ⅲ，aVf誘導のQSパターンとT波の陰転化が認められました．心筋逸脱酵素も上昇しており，数日以内に発症した心筋梗塞（recent AMI）と診断され，そのまま緊急カテーテル検査になりました．

指導医　お〜，それはよくやったね．お疲れ様！

専攻医　焦りましたよ〜！　判断に迷ったうえに，患者さんが病院には行かないと言い出して…一体どのように決断したのか，自分でもよくわからないんです．

指導医　なるほど．では今後につながるようにこのケースを振り返ってみよう．

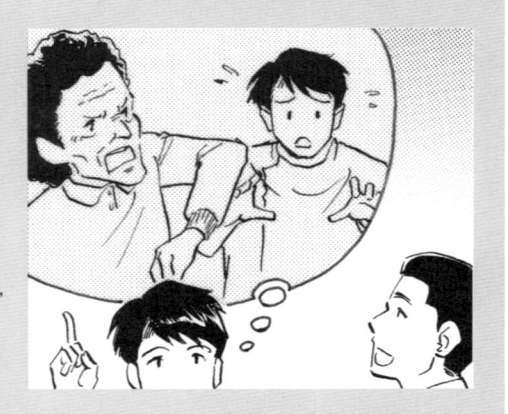

▶ 指導医の先生，こんな事例にはどのように対処したらいいですか？

攻略法

A₁　診断確率の閾値モデルでの解決を試みる
A₂　patient-centered decision making での解決を試みる

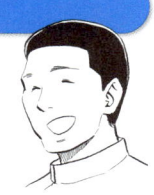

A₁ の場合

エントリー項目：救急医療，または臓器別の健康問題に該当

　　急性心筋梗塞を疑ったときに，まず自分が診療しているセッティングでの有病率を把握しておく．次に，どの病歴と身体所見が急性心筋梗塞の可能性を上げるのか，または下げるのか，それぞれの感度・特異度から診断確率の見積りを行う．そのうえで診断確率が紹介閾値を上回るか否かを判断し，高次医療機関への搬送を決定する．これらについてまとめる．

A₂ の場合

エントリー項目：救急医療，または生物心理社会モデルに該当

　　緊急の病院搬送が必要であると決断したときに，患者中心の利用の方法を適用し，患者のコンテクスト（背景）を探り，病い（illness）を明らかにする．さらに医療者自身のコンテクストについても理解する．そのうえで患者の不安を軽減し，適切な救急医療を実践する．もしくはできたことをまとめる．

指導医からのアドバイス

　　プライマリ・ケア診療で求められる救急医療の能力は，大きく分けると2つある．
①状態急変時に，患者の状態を安定化させながら高次医療機関にすみやかに引き継ぐ能力
②状態が安定しており軽症にみえる患者において，予後に影響する緊急疾患を見逃さず適切にマネジメントできる能力

　　今回のようなケースでは，主に②の能力が求められる．専攻医は「血管リスクのある高齢女性に，比較的急性に発症したひどい肩こり」という semantic qualifier から，最悪のシナリオとして「急性心筋梗塞」を想起した．さて，ここからどのようなプロセスを経て臨床決断に至ったのだろうか．このケースを通して，プライマリ・ケアの現場で緊急性の高い疾患に出会ったときの臨床決断プロセス（clinical decision making process）をまとめてみよう．

症例18 救急医療

❶ 自分が置かれた診療セッティングにおける緊急疾患の有病率は？

　急性冠症候群（acute coronary syndrome；ACS）の有病率は，診療セッティングにより大きく異なる．プライマリ・ケア外来のセッティングでは，ACSに出会うことはまれである．米国の研究だが，胸痛で受診した患者のうちACSであった割合は，プライマリ・ケア外来では1.5％，救急室では13％であった[1]．このケースのような診療所のセッティングでは，ACSの事前確率は非常に低いといえる．

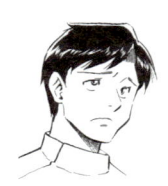

> でも，めったにないからといって，緊急を要する疾患なら簡単には除外できないですよ．

> その通り！　緊急疾患の事前確率が低いことは，むしろ判断を難しくするんだよね．発症初期や典型的でない症状であれば，なおさらだ．だからこそ，低い事前確率においても意味がある所見を知っておく必要があるんだ．あと，非典型的な症状になりやすい要因も意識しておこう．

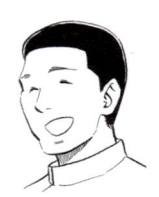

❷ どのような病歴や所見が緊急疾患の確率を上げるのか？

> 心筋梗塞の確率を上げる所見やリスクファクターをまとめたのが **I** と **II** だ．

> 病院の救急外来では疑いがあればすぐに心電図や採血をしていたので，検査もできない状況で思考停止してしまいました．どの程度のACSの確率があるのか推測するべきですね．この患者さんの場合，両肩への放散があったから事前確率を15％と見積もっても，事後確率は50％以上になります．さらに糖尿病がある高齢女性ですから，典型的な胸痛はないことは十分あり得ます．

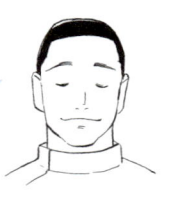

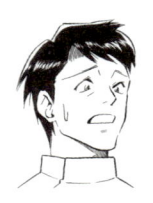

I 心筋梗塞の可能性を上げる所見

症状または所見	陽性尤度比	事後確率(事前確率が15%の場合)
左腕への放散	2.3	29%
右肩への放散	2.9	34%
両腕への放散	7.1	56%
嘔気，嘔吐	1.9	25%
冷汗	2.0	26%
Ⅲ音	3.2	36%
低血圧	3.1	35%
ラ音	2.1	27%

(Canto JG. Prevalence,clinical characteristics,and mortality among patients with myocardial infarction presenting without chest pain. JAMA 2000；283：3223-9.)

II 無痛性心筋梗塞のリスクファクター

リスクファクター	無痛性であった割合
心不全の既往	51.0%
脳卒中の既往	47.0%
75歳以上	44.9%
糖尿病	38.5%
非白人	33.7%
女性	38.6%

(Panju A, et al. The rational clinical examination. Is this patient having a myocardial infarction?. JAMA 1998；280：1256-63.)

> 簡単に検査ができない状況こそ，病歴と身体所見を重視した診断推論の能力が鍛えられるんだ．一方で，普段の患者さんの性格や背景を知っていれば，受療行動や全身状態から「何かおかしい」と気付くことができる．これは大きな強みだよ．

> この患者さんが往診依頼したのは初めてです．そうか，だから嫌な予感がしたんですね．さらに患者さんがいつもより活気がなかったことも，肩こりにしてはおかしいと感じました[*1]．

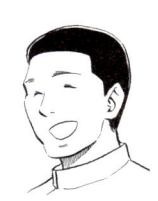

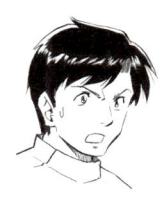

*1 この「何かおかしい感じ」「直感」は英語で「gut feeling」という．プライマリ・ケアのセッティングでACSを疑う場合，患者背景を踏まえたgut feelingも重要であるとの研究がある[4]．

> ではいよいよ，どのようにアクションを決定するかを考えてみよう．

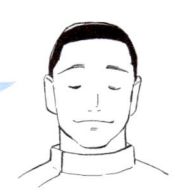

❸ 診断確率は紹介閾値を上回っているか？

　アクション（検査や治療などの介入）を決定するポイントを，診断確率の閾値と呼ぶ．通常のプロセスでは，診断確率が検査閾値（検査による利益が不利益を上回るポイント）を超えているか，治療閾値（治療による利益が不利益を上回るポイント）を超えているかでアクションが決まる（Ⅲ上図）．しかし，診療所のセッティングで緊急疾患を疑ったときは，診断を確定させる前にアクションを決定しなければならない（Ⅲ下図）．この状況では，紹介閾値（紹介による利益が不利益を上回るポイント）が検査閾値より前にあるのである[5, 6]．

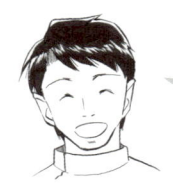

> この患者さんの場合の紹介による利益は，ACSであればカテーテル治療や血栓溶解療法により有意に死亡率が低下することです．不利益は，救急搬送の手間，不要な検査を受けるかもしれないリスク，患者さんの希望に反することと考えられます．このバランスから診断確率が紹介閾値を超えていると判断すれば*2，病院搬送というアクションにつながるんですね*3．漠然としていた決断プロセスが，はっきりしてきました！

＊2　最近は訪問診療でも使用できるポータブル心電図や，その場で結果がわかる心筋マーカー簡易検査キットがあり，それらを活用する方法がある．その場合，各検査の感度・特異度を理解したうえで参考にする．

＊3　参考として，NICE clinical guideline では「ACSを疑ったら早期に心電図をとるべきだが，そのせいで病院搬送を遅らせてはいけない」とある[7]．

> ところで，どうして患者さんは病院に行きたくなかったのだろうね？

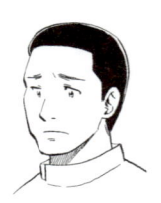

III 診断確率の閾値モデル

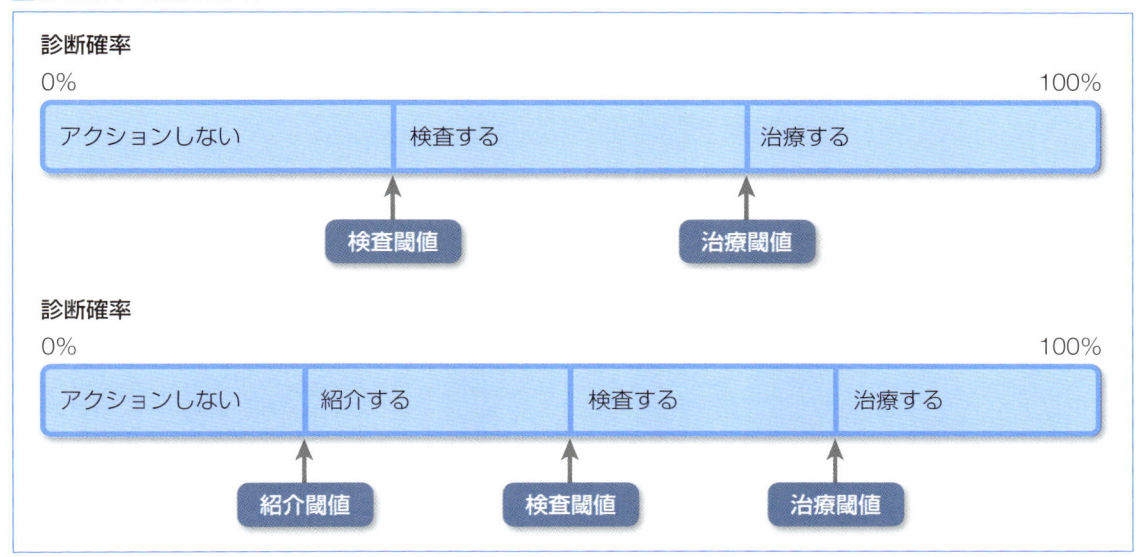

診断確率
0% ──────────────────────────────── 100%

| アクションしない | 検査する | 治療する |

↑検査閾値　　↑治療閾値

診断確率
0% ──────────────────────────────── 100%

| アクションしない | 紹介する | 検査する | 治療する |

↑紹介閾値　　↑検査閾値　　↑治療閾値

---

❹ 緊急時こそ，患者と自分自身のコンテクスト（背景）を理解しよう！

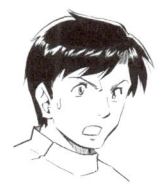

患者さんのコンテクスト（背景）を振り返ってみると，娘さんに電話で連絡しようとしたとき，「仕事や育児で忙しい娘に面倒をかけたくないからやめてくれ」と言っていました．周囲に迷惑をかけたくないという「思い」があったのだと思います．また，診断ではなく薬で症状緩和してほしいという「期待」がありました．そうか，それを理解したうえでサポートすれば，患者さんの不安を少しでも軽減できたかもしれません．

そうだね．救急医療においても，患者中心の医療を適用し，患者のコンテクスト（背景）を理解すること〔症例1（p.2）参照〕が重要であると認識されている．緊急事態では患者さんはあらゆる不安に陥るため，緊急時こそ患者さんの思いや背景を理解しサポートすることが，結果的に迅速な救急対応につながるんだ[6, 8]．救急医療において疾患だけでなく，患者さんの不安も同時にマネジメントすることは大変だけど，患者さんの背景を理解している総合診療医の腕の見せどころといえる．

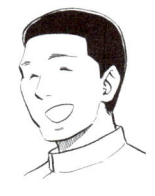

225

また「医療者自身のコンテクスト（背景）」も臨床決断に影響するといわれている[9]．たとえば，自分の決断の傾向，そのときの自分の感情まで意識できるようになると，より救急医療における臨床決断プロセスがみえてくるよ．

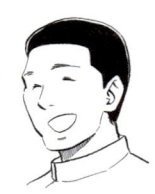

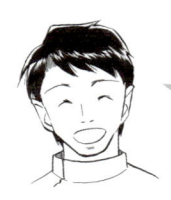

それ，思い当たります！　振り返ってみると，金曜の夕方で病院が当直帯に入る時間が迫っていたこともあり，患者さんがどうして緊急性を理解してくれないのかとイライラして，冷静になれませんでした．これからは，患者さんと自分自身のコンテクストを意識して対応できるようになりたいです．

復習のポイント

- Q1 緊急疾患の診断確率に影響するのは，どんな病歴や所見ですか？
- Q2 救急医療の場面における診断確率と「紹介閾値」の関係を考えてみましょう．
- Q3 緊急時における患者と医療者自身のコンテクスト（背景）理解の方法を考えてみましょう．

ポートフォリオ症例を見つけるコツ

　救急医療においては，その状況により題材の幅が非常に広くなる．大きく分けると，前半で述べた2つの能力（①状態急変時に，患者の状態を安定化させながら高次医療機関にすみやかに引き継ぐ能力，②状態が安定している患者において，予後に影響する緊急疾患を見逃さず適切にマネジメントできる能力）のどちらか（または両方）を示すことができる症例がよい．その際，総合診療医を特徴づける視点（生物心理社会モデル，家族志向のケア，多職種連携など）が含まれていてもよいと思われる．

　今回は一例としてACSを取り上げた．救急医療における臨床決断プロセスに正しい答えはないが，ここで述べたストラテジーは他の救急疾患においても十分適応できるものである．

● 文献

[1] WE Cayley Jr. Diagnosing the Cause of Chest Pain. Am Fam Physician 2005；72：2012-21.
難易度★★☆

[2] Canto JG. Prevalence,clinical characteristics, and mortality among patients with myocardial infarction presenting without chest pain. JAMA 2000；283：3223-9.
難易度★★☆

[3] Panju A, et al. The rational clinical examination. Is this patient having a myocardial infarction?. JAMA 1998；280：1256-63.
有名なJAMAのrational clinical examinationシリーズから．エビデンスに基づいて，病歴や身体所見を重視した臨床推論を学ぶことができる．
おススメ！ 難易度★★☆

[4] Bruyninckx R. GPs' reasons for referral of patients with chest pain：a qualitative study. BMC Fam Prac 2009；10：55.
難易度★★★

[5] Nicholas Summerton. Primary Care Diagnostics：The Patient-centered Approach in the New Commissioning Environment. Radcliffe Publishing；2011.
臨床決断における閾値理論について，わかりやすい解説がある．
難易度★★☆

[6] ER magazine 2013；10：368-76.
「診療所ER」という新しい切り口で，診療所は救急医療の最前線であることを再認識させてくれる．
難易度★☆☆

[7] Cooper A,et al. Chest pain of recent onset：Assessment and diagnosis of recent onset chest pain or discomfort of suspected cardiac origin. NICE clinical guideline 2010；95.
英国国立医療技術評価機構（National Institute for Health and Clinical Excellence；NICE）が作成するガイドライン．医学的効果と経済的コストの両面において，世界的に高く評価されている．
おススメ！ 難易度★★☆

[8] 大西弘高編．The 臨床推論 研修医よ，診断のプロを目指そう！．東京：南山堂；2012.
臨床推論の一般論のみならず，診療セッティング別に分けて解説されている．実際のプラクティスからの経験に基づく，説得力のあるアドバイスが豊富．
おススメ！ 難易度★☆☆

[9] Woolever DR. The art and science of clinical decision making. Fam Pract Manag 2008；15：31-6.
臨床決断の手法について，家庭医の視点からわかりやすく解説してくれる．一つの正しい答えはなく「暗闇にいるように感じる」私たちに，光を照らしてくれるような前向きなアドバイスである．
おススメ！ 難易度★★☆

索引

太数字は図表中の項目を含む

あ
アウトカム基盤型教育 119
アジェンダ 31
安全性速報 77

い
閾値 225
インスリン 2, 80, 152

え
遠位コンテクスト 5

お
オープンクエスチョン 30

か
カウンセリング 139
学習者評価 121
学習ニーズ 99
家族図 12
カリキュラム開発 119
カリキュラム評価 123
簡易知能検査（MMSE） 154
患者中心の医療の方法（PCCM） 60
関節拘縮 197
簡略更年期指数（SMI） 184
緩和ケア 170

き
気管支喘息 28, 138
機能的自立度評価法（FIM） 199
規範に基づいた定義 86
教育入院 2, 152
教育目標 122
協働アプローチ 20
起立性調節障害 149
近位コンテクスト 5
筋力低下 196

け
ケアマネジャー 18, 44
月経 178
研究計画書 134
研究デザイン 131

こ
高血圧 72
甲状腺機能低下症 177, 211
高齢者総合機能評価（CGA） 153
誤嚥性肺炎 112
呼吸困難 171
呼吸不全 171
国際生活機能分類（ICF） 195
コミュニティ・アセスメントの輪 42
コンテクスト（背景） 5, 64, 225

さ
在宅療養計画書 169
サンドイッチ症候群 179

し
ジェネラリストアプローチ 26
自己効力感 34
自己認識 56
質改善（QI） 105
疾患（disease） 3
社会的説明責任 88
重要度・自信度モデル 33
主治医意見書 161
手段的日常生活動作（IADL） 157
省察的実践家 82
食事運動療法 3
心筋梗塞 220
心不全 72
心房細動 72

229

索引

診療所研修 ················· 40, 104, 112

す
スキーマ ································ 215
スクリーニング ························ 139

せ
セロトニン・ノルアドレナリン再取込み阻害薬（SNRI） ····················· 214
遷延性起立性低血圧 ···················· 149
選択的セロトニン再取込み阻害薬（SSRI） ······· 211
専門医制度 ······························ 91

た
多職種協働（IPW） ···················· 172

ち
地域診断 ································ 41
チーム医療 ························ 100, 172
地縁型コミュニティ ···················· 47
チャンピックス® ······················· 36
中核拠点病院医療ソーシャルワーカー（MSW）· 115

て
デイサービス ··························· 204

と
統合失調症 ······························ 80
糖尿病 ············· 2, 18, 68, 80, 104, 152, 220

に
ニーズアセスメント ···················· 120
日常生活動作（ADL） ············ 154, 199
認知行動療法 ··························· 215
認知症 ·················· 10, 52, 68, 112, 152
認知の歪み ···························· 215

は
廃用症候群 ···························· 195
ハイリスクストラテジー ················ 44
長谷川式認知症スケール（HDS-R） ···· 154

ふ
不快適の教育学 ························· 87
振り返り ······························ 100

プロブレムリスト ······················· 21

へ
米国予防医学専門委員会（USPSTF） ······· 141, 190
ヘルスメンテナンス ···················· 139
変化のステージモデル ·················· 32

ほ
訪問診療 ············· 10, 18, 40, 112, 118, 164
ホスピストライアングル ··············· 172
ポピュレーションストラテジー ········· 44

ま
マネージャー症候群 ··················· 179

み
看取り ························· 24, 112, 172

も
目的型コミュニティ ···················· 47

や
病い（illness） ··························· 4

よ
予防的薬剤治療 ······················· 140
寄り添い ······························· 91

ら
ライフサイクル ························ 13
ライフステージ ······················· 141
ラポール ······························· 29

り
リサーチクエスチョン ················· 127
リハ処方箋 ···························· 205
リハビリテーション総合実施計画書 ····· 200
臨床決断プロセス ····················· 221
臨床的統合 ···························· 19
倫理委員会 ···························· 129

る
ルーブリック案 ······················· 206

ろ
老老介護 ······························· 10

230

索引

わ
ワクチン ……………………………………… 140
ワルファリン ………………………………… 72

A
ADL（日常生活動作）……………………… 154, 199

B
Barthel index ………………………………… 156
best supportive care（BSC）………………… 164

C
CGA（高齢者総合的機能評価）…………… 153
CHA_2DS_2-VASc スコア …………………… 72
$CHADS_2$ スコア …………………………… 72
COPC プロセス ……………………………… 46

D
DSM-5 ………………………………………… 211

E
ePSS …………………………………………… 142
evidence-practice gap ……………………… 105

F
FIM（機能的自立度評価表）………………… 199
FINER ………………………………………… 129

G
GRADE system ……………………………… 71

H
HDS-R（長谷川式認知症スケール）……… 154

I
IADL（手段的日常生活動作）……………… 157
ICF（国際生活機能分類）…………………… 200
IPW（多職種協働）…………………………… 172

K
key informant ………………………………… 43

Kirkpatrick の4段階 ………………………… 123

M
MMSE（簡易知能検査）……………………… 154
MSW（中核拠点病院医療ソーシャルワーカー） 115

N
narrative-based medicine（NBM）………… 167
NOAC ………………………………………… 71

P
palliative prognostic index（PPI）………… 166
palliative prognostic score（PaP score）… 165
PCCM（患者中心の医療の方法）…………… 60
PDCA サイクル ……………………………… 199
PDSA サイクル ……………………………… 110
PI（E）CO …………………………………… 69, 127

Q
QI（質改善）…………………………………… 105

R
RIME 法 ……………………………………… 122

S
significant event analysis（SEA）………… 55, 100
SMART ………………………………………… 108
SMI（簡略更年期指数）……………………… 184
SNRI（セロトニン・ノルアドレナリン再取込み阻害薬）………………………………………… 214
SSRI（選択的セロトニン再取込み阻害薬）… 211

T
the STRAW staging system ………………… 180

U
USPSTF（米国予防医学専門委員会）…… 141, 190

W
window survey ………………………………… 42

231

中山書店の出版物に関する情報は，小社サポートページを御覧ください．
http://www.nakayamashoten.co.jp/bookss/define/support/support.html

---

総合診療専門医シリーズ
②総合診療専門医 腕の見せどころ症例
最上のポートフォリオに向けて

2016年 2月10日　初版第1刷発行 ⓒ　　〔検印省略〕

編集主幹 ── 草場 鉄周
専門編集 ── 一瀬 直日
発行者 ── 平田　直
発行所 ── 株式会社 中山書店
〒112-0006　東京都文京区小日向4-2-6
TEL 03-3813-1100（代表）　振替 00130-5-196565
http://www.nakayamashoten.co.jp/

本文デザイン ── ビーコム
装丁 ──── ビーコム
印刷・製本 ── 三報社印刷株式会社

Published by Nakayama Shoten Co., Ltd.　　Printed in Japan
ISBN 978-4-521-74189-5
落丁・乱丁の場合はお取り替え致します

本書の複製権・上映権・譲渡権・公衆送信権（送信可能化権を含む）
は株式会社中山書店が保有します．

JCOPY 〈(社)出版者著作権管理機構 委託出版物〉
本書の無断複写は著作権法上での例外を除き禁じられています．
複写される場合は，そのつど事前に，(社)出版者著作権管理機構
（電話 03-3513-6969，FAX 03-3513-6979，info@jcopy.or.jp）の許諾を
得てください．

本書をスキャン・デジタルデータ化するなどの複製を無許諾で行う行為は，著
作権法上での限られた例外（「私的使用のための複製」など）を除き著作権法
違反となります．なお，大学・病院・企業などにおいて，内部的に業務上使用
する目的で上記の行為を行うことは，私的使用には該当せず違法です．また私
的使用のためであっても，代行業者等の第三者に依頼して使用する本人以外の
者が上記の行為を行うことは違法です．

シリーズ スーパー総合医 全10冊

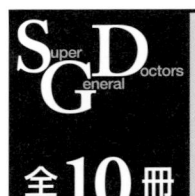

超高齢社会を支える地域の開業医のためのまったく新しいシリーズ!

- ●監修　垂井清一郎（大阪大学名誉教授）
- ●総編集　長尾和宏（長尾クリニック）
- ●編集委員
  - 太田秀樹（おやま城北クリニック）
  - 名郷直樹（武蔵国分寺公園クリニック）
  - 和田忠志（いらはら診療所）

地域医療連携・多職種連携

専門編集●岡田晋吾（北美原クリニック）／田城孝雄（放送大学）

2015年4月施行の「医療介護総合確保推進法（介護保険法関係）」についても解説!

CONTENTS

1章　地域医療連携・多職種連携の意義と課題
開業医にとっての連携の必要性／病院と診療所の連携／開業医と多職種連携／郡市医師会の役割　板橋区医師会／開業医がよりよい医療連携, 多職種連携を行うための課題

2章　地域医療連携の実際
病院地域連携室の活動と開業医に求めること／地域連携パス／地域医療連携ネットワークの構築／先進地域の実例

3章　在宅医療と地域連携
在宅医療と多職種連携／退院調整看護師との連携／訪問看護ステーションとの連携／（保険調剤）薬局との連携／医療・介護・福祉との連携／救急と介護の連携／口腔ケアと摂食嚥下

4章　地域連携・多職種連携とICT
ICT利用の意義と課題／全国の先端的取り組みから

付録　地域医療連携ネットワークシステムのWebサイト／URL一覧表

B5判／上製／4色刷／296頁
定価（本体9,500円＋税）
ISBN978-4-521-73903-8

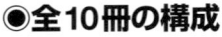

●全10冊の構成
- ●B5判, 上製, オールカラー, 各巻250〜350ページ
- ●各本体予価9,500円

在宅医療のすべて	定価（本体9,500円＋税）
認知症医療	定価（本体9,500円＋税）
高齢者外来診療	定価（本体9,500円＋税）
地域医療連携・多職種連携	定価（本体9,500円＋税）
大規模災害時医療	
コモンディジーズ—診療の技を磨く	
地域包括ケアシステムと在宅医療マネジメント	
予防医学	
緩和医療・終末期ケア—生と死の臨床	
スーパー総合医の果たす役割	

※配本順, タイトルなど諸事情により変更する場合がございます．※■は既刊．

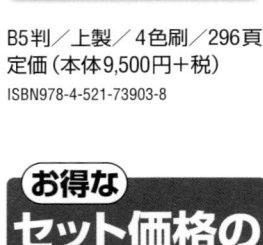

お得なセット価格のご案内

全10冊予価合計　~~95,000円＋税~~
↓
セット価格　**90,000円＋税**

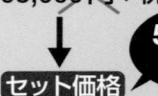

5,000円おトク!!

※お支払は前金制です．
※送料サービスです．
※お申し込みはお出入りの書店または直接中山書店までお願いします．

中山書店　〒113-8666　東京都文京区白山1-25-14
TEL 03-3813-1100　FAX 03-3816-1015
http://www.nakayamashoten.co.jp/